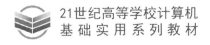

21世纪高等学校计算机
基础实用系列教材

医学计算机应用基础

娄岩 邓欢 主编
罗亚梅 袁红 张勇 副主编
刘帮涛 康晓宇 成凤 曹高飞 刘玉清 参编

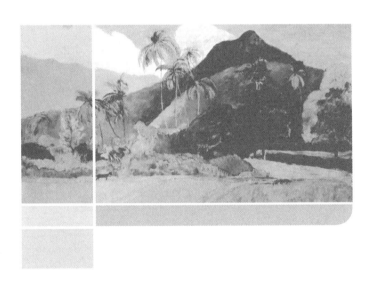

清华大学出版社
北京

内 容 简 介

本书的主要内容包括计算机基础知识、操作系统、网络技术与应用、数据库系统概论、算法与程序设计、多媒体技术、Photoshop图像处理技术、网站开发技术、移动应用概论、人工智能基础等。本书既注重基础知识的讲解，又关注IT前沿技术发展的新趋势，具有前瞻性和适用性。

本书体系完整，内容全面，通俗易懂，对每章的关键知识点都进行了注释，书中案例全部经过反复测试，翔实可靠。本书既可以作为普通高校计算机基础课程教材，又可以作为职业培训教育参考书。

本书封面贴有清华大学出版社防伪标签，无标签者不得销售。
版权所有，侵权必究。举报：010-62782989，beiqinquan@tup.tsinghua.edu.cn。

图书在版编目(CIP)数据

医学计算机应用基础/娄岩,邓欢主编.—北京：清华大学出版社,2022.12(2025.1重印)
21世纪高等学校计算机基础实用系列教材
ISBN 978-7-302-61860-7

Ⅰ.①医… Ⅱ.①娄… ②邓… Ⅲ.①计算机应用-医学-高等学校-教材 Ⅳ.①R319

中国版本图书馆CIP数据核字(2022)第173425号

责任编辑：贾　斌
封面设计：刘　键
责任校对：李建庄
责任印制：曹婉颖

出版发行：清华大学出版社
网　　址：https://www.tup.com.cn,https://www.wqxuetang.com
地　　址：北京清华大学学研大厦A座　　邮　编：100084
社 总 机：010-83470000　　邮　购：010-62786544
投稿与读者服务：010-62776969,c-service@tup.tsinghua.edu.cn
质量反馈：010-62772015,zhiliang@tup.tsinghua.edu.cn
课件下载：https://www.tup.com.cn,010-83470236
印 装 者：河北鹏润印刷有限公司
经　　销：全国新华书店
开　　本：185mm×260mm　　印　张：13.5　　字　数：327千字
版　　次：2022年12月第1版　　印　次：2025年1月第3次印刷
印　　数：6501～8900
定　　价：45.00元

产品编号：098356-01

前 言

近几年来,随着人工智能、虚拟现实、大数据、移动互联网等IT技术的迅猛发展,新一轮信息技术革命正在如火如荼地开展,人类也将迎来全新的信息时代。鉴于此,我们精心策划和组织编写了《医学计算机应用基础》一书,书中融入了全新的教育理念、教学模式,介绍了前沿的IT知识。

本书贯彻落实2018年教育部提出的"金课"概念,本着淘汰"水课"、打造"金课"的编写思路,引入了混合教学教育理念,旨在克服传统教学模式存在的弊端,以提高学生自主学习和运用知识的能力为目标,加强学习过程中的互动性和综合素质培养等。

在以往的教学实践中,我们发现学生的计算机基础知识非常薄弱,给后续教学带来了许多问题,为确保顺利完成后期计算机应用课程的教学工作,本书的编写强调内容的基础性,并对教学知识结构与内容进行了全面升级。

本书针对医学专业的特点和需求,在内容上加入了医学应用案例,突出医学特色,并且在每章末尾增加了核心知识点与晦涩难懂概念的注释,有助于培养读者的自主学习与创新能力。

参与本书的编委成员们均长期从事IT工作,并具备丰富的一线教学经验,为成功编写本书奠定了坚实的基础。

本书主编为娄岩、邓欢,副主编为罗亚梅、袁红、张勇,参编为刘帮涛、康晓宇、成凤、曹高飞、刘玉清。第1章计算机基础知识由娄岩编写,第2章操作系统由张勇编写,第3章网络技术与应用由袁红编写,第4章数据库系统概论由成凤编写,第5章算法与程序设计由邓欢编写,第6章多媒体技术由康晓宇编写,第7章Photoshop图像处理技术由曹高飞编写,第8章网站开发技术由刘帮涛编写,第9章移动应用概论由刘玉清编写,第10章人工智能基础由罗亚梅编写。

在此向所有参与编写的同事们及帮助和指导过我们工作的朋友们表示衷心的感谢!

娄 岩

2022年12月

目 录

第1章 计算机基础知识 … 1

1.1 计算机的基本概念 … 2
- 1.1.1 计算机的发展 … 2
- 1.1.2 超级计算机 … 5
- 1.1.3 微型计算机的发展 … 6
- 1.1.4 计算机的分类 … 7
- 1.1.5 计算机系统的主要特点和用途 … 9

1.2 计算机系统的组成 … 13
- 1.2.1 硬件系统 … 13
- 1.2.2 软件系统 … 14
- 1.2.3 计算机中数据存储概念 … 16

1.3 微型计算机的硬件组成 … 16
- 1.3.1 CPU、内存、接口与总线 … 17
- 1.3.2 常用外部设备 … 19
- 1.3.3 微型计算机的主要性能指标及配置 … 21

1.4 信息编码 … 22
- 1.4.1 数值在计算机中的表示形式 … 22
- 1.4.2 字符编码 … 23

本章小结 … 24

第2章 操作系统 … 26

2.1 操作系统概述 … 26
- 2.1.1 操作系统的概念 … 26
- 2.1.2 操作系统的主要功能 … 27
- 2.1.3 操作系统的分类 … 31

2.2 典型操作系统 … 33
- 2.2.1 Windows … 33
- 2.2.2 UNIX … 35
- 2.2.3 Linux … 37
- 2.2.4 Mac OS X … 38

		2.2.5 iOS ………………………………………………………………… 40

  2.2.5　iOS ………………………………………………………………… 40
  2.2.6　Android …………………………………………………………… 41
 本章小结 ……………………………………………………………………………… 43

第 3 章　网络技术与应用 …………………………………………………………… 45
 3.1　计算机网络基础 ………………………………………………………………… 46
  3.1.1　网络的基本概念 …………………………………………………… 46
  3.1.2　OSI 参考模型 ……………………………………………………… 46
  3.1.3　网络组成与拓扑结构 ……………………………………………… 48
  3.1.4　计算机网络的分类 ………………………………………………… 49
  3.1.5　网络安全 …………………………………………………………… 51
 3.2　局域网概述 ……………………………………………………………………… 53
  3.2.1　局域网的组成 ……………………………………………………… 53
  3.2.2　局域网传输介质 …………………………………………………… 53
  3.2.3　局域网络连接部件 ………………………………………………… 54
  3.2.4　无线局域网基础 …………………………………………………… 55
 3.3　互联网概述 ……………………………………………………………………… 56
  3.3.1　Internet 的起源与发展 …………………………………………… 56
  3.3.2　Internet 基础知识 ………………………………………………… 57
  3.3.3　Intranet 基本概念 ………………………………………………… 59
  3.3.4　"互联网＋"基本概念 …………………………………………… 60
 3.4　物联网概述 ……………………………………………………………………… 63
  3.4.1　物联网基础 ………………………………………………………… 63
  3.4.2　物联网技术与架构 ………………………………………………… 63
  3.4.3　物联网技术的应用领域与案例 …………………………………… 65
 本章小结 ……………………………………………………………………………… 66

第 4 章　数据库系统概论 …………………………………………………………… 69
 4.1　数据库系统基本概念 …………………………………………………………… 69
  4.1.1　数据库系统的相关概念 …………………………………………… 69
  4.1.2　数据模型的相关知识 ……………………………………………… 71
  4.1.3　三类基本逻辑模型 ………………………………………………… 72
  4.1.4　数据库系统的特点 ………………………………………………… 76
 4.2　数据库系统的发展 ……………………………………………………………… 77
  4.2.1　数据库系统的发展历程 …………………………………………… 77
  4.2.2　数据库的现状及发展趋势 ………………………………………… 78
 4.3　主流数据库 ……………………………………………………………………… 79
  4.3.1　Oracle ……………………………………………………………… 80
  4.3.2　IMS ………………………………………………………………… 82

  4.3.3 DB2 ·················· 82
 本章小结 ·················· 83

第 5 章 算法与程序设计 ·················· 84

 5.1 算法 ·················· 84
  5.1.1 算法的基本概念 ·················· 84
  5.1.2 算法复杂度 ·················· 88
 5.2 程序设计的方法与风格 ·················· 89
 5.3 结构化程序设计 ·················· 91
  5.3.1 程序设计的原则 ·················· 91
  5.3.2 结构化程序的基本结构 ·················· 91
  5.3.3 结构化程序设计应注意的问题 ·················· 92
 5.4 面向对象的程序设计 ·················· 92
  5.4.1 关于面向对象方法 ·················· 92
  5.4.2 面向对象方法的基本概念 ·················· 93
 本章小结 ·················· 94

第 6 章 多媒体技术 ·················· 95

 6.1 多媒体技术概述 ·················· 95
  6.1.1 多媒体技术 ·················· 96
  6.1.2 多媒体设备 ·················· 97
 6.2 多媒体信息的处理 ·················· 98
  6.2.1 图像信息 ·················· 98
  6.2.2 音频信息 ·················· 102
  6.2.3 视频信息 ·················· 106
 6.3 数据压缩技术基础 ·················· 108
  6.3.1 数据压缩概述 ·················· 108
  6.3.2 数据压缩方法 ·················· 109
  6.3.3 文件压缩工具 ·················· 110
 6.4 多媒体通信及网络技术 ·················· 110
  6.4.1 多媒体通信 ·················· 110
  6.4.2 多媒体网络 ·················· 111
  6.4.3 流媒体 ·················· 112
 6.5 微课的制作 ·················· 113
 本章小结 ·················· 114

第 7 章 Photoshop 图像处理技术 ·················· 116

 7.1 Photoshop CS 基础知识 ·················· 116
 7.2 选区与蒙版 ·················· 121

7.3 图层的应用 …………………………………………………………… 126
7.4 绘画和编辑 …………………………………………………………… 129
7.5 常用滤镜 ……………………………………………………………… 138
本章小结 …………………………………………………………………… 140

第8章 网站开发技术 …………………………………………………… 142

8.1 网站开发技术概述 …………………………………………………… 142
    8.1.1 网站开发技术简介 ……………………………………………… 142
    8.1.2 网站设计与制作流程 …………………………………………… 143
8.2 网站的基本元素与开发 ……………………………………………… 145
    8.2.1 网站开发工具 Dreamweaver …………………………………… 145
    8.2.2 创建网站 ………………………………………………………… 151
    8.2.3 文本与图像 ……………………………………………………… 152
    8.2.4 超链接和锚点链接 ……………………………………………… 157
    8.2.5 表格 ……………………………………………………………… 159
    8.2.6 多媒体对象 ……………………………………………………… 160
    8.2.7 框架 ……………………………………………………………… 161
    8.2.8 表单 ……………………………………………………………… 163
    8.2.9 函数 ……………………………………………………………… 166
8.3 动态网站开发技术 …………………………………………………… 167
    8.3.1 动态网页开发技术概述 ………………………………………… 167
    8.3.2 动态网站简单应用 ……………………………………………… 168
本章小结 …………………………………………………………………… 172

第9章 移动应用概论 ……………………………………………………… 173

9.1 移动应用简介 ………………………………………………………… 173
    9.1.1 App 概述 ………………………………………………………… 173
    9.1.2 HTML5 介绍 …………………………………………………… 174
    9.1.3 HTML5 实例 …………………………………………………… 176
9.2 App 开发实例 ………………………………………………………… 179
    9.2.1 App 开发工具的选择 …………………………………………… 179
    9.2.2 制作简单的 App ………………………………………………… 179
9.3 移动医疗应用简介 …………………………………………………… 181
本章小结 …………………………………………………………………… 181

第10章 人工智能基础 …………………………………………………… 183

10.1 人工智能的概念 ……………………………………………………… 183
    10.1.1 智能与人工智能 ………………………………………………… 183
    10.1.2 人工智能发展简史 ……………………………………………… 184

10.2 人工智能研究方法 …………………………………………………………… 186
    10.2.1 符号主义 ………………………………………………………… 187
    10.2.2 连接主义 ………………………………………………………… 187
    10.2.3 行为主义 ………………………………………………………… 188
    10.2.4 三种研究学派的发展与争论 …………………………………… 189
10.3 人工智能主要研究内容 ………………………………………………………… 190
    10.3.1 知识表示 ………………………………………………………… 190
    10.3.2 逻辑推理 ………………………………………………………… 192
    10.3.3 机器学习与深度学习 …………………………………………… 194
    10.3.4 博弈 ……………………………………………………………… 196
    10.3.5 机器翻译 ………………………………………………………… 196
    10.3.6 专家系统 ………………………………………………………… 197
10.4 人工智能在医疗领域的应用 …………………………………………………… 198
10.5 人工智能的发展趋势 …………………………………………………………… 199
本章小结 ……………………………………………………………………………… 200

参考文献 …………………………………………………………………………… 202

第 1 章　计算机基础知识

导学

内容及要求

本章扼要介绍计算机的发展概况、分类、特点和一些相关技术指标,并阐述了计算机体系结构,包括硬件、软件和相关概念及其应用。目的是帮助读者初步建立起对计算机的整体概念,掌握常用术语,为学习后续各章打下基础。

计算机的基本概念:其中包括计算机的发展过程、分类、主要特点、主要用途和信息的基本概念。

计算机系统的基本组成:其中包括了解硬件系统的组成以及各个部件的主要功能;理解计算机数据存储的基本概念;了解指令、程序、软件的概念和分类。

信息编码:其中包括了解数据在计算机中的表示形式;了解数值在计算机中的表示形式和数制转换;了解字符编码。

微型计算机的硬件组成:其中包括微型计算机的硬件组成部分;理解处理器、微型计算机和微型计算机系统的概念;了解 CPU、内存、缓冲器、接口和总线的概念;理解常用外部设备的性能指标;理解微型计算机的主要性能指标。

重点、难点

本章重点是计算机基本概念,计算机系统组成和微型计算机硬件的组成。难点是数值在计算机中的表示形式和数制转换。

计算机(Computer)诞生于 20 世纪 40 年代,其应用从最初的军事方面扩展到社会的各个层面。尤其是微型计算机的出现,计算机网络的迅猛发展,以及人工智能技术的应用,使得生活在当今信息社会中的人们无时无刻不获益于它的存在,并享受它带给我们的便利和丰富。随着计算机技术与应用的不断发展,信息社会对人才培养新需求的不断变化,以及高等教育改革的不断深化,计算机基础教育已经成为我国计算机教育体系中的重要环节,对非计算机专业学生的计算机知识与能力培养起到了更加重要的作用。正因为如此,计算机应用基础课程已成为高等院校学生的必修公共基础课程。本章的宗旨是让读者对计算机以及信息技术有一个较为全面的了解,为后续学习打下牢固的基础。

1.1 计算机的基本概念

随着现代信息技术,如大数据、人工智能、互联网、物联网、虚拟现实与增强现实等迅猛发展,许多过去解决不了的技术问题都得到了很好的解决。而信息技术的基础就是计算机的应用。计算机被称为"智力工具",因为计算机能极大地提高人们完成工作的能力和效率。计算机擅长于执行快速计算、信息处理、图像处理以及自动控制等工作。虽然人类也能做这些事情,但计算机可以做得更快、更精确,使用计算机可以让人类更具创造力。如计算机的应用已由过去单纯的 CPU+向 GPU+和 AI+过渡,简单的串行处理也变成了大规模的分布式并行处理,由此使今天的社会变成了一个无处不计算,靠数字说话的全新信息社会。"+"是指应用和融合,而融合的对象是传统行业或旧有的一切事物。在本章中,我们将讨论计算机的基本概念,初步了解计算机的工作原理,从而为后面的学习奠定基础。

1.1.1 计算机的发展

计算机体系结构从 1945 年被冯·诺依曼(1903—1957)提出至今仍然没有改变。从此世界步入了 CPU+的时代。它的用处虽然无所不在,功能无所不能,但它对世界的认知度却一直停留在最原始的状态,即从诞生到现在它始终都是二进制 0,1 的奴隶。即便如此,却足以解释宇宙现象。世界上第一台电子计算机"ENIAC"诞生于 1946 年美国宾夕法尼亚州立大学。从外观上看它是个庞然大物,就其性能上看却远逊于现在的微型计算机,但这并不影响它成为 20 世纪科学技术发展进程中最卓越的成就之一。它的出现为人类社会进入信息时代奠定了坚实的基础,有力地推动了其他科学技术的发展,对人类社会的进步产生了极其深远的影响。

20 世纪 40 年代中期,冯·诺依曼参加了宾夕法尼亚大学的小组,1945 年设计电子离散可变自动计算机 EDVAC(Electronic Discrete Variable Automatic Computer),将程序和数据以相同的格式一起储存在存储器中。这使得计算机可以在任意点暂停或继续工作,机器结构的关键部分是中央处理器,它使计算机所有功能通过单一的资源统一起来。

1946 年,美国物理学家莫奇利任总设计师和他的学生爱克特(Eckert)(图 1-1),研制成功世上第一台电子管计算机——ENIAC(图 1-2)。

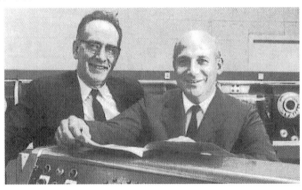

图 1-1 计算机的创始人莫奇利和他的学生爱克特

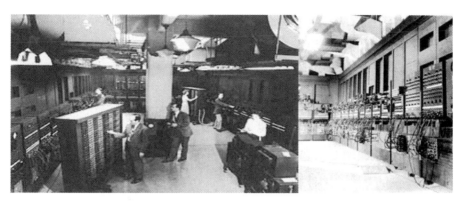

图 1-2　世界第一台电子计算机——ENIAC

今天计算机应用已经融入社会的各行各业和人们生活的方方面面,在人类社会变革中起到了无可替代的作用。从农业社会末期,到工业社会的过渡,以及当今的信息化社会,计算机技术的应用正一点点改变人们传统的学习、工作和生活方式,推动社会的飞速发展和文明程度提高。

计算机的发展历史按其结构中采用的主要电子元器件划分,一般分成 4 个时代。

1. 第一代计算机、电子管时代(1946—1957 年)

这个时期的计算机如图 1-3 所示,主要采用电子管作为其逻辑元件,它装有 18000 多只电子管和大量的电阻、电容,内存仅几千字节(KB)。数据表示多为定点数,采用机器语言和汇编语言编写程序,运算速度大约每秒 5000 次加法,或者 400 次乘法。首次用电子线路实现运算。电子管计算机如图 1-3 所示。

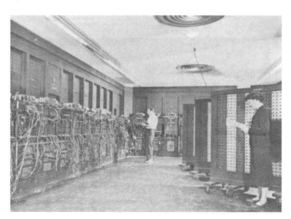

图 1-3　电子管计算机

2. 第二代计算机、晶体管时代(1958—1964 年)

这个时期的计算机的基本特征是采用晶体管作为主要元器件,取代了电子管。内存采用了磁芯存储器,外部存储器采用了多种规格型号的磁盘和磁带,外设方面也有了很大的发展。在此期间,计算机的运算速度提高了 10 倍,体积缩小为原来的 1/10,成本降低为原来的 1/10。同时计算机软件有了重大发展,出现了 FORTRAN、COBOL、ALGOL 等多种高级计算机编程语言。第一台晶体管计算机如图 1-4 所示。

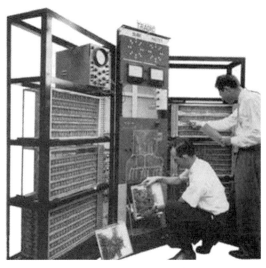

图 1-4　第一台晶体管计算机

3. 第三代计算机、集成电路时代(1965—1970年)

随着半导体物理技术的发展,出现了集成电路芯片技术,在几平方毫米的半导体芯片上可以集成几百个电子元器件,小规模集成电路作为第三代电子计算机的重要特征,同时也催生了电子工业的飞速发展。第三代电子计算机的杰出代表有美国IBM公司1964年推出的IBM S/360计算机,如图1-5所示。

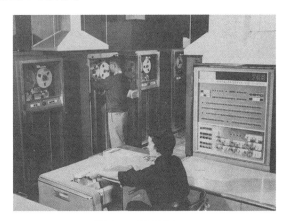

图 1-5　IBM S/360

4. 第四代计算机、超大规模集成电路时代(1971至今)

进入20世纪70年代,计算机的逻辑元器件采用超大规模集成电路技术,器件集成度得到大幅提升,运算速度达到每秒上百亿次浮点运算。集成度很高的半导体存储器取代了以往的磁芯存储器。在此期间,操作系统不断完善,应用软件的开发成为现代工业的一部分;计算机应用和更新的速度更加迅猛,产品覆盖各类机型;计算机的发展进入了以计算机网络为特征的时代,此时的计算机才真正快速进入社会生活的各个层面。大型计算机如图1-6所示。

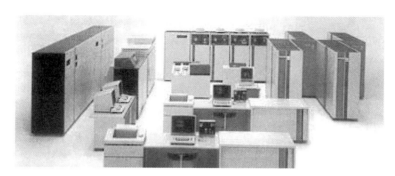

图1-6 大型计算机

1.1.2 超级计算机

2017年,国际超级计算大会在德国法兰克福举行,此次大会发布了全球500强超级计算机榜单。在最新的全球最快速超级计算机排行榜上,中国占据了前两位,瑞士则排在第三位,美国则占据了第四至第六位。从目前的情况来看,美国可能已经错失头名位置很长时间了。美国能源部给6家公司提供了总额2580万美元的资金,以此敦促这些公司加速研发全球首台亿亿次级的超级计算机。目前为止,这样强大的计算机仍未面世。

在此前的全球最强大超级计算机榜单上,美国曾经排到过第三位,但这次,却被瑞士国家计算中心的一套计算机系统挤出了三甲之列,而瑞士也从此前的第八位跃居第三位。这也是全球500强超级计算机排行榜出台24年来,美国第二次被挤出三甲之列。

这些超级计算机都拥有千兆级的计算速度,这也意味着这些计算机的计算能力可以达到每秒千的5次方(1 000 000 000 000 000)。相比较而言,目前的普通消费者笔记本计算机的计算速度则为千兆级,相当于每秒10亿次。

以下是全球前10位最强超级计算机排行榜单,中国占据前两位,美国当然不容小觑,占据了其中的5个席位。

第一位:神威·太湖之光(Sunway TaihuLight)——中国,如图1-7所示。

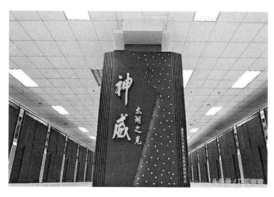

图1-7 神威·太湖之光

第二位:天河二号(Tianhe-2、MilkyWay-2)——中国。
第三位:Piz Daint——瑞士。

第四位：Titan——美国。

第五位：Sequoia——美国。

第六位：Cori——美国。

第七位：Oakforest-PACS——日本。

第八位：K Computer——日本。

第九位：Mira——美国。

第十位：Trinity——美国。

超级计算机主要包括：

中国超算"神威·太湖之光"与"天河二号"连续第三次占据榜单前两位，截至2015年11月，天河二号曾连续6次卫冕最强超算。2016年6月放榜，使用中国自主芯片制造的"神威·太湖之光"正式取代"天河二号"登上榜首。此次美国超算"泰坦"被瑞士的"代恩特峰"挤到第四。这是继1996年11月日本包揽前三强那次以来，美国第二次跌出前三名。

全球超算500强榜单始于1993年，每半年放榜一次。中国超算"神威·太湖之光"一年前以每秒9.3亿亿次的浮点运算速度首次夺冠，运算能力超过2到5名的总和。被榜单编撰人形容为"毋庸置疑是这个星球上最强大的数字运算机器"。

"神威·太湖之光"总共有48个机柜，左右两边各20个，中间8个，在机房中的排列呈"010"的样式，这也正是计算机的语言。其中，每个机柜有1024个CPU，采用众核架构，每个CPU有4个主核，每个主核带有64个从核。主核负责分发任务，从核负责加速，等于把CPU和GPU做在一起了。每天耗电量40万度，一年耗电量相当于3个清华大学的用电量。

1.1.3 微型计算机的发展

微型计算机是第四代计算机的典型代表。电子计算机按体积大小可以分为巨型机、大型机、中型机、小型机和微型机，这不仅是体积上的简单划分，更重要的是其组成结构、运算速度和存储容量上的划分。

随着半导体集成技术的迅速发展，大规模和超大规模集成电路的应用，出现了微处理器（Central Processing Unit，CPU）、大容量半导体存储器芯片和各种通用的或可专用的可编程接口电路，诞生了新一代的电子计算机——微型计算机，也称为个人计算机（Personal Computer，PC）。微型计算机再加上各种外部设备和系统软件，就形成了微型计算机系统。

微型计算机具有体积小、价格低、使用方便、可靠性高等优点，因此广泛用于国防、工农业生产和商业管理等领域，给人们的生活带来了深刻的变革。微型计算机的发展大体上经历了以下几个过程。

1. 霍夫和 Intel 4004

1971年1月，Intel公司的霍夫研制成功世界上第一块4位微处理器芯片Intel 4004，标志着第一代微处理器问世，微处理器和微机时代从此开始。

2. 8位微处理器 8080

1973年，该公司又研制成功了8位微处理器8080，随后其他许多公司竞相推出微处理器、微型计算机产品。1975年4月，MITS发布第一个通用型Altair 8800，售价375美元，带有1KB存储器，这是世界上第一台微型计算机。

3. APPLE Ⅱ 计算机

1977年，美国APPLE公司推出了著名的APPLE Ⅱ计算机，它采用8位的微处理器，是一种被广泛应用的微型计算机，开创了微型计算机的新时代。

4. IBM 与"PC"

20世纪80年代初，当时世界上最大的计算机制造公司——美国IBM公司推出了命名为IBM PC的微型计算机。PC是英文Personal Computer的缩写，翻译成中文就是"个人计算机"或"个人电脑"，因此人们通常把微型计算机叫作PC或个人计算机。

5. PC 之父

IBM微计算机技术总设计师埃斯特利奇（Don Estridge）负责整个跳棋计划的执行，他的天才和辛勤工作直接推动了IBM PC时代的来临，因此他被后人尊称为"PC之父"。不幸的是，四年后"PC之父"因乘坐的班机遭台风袭击而英年早逝，没能够亲眼看见他所开创的巨大辉煌。

当前计算机技术正朝着巨型化、微型化、网络化、智能化、可视化、量子化的不同方向发展。

1.1.4 计算机的分类

计算机的种类很多，而且分类的方法也很多。专业人员一直采用较权威的分法，例如我们用I代表"指令流"，用D代表"数据流"，用S表示"单"，用M表示"多"。于是就可以把系统分成SISD、SIMD、MISD、MIMD共4种。根据计算机分类的演变过程和近期可能的发展趋势，国外通常把计算机分为六大类。

1. 超级计算机或称巨型机

超级计算机通常是指最大、最快、最贵的计算机。例如，目前世界上运行最快的超级机速度为每秒1704亿次浮点运算。生产巨型机的公司有美国的Cray公司、TMC公司，日本的富士通公司、日立公司等。我国研制的银河机也属于巨型机，银河1号计算机运算速度是1亿次/秒，而银河2号计算机运算速度是11亿次/秒。

2. 小超级机或称小巨型机

小超级机又称桌上型超级计算机，试图将巨型机缩小成个人计算机的大小，或者使个人机具有超级计算机的性能。典型产品有美国Convex公司的C-1、C-2、C-3等；Alliant公司的FX系列等。

3. 大型主机

大型主机包括我们通常所说的大、中型计算机。这是在微型机出现之前最主要的计算模式，大型主机经历了批处理阶段、分时处理阶段、分散处理与集中管理的阶段。IBM公司一直在大型主机市场处于霸主地位，DEC、富士通、日立、NEC也生产大型主机。不过随着微机与网络的迅速发展，大型主机正在走下坡路。许多计算中心的大机器正在被高档微机群取代。

4. 小型机

由于大型主机价格昂贵，操作复杂，只有大企业大单位才能买得起。在集成电路推动下，20世纪60年代DEC推出一系列小型机，如PDP-11系列、VAX-11系列；HP有1000、3000系列等。通常小型机用于部门计算，同样它也受到高档微机的挑战。

5. 工作站

工作站与高档微机之间的界限并不十分明确,而且高性能工作站正接近小型机、甚至接近低端主机。但是,工作站毕竟有它明显的特征:使用大屏幕、高分辨率的显示器;有大容量的内外存储器,而且大都具有网络功能。其用途也比较特殊,例如用于计算机辅助设计、图像处理、软件工程及大型控制中心。

6. 服务器

服务器,也称伺服器。是网络环境中的高性能计算机,它侦听网络上的其他计算机(客户机)提交的服务请求,并提供相应的服务,为此,服务器必须具有承担服务并且保障服务的能力。

服务器的高性能主要体现在高速度的运算能力、长时间的可靠运行、强大的外部数据吞吐能力等方面。服务器的构成与微机基本相似,有处理器、硬盘、内存、系统总线等,它们是针对具体的网络应用特别制定的,因而服务器与微机在处理能力、稳定性、可靠性、安全性、可扩展性、可管理性等方面存在很大差异。一个管理资源并为用户提供服务的计算机软件,通常分为文件服务器(能使用户在其他计算机访问文件)、数据库服务器和应用程序服务器。服务器是网站的灵魂,是打开网站的必要载体,没有服务器的网站用户无法浏览。

7. 个人计算机

个人计算机一般也称微型机,是目前发展最快的计算机应用领域。据它所使用的微处理器芯片的不同而分为若干类型:首先是使用 Intel 芯片 386、486 以及奔腾等 IBM PC 及其兼容机;其次是使用 Apple-Motorola 联合研制的 PowerPC 芯片的机器,苹果公司的 Macintosh 已有使用这种芯片的机器;再次,DEC 公司推出使用它自己的 Alpha 芯片的机器;而 2010 年 6 月,Intel 发布革命性的处理器——第二代 Core i3/i5/i7。第二代 Core i3/i5/i7 隶属于第二代智能酷睿家族,全部基于全新的 Sandy Bridge 微架构,相比于第一代产品主要带来五点重要革新:①采用全新 32nm 的 Sandy Bridge 微架构,更低功耗、更强性能。②内置高性能 GPU(核芯显卡),视频编码、图形性能更强。③睿频加速技术 2.0,更智能、更高效能。④引入全新环形架构,带来更高带宽与更低延迟。⑤全新的 AVX、AES 指令集,加强浮点运算与加密解密运算;2012 年 4 月 24 日下午在北京天文馆,Intel 正式发布了 IVB 处理器。22nm Ivy Bridge 会将执行单元的数量翻一番,达到最多 24 个,自然会带来性能上的进一步跃进。Ivy Bridge 会加入对 DX11 支持的集成显卡。另外新加入的 XHCI USB 3.0 控制器则共享其中 4 条通道,从而提供最多 4 个 USB 3.0,从而支持原生 USB 3.0。采用 3D 晶体管技术的 CPU 耗电量会减少一半。

8. 专用计算机

专用计算机是为某种特定目的而设计的计算机,如用于数控机床、轧钢控制的计算机、生物计算机、光子计算机、量子计算机、分子计算机和单电子计算机等。专用计算机针对性强、效率高、结构比通用计算机简单。

9. 模块化计算机

计算机技术的发展过程中,计算机通用模块化设计起了决定性的推动作用。不但在内置板卡中实现模块化,甚至可以提供多个外接插槽,以供用户加入新的模块,增加性能或功能,使用起来和现在笔记本中的 PCMICA 有些相似。

这种插槽将采用 PCI Express 接口技术,PCI Express 具有高性能、高扩展性、高可靠性、很好的升级性以及低花费的特点,它必然取代现在的 PCI 总线,同时利用它的热插拔原理我们可以设计出模块化的概念机。图 1-8 是包括美国 DELL 公司在内的一些厂商已经在 WinHEC 2002 上展示的模块化概念机,当我们需要哪一个功能时,只需要把提供该功能的模块加到计算机上,就能提供该功能,无须关机,就像现在使用 USB 设备一样方便。也许未来的计算机将是一个密封设备,所有外设都将通过 USB 或其他外部接口连接,计算机板卡也通过 PCI Express 总线,从而支持热插拔。

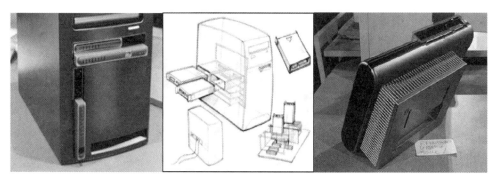

图 1-8 模块化概念机

10. 量子计算机

量子计算机(Quantum Computer)是一种全新的基于量子理论的计算机,遵循量子力学规律进行高速数学和逻辑运算、存储及处理量子信息的物理装置。量子计算机的概念源于对可逆计算机的研究。量子计算机应用的是量子比特,可以同时处在多个状态,而不像传统计算机那样只能处于 0 或 1 的二进制状态。

经典计算机从物理上可以被描述为对输入信号序列按一定算法进行变换的机器,其算法由计算机的内部逻辑电路来实现。其输入态和输出态都是经典信号,用量子力学的语言来描述,也即是:其输入态和输出态都是某一力学量的本征态。如输入二进制序列 0110110,用量子记号,即|0110110⟩。所有的输入态均相互正交。对经典计算机不可能输入如下叠加态:C1|0110110⟩+C2|1001001⟩。经典计算机内部的每一步变换都演化为正交态,而一般的量子变换没有这个性质,因此,经典计算机中的变换(或计算)只对应一类特殊集。相应于经典计算机的以上两个限制,量子计算机分别作了推广。量子计算机的输入用一个具有有限能级的量子系统来描述,如二能级系统(称为量子比特(qubit)),量子计算机的变换(即量子计算)包括所有可能的幺正变换。量子计算机的输入态和输出态为一般的叠加态,其相互之间通常不正交;量子计算机中的变换为所有可能的幺正变换。得出输出态之后,量子计算机对输出态进行一定的测量,给出计算结果。

1.1.5 计算机系统的主要特点和用途

目前,计算机已成为人类文明必需的文化内容,它与传统的语言、基础数学一样重要。对计算机技术的了解和掌握程度是衡量科学素养的重要指标之一,计算机的主要特点如下。

1. 快速的运算能力

计算机的工作基于电子脉冲电路原理,由电子线路构成其各个功能部件,其中电场的传播扮演主要角色。我们知道电磁场传播的速度是很快的,现在高性能计算机每秒能进行几百亿次以上的加法运算。如果一个人在一秒钟内能作一次运算,那么一般的电子计算机一小时的工作量,一个人得做100多年。很多场合下,运算速度起决定作用。例如:计算机控制导航,要求"运算速度比飞机飞得还快";气象预报要分析大量资料,如用手工计算需要十天半月,失去了预报的意义。而用计算机,几分钟就能算出一个地区内数天的气象预报。

2. 超强的记忆能力

计算机中有许多存储单元,用以记忆信息。内部记忆能力,是电子计算机和其他计算工具的一个重要区别。由于具有内部记忆信息的能力,在运算过程中就可以不必每次都从外部去取数据,而只需事先将数据输入到内部的存储单元中,运算时即可直接从存储单元中获得数据,从而大大提高了运算速度。计算机存储器的容量可以做得很大,而且它记忆力特别强。

3. 足够高的计算精度

电子计算机的计算精度在理论上不受限制,一般的计算机均能达到15位有效数字,通过一定的技术手段,可以实现任何精度要求。历史上有个著名数学家挈依列,曾经为计算圆周率 π,整整花了15年时间,才算到第707位。现在将这件事交给计算机做,几个小时内就可计算到10万位。

4. 复杂的逻辑判断能力

计算机的运算器除了能够完成基本的算术运算外,还具有进行比较、判断等逻辑运算的功能。这种能力是计算机处理逻辑推理问题的前提。借助于逻辑运算,可以让计算机做出逻辑判断,分析命题是否成立,并可根据命题成立与否做出相应的对策。例如,数学中有个"四色问题",即不论多么复杂的地图,使相邻区域颜色不同,最多只需四种颜色就够了。

5. 通用性强

由于计算机的工作方式是将程序和数据先存放在机内,工作时按程序规定的操作,一步一步地自动完成,一般无须人工干预,因而自动化程度高。这一特点是一般计算工具所不具备的。计算机通用性的特点表现在几乎能求解自然科学和社会科学中一切类型的问题,能广泛地应用于各个领域。

计算机作为一种人类大脑思维的延伸与模拟工具,它的逻辑推理能力、智能化处理能力可以帮助人类进一步拓展思维空间。而其高速的运算能力和大容量的存储能力又恰恰弥补了人类在这些方面的不足。人们通过某种计算机语言向计算机下达某些指令,可以使计算机完成人类自身可想而不能做到的事情,而计算机的应用又将为人类社会的发展和进步开辟全新的研究领域,创造更多的物质和精神财富。例如,互联网、物联网、电子邮件、远程访问、虚拟现实技术、云计算、大数据等彻底改变了人类的交流方式,拓宽了人类生活和研究的交流空间,丰富了人类的文化生活。计算机的主要应用归纳起来可以分为以下几个主要方面。

1. 科学计算

科学计算(Scientific Computing)也称为数值计算,主要解决科学研究和工程技术中提出的数值计算问题。这是计算机最初的也是最重要的应用领域。随着科学技术的发展,各个应用领域的科学计算问题日趋复杂,人们不得不更加依赖计算机解决计算问题,如计算天体的运动轨迹、处理石油勘探数据和天气预报数据、求解大型方程组等都需要借助计算机完成。科学计算的特点是计算量大、数据变化范围广。

2. 数据处理

数据处理(Date Processing)是指对大量的数据进行加工处理,如收集、存储、传送、分类、检测、排序、统计和输出等,从中筛选出有用信息。与科学计算不同,在数据处理中的数据虽然量大,但计算方法简单。数据处理也是计算机的一个重要且应用广泛的领域,如电子商务系统、图书情报检索系统、医院信息系统、生产管理系统和酒店事务管理系统等。

3. 过程控制

过程控制(Procedure Control)又称实时控制,指用计算机实时采集被控制对象的数据(有时是非数值量),对采集的对象进行分析处理后,按被控制对象的系统要求对其进行精确的控制。

工业生产领域的过程控制是实现工业生产自动化的重要手段。利用计算机代替人对生产过程进行监视和控制,可以提高产品的数量和质量,减轻劳动者的劳动强度,保障劳动者的人身安全,节约能源、原材料,降低生产成本,从而提高劳动生产率。

交通运输、航空航天领域应用过程控制系统更为广泛,铁路车辆调度、民航飞机起降、火箭发射及飞行轨迹的实时控制都离不开计算机系统的过程控制。

4. 计算机辅助系统

计算机辅助系统(Computer Aided System)包括计算机辅助设计(Computer Aided Design,CAD)、计算机辅助制造(Computer Aided Manufacturing,CAM)和计算机辅助教学(Computer Aided Instruction,CAI)。计算机辅助设计是指利用计算机辅助人们进行设计。由于计算机具有高速的运算能力及图形处理能力,使CAD技术得到广泛应用,如建筑设计、机械设计、集成电路设计和服装设计等领域都有相应的CAD系统软件的应用。采用计算机辅助设计后,大大减轻了相应领域设计人员的劳动强度,提高了设计速度和设计质量。

计算机辅助教学是指利用计算机帮助老师教学,指导学生学习的计算机软件。目前国内外CAI教学软件比比皆是,尤其是近年来计算机多媒体技术和网络技术的飞速发展,网络CAI教学软件如雨后春笋,交相辉映。网络教育得到了快速发展,并取得巨大成功。

5. 人工智能

人工智能(Artificial Intelligence)是指用计算机模拟人类的演绎推理和决策等智能活动。在计算机存储一些定理和推理规则,设计程序让计算机自动探索解题方法和推导出结论是人工智能领域的基本方法。人工智能领域的应用成果非常广泛,例如,模拟医学专家的经验对某一类疾病进行诊断;具有低等智力的机器人;计算机与人类进行棋类对弈;数学中的符号积分和几何定理证明等。

6. 互联网

互联网(Internet)又称因特网,是网络与网络之间所串连成的庞大网络,这些网络以一组通用的协定相连,形成逻辑上的单一巨大国际网络。这种将计算机网络互相连接在一起的方法可称作"网络互联",在这基础上发展出覆盖全世界的全球性互联网络称"互联网",即是"互相连接一起的网络"。互联网并不等同万维网(World Wide Web),万维网只是一种基于超文本相互链接而成的全球性系统,是互联网提供的服务其中之一。单独提起互联网,一般都是互联网或接入其中的某网络,有时将其简称为网或网络,具备通信、社交、网上贸易等功能。

7. 物联网

物联网是新一代信息技术的重要组成部分,也是"信息化"时代的重要发展阶段。其英文名称是"Internet of Things(IoT)"。顾名思义,物联网就是物物相连的互联网。这有两层意思:其一,物联网的核心和基础仍然是互联网,是在互联网基础上的延伸和扩展的网络;其二,其用户端延伸和扩展到了任何物品与物品之间,进行信息交换和通信,也就是物物相连。物联网通过智能感知、识别技术等通信感知技术,广泛应用于网络的融合中,也因此被称为继计算机、互联网之后世界信息产业发展的第三次浪潮。物联网是互联网的应用拓展,与其说物联网是网络,不如说物联网是业务和应用。因此,以用户体验为核心的应用创新是物联网发展的核心与灵魂。

8. 虚拟现实技术(Virtual Reality,VR)

VR是计算技术、人工智能、传感与测量、仿真技术等多学科交叉融合的结晶。VR一直在快速地发展,并在军事仿真、虚拟设计与先进制造、能源开采、城市规划与三维地理信息系统、生物医学仿真培训和游戏开发等领域中显示出巨大的经济和社会效益。虚拟现实技术与网络、多媒体并称为21世纪最具有应用前景的三大技术,在不久的将来它将与网络一样彻底改变我们的生活方式。

9. 增强现实(Augmented Reality,AR)

AR是一种实时地计算摄影机影像的位置及角度并加上相应图像的技术,这种技术的目标是在屏幕上把虚拟世界套在现实世界并进行互动。增强现实技术将真实世界信息和虚拟世界信息"无缝"集成的新技术,是把原本在现实世界的一定时间空间范围内很难体验到的实体信息(视觉信息、声音、味道、触觉等),通过计算机等科学技术,模拟仿真后再叠加,将虚拟的信息应用到真实世界,被人类感官所感知,从而达到超越现实的感官体验。真实的环境和虚拟的物体实时地叠加到了同一个画面或空间同时存在。

10. 云计算(Cloud Computing)

云计算是基于互联网相关服务的增加、使用和交付模式,是通过互联网来提供动态、易扩展且虚拟化的资源。云是网络、互联网的一种比喻说法。云状图形往往用来表示电信网,现在也用来表示互联网和底层基础设施的抽象。云计算拥有强大的计算能力,甚至可以让用户体验每秒10万亿次的运算能力,云计算可以模拟核爆炸、预测气候变化和市场发展趋势。用户通过台式计算机、笔记本电脑、手机等方式接入云数据中心,按自己的需求进行运算。

11. 大数据

大数据(Big Data,Mega Data)或称巨量资料,指的是使用全新处理模式,具有更强的决策力、洞察力和流程优化能力的海量、高增长率和多样化的信息资产。在维克托·迈尔-舍恩伯格及肯尼斯·库克耶编写的《大数据时代》中认为,用随机分析法(抽样调查)方式获得的数据并不是大数据,在进行大数据分析时应采用所有数据来进行分析处理。大数据具有5V特点:Volume(大量)、Velocity(高速)、Variety(多样)、Value(价值密度)、Veracity(真实性)。

12. 5G

5G,全称第五代移动电话行动通信标准,也称第五代移动通信技术。2013年5月13

日,韩国三星电子有限公司宣布,已成功开发第五代移动通信技术(5G)的核心技术,预计于2020年开始推向商业化。2015年5月29日,酷派首提5G新概念:终端基站化。2016年1月7日,工信部召开"5G技术研发试验"启动会。2017年2月9日,国际通信标准组织3GPP宣布了"5G"的官方标志。中国三大通信运营商于2018年迈出5G商用第一步,并力争在2020年实现5G的大规模商用。

1.2 计算机系统的组成

计算机实际上是一个由很多协同工作的部分组成的系统。物理部分,是看得见、摸得着的部分,统称为"硬件"。另一方面就是所谓的"软件",指的是指令或程序,它们可以告诉硬件该做什么。因此我们说计算机系统是由硬件系统和软件系统两部分组成的。计算机的基本组成如图1-9所示。

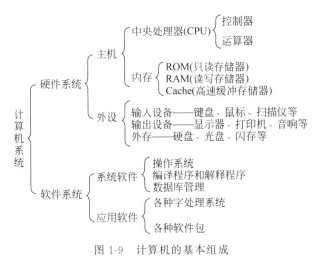

图1-9 计算机的基本组成

1.2.1 硬件系统

无论是微型计算机还是大型计算机,都是以冯·诺依曼体系结构为基础的。冯·诺依曼体系结构是被称为计算机之父的冯·诺依曼所设计的体系结构。"冯·诺依曼"体系结构规定计算机系统主要由运算器、控制器、存储器、输入设备和输出设备等几部分组成。冯·诺依曼体系结构计算机如图1-10所示。

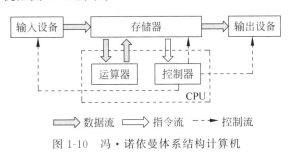

图1-10 冯·诺依曼体系结构计算机

根据前面的学习得知,计算机的硬件系统是由运算器和控制器、存储器、输入设备和输出设备组成的。下面深入学习计算机的硬件系统。

1. 运算器和控制器

运算器(Arithmetic Unit)被集成在中央处理单元(Central Processing Unit,CPU)中,用来进行数据处理,其功能是完成数据的算术运算和逻辑运算。控制器(Controller)也被集成在 CPU 中,其功能是进行逻辑控制,它可以发出各种指令,以控制整个计算机的运行,指挥和协调计算机各部件的工作。

CPU 是整个计算机系统的中枢,它通过对各部分的协同工作,实现数据的分析、判断和计算等操作,以完成程序所指定的任务。

2. 存储器

存储器(Memory)用来存放计算机中的数据,存储器分为内存储器和外存储器。内存储器又叫内存,其容量小、速度快,用于存放临时数据;外存储器的容量大、速度慢,用于存放计算机中暂时不用的数据。外存储器的代表就是每台计算机必备的硬盘。

3. 输入设备

输入设备(Input Device)是指将数据输入到计算机中的设备,人们要向计算机发出指令,就必须通过输入设备进行。在计算机产生的初期,输入设备是一台读孔的机器,它只能输入"0"和"1"两种数字。随着高级语言的出现,人们逐渐发明了键盘、鼠标、扫描仪和手写板等输入设备,使数据输入变得简单也更容易操作了。

4. 输出设备

输出设备(Output Device)负责将计算机处理数据的中间过程和最终结果以人们能够识别的字符、表格、图形或图像等形式表示出来。最常见的输出设备有显示器、打印机等,现在显示器已成为每台计算机必配的输出设备。

1.2.2 软件系统

软件是指计算机系统中使用的各种程序,而软件系统是指控制整个计算机硬件系统工作的程序集合。软件系统的主要作用为:使计算机的性能得到充分发挥,人们通过软件系统可以实现不同的功能,软件系统的开发是根据人们的需求进行的。

计算机软件系统一般可分为系统软件和应用软件两大类。

1. 系统软件

系统软件是指控制和协调计算机及外部设备,支持应用软件开发和运行的系统,是无须用户干预的各种程序的集合,主要功能是调度、监控和维护计算机系统;负责管理计算机系统中各种独立的硬件,使得它们可以协调工作。系统软件使得计算机使用者和其他软件将计算机当作一个整体而不需要顾及底层每个硬件是如何工作的。计算机系统软件主要指的就是操作系统(Operating System,OS)。它是最底层的软件,控制所有计算机运行的程序并管理整个计算机的资源,是计算机裸机与应用程序及用户之间的桥梁。没有它,用户也就无法使用某种软件或程序。操作系统是计算机系统的控制和管理中心,从资源角度来看,它具有处理机、存储器管理、设备管理、文件管理等 4 项功能。任何其他软件都必须在操作系统的支持下才能运行。操作系统同时管理着计算机硬件资源,同时按照应用程序的资源请求,分配资源,如划分 CPU 时间、内存空间的开辟、调用打印机等。

操作系统是用户和计算机的接口，同时也是计算机硬件和其他软件的接口。操作系统的功能包括管理计算机系统的硬件、软件及数据资源，控制程序运行，改善人机界面，为其他应用软件提供支持，让计算机系统所有资源最大限度地发挥作用，提供各种形式的用户界面，使用户有一个好的工作环境，为其他软件的开发提供必要的服务和相应的接口等。

2. 应用软件

应用软件（Application Software）是用户可以使用的各种程序设计语言，以及用各种程序设计语言编制的应用程序的集合，分为应用软件包和用户程序。应用软件包是利用计算机解决某类问题而设计的程序的集合供多用户使用。如通过 Word 可以编辑一篇文章，通过 Photoshop 可以绘制和处理图片，通过 Windows Media Player 可以播放影碟等。

3. 指令、程序与计算机语言

指令（Code）是计算机执行某种操作的命令，由操作码和地址码组成。其中操作码规定操作的性质；地址码表示操作数和操作结果存放的地址。

程序是为解决某一问题而设计的一系列有序的指令或语句的集合。

使用计算机就必须和其交换信息，为解决人机交互的语言问题，就产生了计算机语言（Computer Language）。计算机语言是随着计算机技术的发展，根据解决问题的需要而衍生出来，并不断优化、改进、升级和发展的。计算机语言包括如下。

（1）机器语言。

电子计算机所使用的是由"0"和"1"组成的二进制数，二进制是计算机的语言的基础。计算机发明之初，人们只能降贵纡尊，用计算机的语言去命令计算机干这干那，一句话，就是写出一串串由"0"和"1"组成的指令序列交由计算机执行，这种计算机能够认识的语言，就是机器语言。使用机器语言是十分痛苦的，特别是在程序有错需要修改时，更是如此。

因此程序就是一个个二进制文件。一条机器语言称为一条指令。指令是不可分割的最小功能单元。而且，由于每台计算机的指令系统往往各不相同，所以，在一台计算机上执行的程序，要想在另一台计算机上执行，必须另编程序，造成了重复工作。但由于使用的是针对特定型号计算机的语言，故而运算效率是所有语言中最高的。机器语言是第一代计算机语言。

（2）汇编语言。

为了减轻使用机器语言编程的痛苦，人们进行了一种有益的改进：用一些简洁的英文字母、符号串来替代一个特定的指令的二进制串，比如，用"ADD"代表加法，"MOV"代表数据传递等，这样一来，人们很容易读懂并理解程序在干什么，纠错及维护都变得方便了，这种程序设计语言就称为汇编语言，即第二代计算机语言。然而计算机是不认识这些符号的，这就需要一个专门的程序，负责将这些符号翻译成二进制数的机器语言，这种翻译程序被称为汇编程序。

汇编语言（Assembly Language）同样十分依赖于机器硬件，移植性不好，但效率仍十分高，针对计算机特定硬件而编制的汇编语言程序，能准确发挥计算机硬件的功能和特长，程序精炼而质量高，所以至今仍是一种常用而强有力的软件开发工具。

（3）高级语言。

从最初与计算机交流的痛苦经历中，人们意识到，应该设计一种这样的语言，这种语言接近于数学语言或人的自然语言，同时又不依赖于计算机硬件，编出的程序能在所有机器上通用。经过努力,1954 年,第一个完全脱离机器硬件的高级语言——FORTRAN 问世了,60 多年来,共有几百种高级语言出现,有重要意义的有几十种,影响较大、使用较普遍的有 FORTRAN、ALGOL、COBOL、BASIC、LISP、PL/1、Pascal、C、C++、C#、VC、VB、Java 等。高级语言的下一个发展目标是面向应用,也就是说:只需要告诉程序你要干什么,程序就能自动生成算法,自动进行处理,这就是非过程化的程序语言。

综上所述,计算机系统由硬件系统和软件系统两部分组成,软件系统的运行需要建立在硬件系统都正常工作的情况下。

1.2.3 计算机中数据存储概念

计算机中的所有数据都是二进制表示的。下面介绍关于存储的几个重要概念。

1. 位

位(Bit),又称比特,是计算机中存储数据的最小单位,指二进制数中的一个位数,其值为"0"或"1"。计算机采用二进制,运算器运算的是二进制数,控制器发出的各种指令也表示成二进制数,存储器中存放的数据和程序也是二进制数,在网络上进行数据通信时发送和接收的还是二进制数。

2. 字节

字节(Byte)是计算机存储容量的基本单位,计算机存储容量的大小是用字节的多少来衡量的。字节通常用"B"表示。采用了二进制数来表示数据中的所有字符(字母、数字以及各种专用符号)。采用 8 位为 1 字节,即 1 字节由 8 个二进制数位组成。字节是计算机中用来表示存储空间大小的基本容量单位。例如,计算机内存的存储容量、磁盘的存储容量等都是以字节为单位表示的。

例如,中文字符"学"表示为 00110001 00000111。

要注意位与字节的区别:位是计算机中最小数据单位,字节是计算机中基本信息单位。

3. 字

字(Word)是计算机内部作为一个整体参与运算、处理和传送的一串二进制数,是计算机进行信息交换、处理、存储的基本单元。字通常由一字节或几字节组成。

4. 字长

字长是计算机 CPU 一次处理数据的实际位数,是衡量计算机性能的一个重要指标。字长越长,一次可处理的数据二进制位越多,运算能力就越强,计算精度就越高。

5. 存储容量

存储容量是衡量计算机存储能力的重要指标,是用字节(B)来计算和表示的。除此之外,还常用 KB、MB、GB、TB 作为存储容量的单位,其换算关系如下:

1B=8b;1KB=1024B;1MB=1024KB;1GB=1024MB;1TB=1024GB;1PB=1024TB。

1.3 微型计算机的硬件组成

微型计算机的组成仍然遵循冯·诺依曼结构,它由微处理器、存储器、系统总线(其中包括地址总线、数据总线、控制总线)、输入输出(Input/Output,I/O)接口及其连接设备组成。

由于微型计算机采用了超大规模集成电路器件,使得微型计算机的体积越来越小,成本越来越低,而运算速度却越来越快。微型计算机硬件结构如图 1-11 所示。

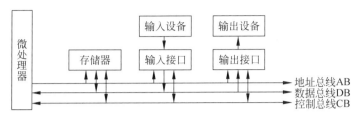

图 1-11　微型计算机硬件结构图

其中,微处理器是指计算机内部对数据进行处理并对处理过程进行控制的部件,伴随着大规模集成电路技术的迅速发展,芯片集成密度越来越高,CPU 可以集成在一个半导体芯片上,这种具有中央处理器功能的大规模集成电路器件,被统称为"微处理器"。微型计算机,又简称"微型机""微机",也称"微电脑"。微处理器由微处理机(核心)、存储片、输入和输出片、系统总线等组成。特点是体积小、灵活性大、价格便宜、使用方便。

1.3.1　CPU、内存、接口与总线

1. 中央处理器

中央处理器(CPU)是计算机的核心,是指由运算器和控制器以及内部总线组成的电子器件,简称微处理器。CPU 内部结构大概可以分为控制单元、运算单元、存储单元和时钟等几个主要部分。CPU 的主要功能是控制计算机运行指令的执行顺序和全部的算术运算及逻辑运算操作,其性能的好坏是评价计算机最主要的指标之一。

2. 存储器

存储器是用来存放计算机程序和数据的设备。存储器分类如图 1-12 所示。

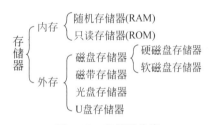

图 1-12　存储器分类

计算机存储器从大类来区分有内存和外存两类。其中随机存储器(RAM 内存)的大小就是人们常说的内存大小,也是衡量计算机性能的主要配置指标之一。RAM 是半导体器件组成,主要提供存储和 CPU 直接交换的数据,其工作速度能够与 CPU 同步,伴随计算机一同工作,一旦断电或关机,其中存储的内容将会丢失殆尽。计算机主板上的存储器大多是随机存储器。而只读存储器(ROM 外存)通常用于保存计算机中固定不变的引导启动程序和监控管理的数据。用户不能向其中写入数据,只能够在开机时计算机自动读出生产厂家事先写入的引导与监控程序以及系统信息等 BIOS(Basic Input Output System)数据,故也称只读存储器。

另外,还有一种很特殊的存储器(EPROM)。EPROM 由以色列工程师 Dov Frohman 发明,是一种断电后仍能保留数据的计算机储存芯片,即非易失性的(非挥发性)。它是一组浮栅晶体管,被一个提供比电子电路中常用电压更高电压的电子器件分别编程。一旦编程完成后,EPROM 只能用强紫外线照射来擦除。通过封装顶部能看见硅片的透明窗口,很容易识别 EPROM,这个窗口同时用来进行紫外线擦除。将 EPROM 的玻璃窗对准阳光直射

一段时间就可以擦除。EPROM 主要用于系统底层程序开发。

计算机外存,主要是指硬盘、光盘和 U 盘等。

3. 主板与主板芯片组

计算机主板上设计集成了多组连接各种器件的信号线,统称总线,主板的配置将决定计算机的性能和档次。其核心是主板芯片组,它决定总线类型、规模、功能、工作速度等各项综合指标。

主板芯片组一般包含南桥芯片和北桥芯片。北桥芯片主要决定主板的规格、对硬件的支持及系统性能,它连接着 CPU、内存、AGP 总线。因此决定了使用何种 CPU、AGP 多少倍速显卡以及内存工作频率等指标。南桥主要决定主板的功能,主板上的各种接口(串、并、U 口等)、PCI 总线(Peripheral Component Interconnect,如接驳显示卡、视频卡、声卡)、IDE(Integrated Development Environment,如接硬盘、光驱)及主板上的其他芯片都由南桥控制。南桥芯片通常裸露在 PCI 插槽旁边,体积较大。南北桥进行数据传递时需要一条通道,称为南北桥总线。南北桥总线越宽,数据传送越快。

4. 系统总线

总线(Bus)是微型计算机内部件之间、设备之间传输信息的公用信号线。总线的特点在于其公用性。可以形象地比作从 CPU 出发的高速公路。

系统总线包括集成在 CPU 内部的内部总线和外部总线。外部总线包括如下。

(1) 数据总线(Data Bus,DB)是 CPU 与输入输出设备交换数据的双向总线,如 64 位字长的计算机其数据总线就有 64 根数据线。

(2) 地址总线(Address Bus,AB)是 CPU 发出的指定存储器地址的单向总线。

(3) 控制总线(Control Bus,CB)是 CPU 向存储器或外设发出的控制信息的信号线,也可能是存储器或某外设向 CPU 发出的响应信号线,是双向总线。

计算机系统总线包括 PC 总线和 ISA 总线、PCI/AGP 总线、PCI-X 总线以及主流的 PCIExpress、HyperTransport 高速串行总线。从 PC 总线到 ISA、PCI 总线,再由 PCI 进入 PCIExpress 和 HyperTransport 体系,计算机在这三次大转折中也完成了三次飞跃式的提升。与这个过程相对应,计算机的处理速度、实现的功能和软件平台都在进行同样的进化,显然,没有总线技术的进步作为基础,计算机的快速发展就无从谈起。

在计算机系统中,各个功能部件都是通过系统总线交换数据,总线的速度对系统性能有着极大的影响。而也正因为如此,总线被誉为计算机系统的神经中枢。但相比 CPU、显示、内存、硬盘等功能部件,总线技术的提升步伐要缓慢得多。在 PC 发展的几十年历史中,总线只进行三次更新换代,但它的每次变革都令计算机的面貌焕然一新。

5. 输入输出接口

输入输出接口又称 I/O 接口。目前主板上大都集成了 COM 串行接口,如 RS 232 接口、并行接口、LPT 打印机接口、PS2 鼠标接口、USB 外设接口等。少数计算机集成了 IEEE1394 接口、高清视频接口等。

1) USB 接口

USB(Universal Serial Bus)接口是 1994 年推出的一种计算机连接外部设备的通用热插拔接口。早期的 1.0 版读写速度稍慢,现在大多数已经是 2.0 版的 USB 接口,达到 480MB/s,读写速度明显提高。其主要特点是热插拔技术,即允许所有的外设可以直接带电连接,如键盘、鼠标、打印机、显示器、家用数码设备等,大大提高了工作效率。

现在所有计算机的主板上都集成了两个以上的 USB 2.0 接口,有的多达 10 个。

2) 串行接口

串行接口简称串口,也称串行通信接口或串行通信接口(通常指 COM 接口),是采用串行通信方式的扩展接口。典型的串行接口有如下几种。

(1) IEEE 1394 接口。

IEEE 1394 接口是一种串行接口,也是一种标准的外部总线接口标准,可以通过该接口把各种外部设备连接到计算机上。这种接口有比 USB 更强的性能,传输速率更高,主要用于主机与硬盘、打印机、扫描仪、数码摄像机和视频电话等高数据通信量的设备连接。目前少数计算机上集成安装了 IEEE 1394 接口。

(2) RS-232 接口。

RS-232 接口符合美国电子工业联盟(EIA)制定的串行数据通信的接口标准,原始编号全称是 EIA-RS-232(简称 232,RS-232)。它被广泛用于计算机串行接口外设连接,连接电缆和机械、电气特性、信号功能及传送过程。

(3) 并行接口。

并行接口,指采用并行传输方式来传输数据的接口标准。从最简单的一个并行数据寄存器或专用接口集成电路芯片如 8255、6820 等,到较复杂的 SCSI 或 IDE 并行接口,有数十种。一个并行接口的接口特性可以从两方面加以描述。

① 以并行方式传输的数据通道的宽度,也称接口传输的位数。

② 用于协调并行数据传输的额外接口控制线或称交互信号的特性。数据的宽度可以为 1~128 位或者更宽,最常用的是 8 位,可通过接口一次传送 8 个数据位。在计算机领域最常用的并行接口是通常所说的 LPT 接口。

1.3.2 常用外部设备

计算机输入与输出设备是指人与计算机之间进行信息交流的重要部件。输入设备是指能够把各种信息输入到计算机中的部件,如键盘、鼠标、扫描仪、麦克风等。输出设备是指能够把计算机内运算的结果输出并显示(打印)出来的设备,如显示器、打印机、音箱等。

1. 鼠标

鼠标是一种快速屏幕定位操作的输入设备。它常用来替代键盘进行屏幕上图标和菜单方式的快速操作。主要有 5 种操作方式:移动、拖动、单击左键、双击左键、单击右键。其随动性好,操作直观准确。

2. 键盘

键盘是操作者通过按键将指令或数据输入到计算机中的外部设备,其接口大多数是 USB 2.0 接口。键位大都是标准键盘,分为 4 个功能区:主键盘区、功能键区、编辑键区和小数字键盘区。

3. 显示器与显示卡(适配器)

显示器(屏幕)是用来显示字符和图形图像信息的输出设备。主要包括 CRT 荧光屏显示器和 LCD、LED 液晶显示器。显示器的主要指标有分辨率(即屏幕上像素点的多少及像素点之间的距离大小)、对比度、响应时间、屏幕宽度等。现在大多数计算机采用了 LCD 和

LED液晶显示器作为输出屏幕。具有很高的性价比。显示卡是CPU与显示器连接的通道，显示卡的好坏直接影响屏幕输出图像的整体效果。常用带宽、显存大小、图像解码处理器等指标来衡量显示卡的好坏。

4. 移动硬盘和U盘

移动硬盘是指可通过USB接口或者IEEE 1394接口连接的可以随身携带的硬盘，可极大地扩展计算机的数据存储容量及更加方便地交换信息。其性能指标和固定硬盘一样。U盘是通过USB接口连接到计算机上可以携带的存储设备，其体形小巧，容量较大，性价比高，逐渐成为移动存储的主流。

5. 普通打印机

普通打印机是一种在纸上打印输出计算机信息的外部设备。其设备构造上可以分为击打式和非击打式两种。击打式打印机的典型方式是靠打印针头通过墨带印刷在纸上。速度慢、噪声大、打印质量低，但耗材便宜。非击打式打印机主要有激光打印机、喷墨打印机、热转印机等。速度快、质量高、噪声低、相对耗材较贵。

6. 3D打印机

3D打印机是一位名为恩里科·迪尼(Enrico Dini)的发明家设计的一种神奇的打印机，它不仅可以"打印"出一幢完整的建筑，甚至可以在航天飞船中给宇航员打印任何所需形状的物品。3D打印机，即快速成形技术的一种机器，它是一种以数字模型文件为基础，运用粉末状金属或塑料等可黏合材料，通过逐层打印的方式来构造物体的技术。过去其常在模具制造、工业设计等领域被用于制造模型，现正逐渐用于一些产品的直接制造，意味着这项技术正在普及。3D打印机的应用对象可以是任何行业，只要这些行业需要模型和原型。

7. 4D打印

4D打印概念或许对于今天的大众而言有些陌生。2013年2月25日，在美国加州举办的TED 2013大会上，来自美国麻省理工学院的斯凯拉·蒂比茨展示了4D打印技术，并且是通过一个完整的实验向与会者展示的，并借助实验加以阐述。从时间纬度来看，4D打印技术的提出与3D打印技术热潮的出现差不多同时发生；但目前大家的关注点几乎都放在3D打印技术上，忽视了对4D打印技术的关注。事实上，不论我们是向前看科技发展的趋势，还是从当前挖掘科技价值、探索未来商业的方向来看，4D打印技术都比3D打印技术更具前瞻性和颠覆性，它不仅是一种生产工具的革命，更是一种由生产资料改变而引发未来整个商业生态结构方式改变的一种技术，因而颠覆的将不只是制造技术。

所谓4D打印，比3D打印多了一个"D"也就是时间纬度，人们可以通过软件设定模型和时间，变形材料会在设定的时间内变形为所需的形状。准确地说，4D打印是一种能够自动变形的材料，直接将设计内置到物料中，不需要连接任何复杂的机电设备，就能按照产品设计自动折叠成相应的形状。4D打印最关键的是记忆合金。4D打印是由MIT与Stratasys教育研发部门合作研发的，是一种无须打印机器就能让材料快速成型的革命性新技术。大小形状可以随时间变化。

8. 扫描仪

扫描仪是一种能够把纸质或胶片上的信息通过扫描的方式转换并输入到计算机中的外部设备。有些扫描仪还带有图文自动识别处理的功能，完全代替了手工键盘方式输入文字，用户可以方便地对扫描输入后的文字或图形进行编辑。

9. 三维扫描仪

三维扫描仪(3D scanner)是一种科学仪器,用来侦测并分析现实世界中物体或环境的形状(几何构造)与外观数据(如颜色、表面反照率等性质)。搜集到的数据常被用来进行三维重建计算,在虚拟世界中创建实际物体的数字模型。这些模型具有相当广泛的用途,举凡工业设计、瑕疵检测、逆向工程、机器人导引、地貌测量、医学信息、生物信息、刑事鉴定、数字文物典藏、电影制片、游戏创作素材等都可见其应用。

10. 投影仪

投影仪是在幻灯机的基础上发展起来的一种光学放大器。投影仪的基本结构与幻灯机相似,但改进了光源和聚光镜,新增了反射镜从而使投影仪不需要严格的遮光就可白天在教室内使用;放映物也由竖直倒放改为水平正放且面积可达到 250mm×250mm,使用更加方便。

11. 全息投影技术

全息投影技术(Front-Projected Holographic Display)也称虚拟成像技术,是利用干涉和衍射原理记录并再现物体真实的三维图像的记录和再现的技术。实现全息投影技术的方法如下。

(1) 利用干涉原理记录物体光波信息,此即拍摄过程。被摄物体在激光辐照下形成漫射式的物光束,另一部分激光作为参考光束射到全息底片上,和物光束叠加产生干涉,把物体光波上各点的位相和振幅转换成在空间上变化的强度,从而利用干涉条纹间的反差和间隔将物体光波的全部信息记录下来。记录着干涉条纹的底片经过显影、定影等处理程序后,便成为一张全息图,或称全息照片、全息投影。

(2) 利用衍射原理再现物体光波信息,这是成像过程。全息图犹如一个复杂的光栅,在相干激光照射下,一张线性记录的正弦型全息图的衍射光波一般可给出两个像,即原始像(又称初始像)和共轭像。再现的图像立体感强,具有真实的视觉效应。全息图的每一部分都记录了物体上各点的光信息,故原则上它的每一部分都能再现原物的整个图像,通过多次曝光还可以在同一张底片上记录多个不同的图像,而且能互不干扰地分别显示出来。

1.3.3 微型计算机的主要性能指标及配置

一台微型计算机功能的强弱或性能的好坏,不是由某项指标来决定的,而是由它的系统结构、指令系统、硬件组成、软件配置等多方面的因素综合决定的。对于大多数普通用户来说,可以从以下几个指标来评价计算机的性能。

1. 运算速度

运算速度是衡量 CPU 工作快慢的指标,一般以每秒完成多少次运算来度量。当今计算机的运算速度可达每秒万亿次。计算机的运算速度与主频有关,还与内存、硬盘等工作速度及字长有关。

2. 字长

字长是 CPU 一次可以处理的二进制位数,字长主要影响计算机的精度和速度。字长有 8 位、16 位、32 位和 64 位等。字长越长,表示一次读写和处理的数的范围越大,处理数据的速度越快,计算精度越高。

3. 主存储器容量

主存储器(Main Memory)简称主存,是计算机硬件的一个重要部件,其作用是存放指令和数据,并能由中央处理器(CPU)直接随机存取。主存容量是衡量计算机记忆能力的指标。容量大,能存入的字数就多,能直接接纳和存储的程序就长,计算机的解题能力和规模就大。

4. 输入输出数据传输速率

输入输出数据传输速率决定了可用的外设和与外设交换数据的速度。提高计算机的输入输出传输速率可以提高计算机的整体速度。

5. 可靠性

可靠性指计算机连续无故障运行时间的长短。可靠性好,表示无故障运行时间长。

6. 兼容性

任何一款计算机,其高档机总是低档机发展的结果。如果原来为低档机开发的软件不加修改便可以在它的高档机上运行和使用,则称此高档机为向下兼容。

1.4 信息编码

要理解计算机怎样接收并处理各种数据、文字和多媒体信息,首先需要了解计算机自己的语言即二进制机器语言,进而掌握计算机语言和人类自然语言之间的对应与转换方法。

1.4.1 数值在计算机中的表示形式

1. 信息和数据的概念

有两类数据:

数值数据:如+15、-17.6;

非数值数据:如字母(A、B 等)、符号(+、& 等)、汉字,也叫字符数据;

存在计算机中的信息都是采用二制编码形式。

2. 计算机为什么采用二进制?

计算机采用二进制是由计算机电路所采用的器件所决定的。

采用二进制的优点:运算简单、电路实现方便、成本低廉。

二进制数是计算机表示信息的基础。本节首先引入二进制数的概念,再介绍数值型数据在计算机内的表示方式以及字符(包含英文字符和汉字)在计算机内的表示方式与编码。

3. 计算机中常用的进制与转换

1) 十进制数

人类其实习惯使用十进制表示数。十进制有 0～9 这 10 个数字,两个十进制数运算时遵循"逢 10 进 1"的计算规律。在进位数制中所用数值的个数称为该进位数制的基数,那么十进数的基数是 10。

人类发展的实践过程中,还创造出许多不同的进位数制用于表达各种不同的事物,比如:十二进制,表示 1 年有 12 个月;二十四进制,表示 1 天有 24 小时;六十进制,表示 1 分钟有 60 秒;七进制,表示 1 星期有 7 天;等等。因此只要人们习惯了这些日常所用的数制,反而会觉得使用起来很方便。不同进位数制之间的区别在于它们的基数和标记符号不同,进位规则不同而已。二进制是伴随计算机应运而生的一种计算机标记符号,也称计算机语言。即用 0 和 1 来表示,遵循"逢 2 进 1"的运算规则。

2) 二进制数

二进制数只有 0 和 1 两个计数符号,其进位的基数是 2,遵循"逢 2 进 1"的进位规则。在计算机中采用二进制数表示数据的原因是:

由于计算机使用电子器件制造,其电子器件的逻辑状态是二值性的,如电压的高/低,开关的通/断,磁场的高/低,电流的大/小等特性正好可以用二进制数值来表述。

计算机科学理论已经证明:计算机中使用 e 进制(e≈2.71828)最合理,取整数,可以使用二进制。

运算方法简单。0+0=0,0+1=1,1+0=1,1+1=10。数值量与逻辑量共存,便于使用逻辑器件实现算术运算。

二进制的基数为 2,标记符号只有 1 和 0 两个数字。运算规则简单实用,并且快速。

例如:

```
      1100110100
   +  1111100000
      ──────────
     11100010100
```

3) 二进制数与十进制数的转换

十进制数毕竟是人们最熟悉的数制。在计算机操作中人们希望直接使用十进制数,而计算机内部仅能够接受二进制数,因此就必须找到一种十进制数与二进制数之间相互转换的方法。其实这个方法是非常简单的,而且可以由计算机自动进行转换。

(1) 二进制数向十进制数转换的方法。

一个二进制数按其位权(用十进制表示)展开求和,即可得到相应的十进制数。如:

$$(110.101)_2 = (1 \times 2^2 + 1 \times 2^1 + 0 \times 2^0 + 1 \times 2^{-1} + 0 \times 2^{-2} + 1 \times 2^{-3})_{10}$$
$$= (4+2+0.5+0.125)_{10} = (6.625)_{10}$$

(2) 十进制数向二进制数转换的方法。

十进制整数部分转换成二进制数,采用"除 2 取余数"的方法,十进制小数部分的转换采用"乘 2 取整数"的方法转换。

1.4.2 字符编码

1. 字符编码

字符编码(Character Encoding)是把字符集中的字符编码为指定集合中某一对象(例如比特模式、自然数串行、8 位组或者电脉冲),以便文本在计算机中存储和通过通信网络传递。常见的例子包括将拉丁字母表编码成摩斯电码和 ASCII。其中,ASCII 将字母、数字和其他符号编号,并用 7 比特的二进制来表示这个整数。通常会额外使用一个扩充的比特,以便于以 1 个字节的方式存储。在计算机技术发展的早期,如 ASCII(1963 年)和 EBCDIC(1964 年)这样的字符集逐渐成为标准。

2. 汉字编码

汉字编码(Chinese Character Encoding)是为汉字设计的一种便于输入计算机的代码。由于电子计算机现有的输入键盘与英文打字机键盘完全兼容,因而如何输入非拉丁字母的文字(包括汉字)便成了多年来人们研究的课题。汉字信息处理系统一般包括编码、输入、存储、编辑、输出和传输。编码是关键。不解决这个问题,汉字就不能进入计算机。

汉字进入计算机的三种途径分别如下。

(1) 机器自动识别汉字:计算机通过"视觉"装置(光学字符阅读器或其他),用光电扫描等方法识别汉字。

(2) 通过语音识别输入:计算机利用人们给它配备的"听觉器官",自动辨别汉语语音要素,从不同的音节中找出不同的汉字,或从相同音节中判断出不同的汉字。

(3) 通过汉字编码输入:根据一定的编码方法,由人借助输入设备将汉字输入计算机。

机器自动识别汉字和汉语语音识别,国内外都在研究,虽然取得了不少进展,但由于难度大,预计还要经过相当一段时间才能得到解决。在现阶段,比较现实的就是通过汉字编码方法使汉字进入计算机。

本 章 小 结

通过本章的学习,旨在使学生全面了解和掌握计算机技术和信息技术应用的基本概念,简要了解计算机系统、信息系统的历史、现状及未来发展趋势,计算机技术在生命科学领域中的应用。理解与掌握现代信息技术应用基本概念与知识。熟悉计算机分类与应用,计算机的特点、数值的表示、病毒的特征、分类和检测。为读者树立明确的计算机技术和信息技术的应用方向,为其打造科学、坚实、系统的 IT 知识结构,培养其分析解决实际问题的能力。

【注释】

电子管:是一种最早期的电信号放大器件。被封闭在玻璃容器(一般为玻璃管)中的阴极电子发射部分、控制栅极、加速栅极、阳极(屏极)引线被焊在管基上。利用电场对真空中的控制栅极注入电子调制信号,并在阳极获得对信号放大或反馈振荡后的不同参数信号数据。

晶体管:是一种固体半导体器件,具有检波、整流、放大、开关、稳压、信号调制等多种功能。晶体管作为一种可变电流开关,能够基于输入电压控制输出电流。与普通机械开关不同,晶体管利用电信号来控制自身的开合,而且开关速度可以非常快,实验室中的切换速度可达 100GHz 以上。

浮点运算:就是实数运算,因为计算机只能存储整数,所以实数都是约数,这样浮点运算是很慢的而且会有误差。现在大多数机器都是 32 位的,也就是说如果 32 位都用来表示整数,那么对于无符号整数就是 $0 \sim 2^{32}-1$,对于有符号就是 $-2^{31} \sim 2^{31}-1$。

磁芯:磁芯是指由各种氧化铁混合物组成的一种烧结磁性金属氧化物。例如,锰-锌铁氧体和镍-锌铁氧体是典型的磁芯体材料。锰-锌铁氧体具有高磁导率和高磁通密度的特点,且在低于 1MHz 的频率时,具有较低损耗的特性。镍-锌铁氧体具有极高的阻抗率、不到几百的低磁导率等特性,及在高于 1MHz 的频率亦产生较低损耗等。铁氧体磁芯用于各种电子设备的线圈和变压器中。

睿频加速技术:是新一代 CPU 的趋势,使得 CPU 更智能。这项技术可以理解为自动超频。当开启睿频加速之后,CPU 会根据当前的任务量自动调整 CPU 主频,从而重任务时发挥最大的性能,轻任务时发挥最大节能优势。

带宽：带宽应用的领域非常多，可以用来标识信号传输的数据传输能力、标识单位时间内通过链路的数据量、标识显示器的显示能力。在模拟信号系统又叫频宽，是指在固定的时间可传输的资料数量，亦即在传输管道中可以传递数据的能力。通常以每秒传送周期或赫兹（Hz）来表示。在数字设备中，带宽指单位时间能通过链路的数据量。通常以 bps 来表示，即每秒可传输的位数。

人机接口（Human Machine Interface，HMI）：是指人与计算机之间建立联系、交换信息的输入/输出设备的接口，这些设备包括键盘、显示器、打印机、鼠标器等。

传感：是非感觉器官的一种正常感觉活动，臆测为从一段距离外接收到与感觉印象相似的内容。

视频编码方式：就是指通过特定的压缩技术，将某个视频格式的文件转换成另一种视频格式文件的方式。视频流传输中最为重要的编解码标准有国际电联的 H.261、H.263、H.264，运动静止图像专家组的 M-JPEG 和国际标化组织运动图像专家组的 MPEG 系列标准，此外在互联网上被广泛应用的还有 Real-Networks 的 RealVideo、微软公司的 WMV 以及 Apple 公司的 QuickTime 等。

内核：是操作系统最基本的部分。它是为众多应用程序提供对计算机硬件的安全访问的一部分软件，这种访问是有限的，并且内核决定一个程序在什么时候对某部分硬件操作多长时间。内核可分为单内核和双内核以及微内核。严格地说，内核并不是计算机系统中必要的组成部分。

软件工程：是一门研究用工程化方法构建和维护有效的、实用的和高质量的软件的学科。它涉及程序设计语言、数据库、软件开发工具、系统平台、标准、设计模式等方面。

微处理器芯片：是由一片或几片大规模集成电路组成的中央处理器。这些电路执行控制部件和算术逻辑部件的功能。

BIOS（Basic Input Output System）：是一组固化到计算机内主板上一个 ROM 芯片上的程序，它保存着计算机最重要的基本输入输出的程序、开机后自检程序和系统自启动程序，它可从 CMOS 中读写系统设置的具体信息。其主要功能是为计算机提供最底层的、最直接的硬件设置和控制。

摩尔斯电码（又译为摩斯密码，Morse Code）：是一种早期的数字化通信形式，但是它不同于现代只使用 0 和 1 两种状态的二进制代码，它的代码包括五种：点、划、点和划之间的停顿、每个字符间短的停顿（在点和划之间）、每个词之间中等的停顿以及句子之间长的停顿。

南桥芯片（South Bridge）：是主板芯片组的重要组成部分，相对于北桥芯片来说，其数据处理量并不算大，所以南桥芯片一般都没有覆盖散热片。南桥芯片不与处理器直接相连，而是通过一定的方式与北桥芯片相连。

北桥芯片（North Bridge）：是主板上离 CPU 最近的芯片，这主要是考虑到北桥芯片与处理器之间的通信最密切，为了提高通信性能而缩短传输距离。北桥在计算机中起着主导的作用，所以人们又称之为主桥（Host Bridge）。

AGP（Accelerate Graphical Port）：是一种加速图片卡专用的局部总线。严格地说，AGP 不能称为总线，它与 PCI 总线不同，因为它是点对点连接，即连接控制芯片和 AGP 显示卡。AGP 接口是基于 PCI 2.1 版规范并进行扩充修改而成，工作频率为 66MHz。

第 2 章　操作系统

导学

内容及要求

操作系统(Operating System,OS)是控制和管理计算机系统的硬件及软件资源,并为用户提供一个良好工作环境和友好接口的大型系统软件。操作系统已经进入社会生活的各个方面,涉及大型计算机、个人计算机、移动便携设备、其他自动化设备等各个层次的应用领域。

操作系统概述:了解操作系统的发展历史,掌握操作系统的概念,掌握操作系统的主要功能。

典型操作系统:了解 Windows、UNIX、Linux、Mac OS X、iOS、Android、Google Chrome OS 等典型操作系统特点及其应用领域;掌握典型操作系统特点;了解典型操作系统的应用领域。

重点、难点

本章的重点是操作系统的功能、典型操作系统特点和应用领域。本章的难点是进程管理、存储管理、设备管理、文件管理和用户接口,以及 UNIX、Linux、Mac OS X、iOS 和 Android 的系统架构及内核解读。

操作系统是计算机系统的基本组成部分。操作系统是控制和管理计算机系统全部硬件和软件资源,合理地组织计算机各部分协调工作,为用户提供操作界面和各种服务的程序集合。操作系统是最重要系统软件,其他所有软件都是建立在操作系统之上的。随着计算机技术的飞速发展和日益广泛的应用,操作系统的类型、作用、计算环境等发生了较大的变化。同时,操作系统的稳定性、安全性、可扩展性、可移植性、高效性也在不断地提高与发展。

2.1　操作系统概述

2.1.1　操作系统的概念

操作系统是管理和控制计算机硬件与软件资源的系统软件。操作系统是直接运行在"裸机"上的最核心的系统软件,像司令部一样通过发布命令指挥计算机所有部件(包括硬件和软件),为用户提供各种服务。操作系统提供了人机交互的界面,是用户与计算机硬件之间的接口,用户通过操作系统使用计算机。操作系统与其他计算机资源的关系如图 2-1 所示。

操作系统的发展历史和计算机硬件的发展密切相关。计算机硬件的发展加速了操作系统的形成和发展。最初的计算机并没有操作系统,人们通过各种操作按钮来控制计算机。为了提高效率出现了汇编语言,操作人员用有孔的纸带将程序输入计算机进行编译。由于早期计算机只能由操作人员自己编写程序来运行,不利于设备和程序的共用。为了解决计算机软硬件资源的调度、管理、共享等问题,20 世纪 70 年代中期开始出现了真正现代意义上的计算机操作系统。在 1976 年,美国 Digital Research 软件公司研制出了 8 位的 CP/M 操作系统。

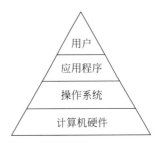

图 2-1 操作系统与其他计算机资源的关系

目前,计算机操作系统的发展经历了 4 个阶段。

第一阶段为单用户、单任务的操作系统,是指一台计算机同时只能有一个用户使用,如 MS-DOS 操作系统。

第二阶段为多用户、多作业的操作系统,是指同一时间允许多个用户同时使用计算机,如 UNIX、OS/2、Windows、Linux 等。

第三阶段为智能移动式操作系统,是指一种运算能力及功能比传统功能手机更强的操作系统,如 iOS、Android 等。

第四阶段为分布式操作系统阶段,是支持分布式处理的软件系统,是在互联的多处理机体系结构上执行任务的系统。

2.1.2 操作系统的主要功能

从资源管理角度看,操作系统具有以下五大功能。

1. 进程管理

进程管理又称处理器管理,其主要任务是对处理器的时间进行合理分配,对处理器的运行实施有效的管理。

1) 程序和进程

程序:一组计算机能识别和执行的指令(静态的代码)。

进程:进程是正在运行的程序实体,包括这个运行的程序中占据的所有系统资源,比如 CPU、I/O、内存、网络资源等。

很多人在回答进程概念时,往往只会说它是一个运行的程序实体,而忽略进程所占据的资源。同样一个程序,同一时刻被两次运行了,那么它们就是两个独立的进程。

进程是系统进行资源分配和调度的基本单位,是操作系统结构的基础。

程序和进程实例:QQ 程序如果没有运行,那它只是程序,而不是进程。一旦运行了 QQ 程序,那它就成了进程。QQ 程序一旦运行成了进程,操作系统就要分配给 QQ 运行的内存空间、CPU 运行的时间以及其他资源,这样 QQ 程序就可正常运行了。如果要运行其他程序,如杀毒软件,操作系统也要做同样的事情。有了进程之后,最大的好处就在于计算机可以同时运行多个程序,每个程序就是一个进程。而如果没有进程呢,那计算机一次只能运行一个程序,你玩 QQ,就不能再同时听歌、玩游戏等;如果你想要听歌,只能关掉 QQ,再打开听歌曲的软件进行听歌。

2) 进程管理的主要任务

操作系统为了提高 CPU 的利用率采用了多道程序技术。通过进程管理来协调多道程序之间的关系,使 CPU 得到充分的利用。

3) 进程的状态和调度

进程有三种状态:就绪、运行和等待。

(1) 就绪:进程已得到运行所需资源,只等 CPU 的调度即可运行;

(2) 运行:进程已得到运行所需资源,并且得到了 CPU 的调度;

(3) 等待:又称为阻塞状态,是不具备运行条件,等待时机的状态。

进程的调度:可剥夺和不可剥夺。

可剥夺式:当有更高优先级的进程到来时,强行将正在运行进程的 CPU 分配给更高优先级的进程;

不可剥夺式:即便有更高优先级的进程到来,也需要等待正在运行进程自动释放占用的 CPU。

进程的状态和调度如图 2-2 所示。

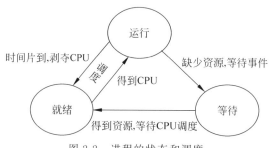

图 2-2 进程的状态和调度

2. 存储器管理

存储器管理负责主存储器的存储分配与释放、地址交换、分区保护和存储空间的扩充等工作。

1) 和地址有关的几个概念

(1) 物理地址。

内存是由若干存储单元组成的,每个存储单元有一个编号,这种编号可唯一标识一个存储单元,称为物理地址(或内存地址)。我们可以把内存看成一个从 0 字节一直到内存最大容量逐字节编号的存储单元数组,即每个存储单元与内存地址的编号相对应。

(2) 逻辑地址。

源程序经过汇编或编译后,形成目标代码,每个目标代码都是以 0 为基址顺序进行编址的,原来用符号名访问的单元用具体的数据单元号取代。这样生成的目标程序占据一定的地址空间,称为作业的逻辑地址空间。

在逻辑地址空间中每条指令的地址和指令中要访问的操作数地址统称为逻辑地址,即应用程序中使用的地址。要经过寻址方式的计算或变换才得到内存中的物理地址。

逻辑地址是指由程序产生的与当前进程数据段相关的偏移地址部分。例如,在进行 C

语言指针编程中,可以读取指针变量本身值(& 操作),实际上这个值就是逻辑地址,它是相对于当前进程数据段的地址,不和绝对物理地址相干。程序员仅需与逻辑地址打交道,而分段和分页机制是完全透明的,仅由系统编程人员涉及。应用程序员虽然自己可以直接操作内存,但也只能在操作系统分配给的内存段操作。

2) 程序装入与链接

在多道程序环境下,要使程序运行,必须先创建进程。而创建进程的第一件事,便是将程序和数据装入内存。如何将一个用户源程序变为一个可在内存中执行的程序,通常都要经过以下几个步骤。

(1) 首先是编译,由编译程序(Compiler)将用户源代码编译成 CPU 可执行的目标代码,产生了若干目标模块(Object Module)(即若干程序段);

(2) 其次是链接,由链接程序(Linker)将编译后形成的一组目标模块(程序段),以及它们所需要的库函数链接在一起,形成一个完整的装入模块(Load Module);

(3) 最后是装入,由装入程序(Loader)将装入模块装入内存。

3) 重定位

(1) 静态地址重定位。

当用户程序加载到内存时,一次性实现逻辑地址到物理地址的转换。

静态地址重定位的优点是不需要硬件支持,仅由软件实现。但缺点是程序必须装入连续的地址空间,将涉及地址的所有指令和数据进行相应的修改,并装入内存后不能移动,这就使得系统内存空间利用率非常低。

(2) 动态地址重定位。

在进程执行过程中将逻辑地址转成物理地址。

动态地址重定位的优点是目标模块装入内存时指令本身不需要做任何修改,而且不要求占用一个连续的存储区域。缺点是需要硬件支持。

4) 固定分区

固定式分区是把内存划分为若干个固定大小的连续分区。分区大小可以相等也可以不等。每个分区只能装一个进程。

优点:易于实现,开销小。

缺点:内碎片造成浪费;分区总数固定,限制了并发执行的程序数目。

5) 动态分区

动态分区是在装入程序时按其初始要求进行分配,或在其执行过程中通过系统调用进行分配或改变分区大小。与固定分区相比较其优点是没有内碎片,但它却引入了另一种碎片——外碎片。

动态分区分配就是寻找某个空闲分区,分区大小需大于或等于程序的要求。若是大于要求,则将该分区分割成两个分区,其中一个分区为要求的大小并标记为"占用",而另一个分区为余下部分并标记为"空闲"。分区分配的先后次序通常是从内存低端到高端。动态分区的分区释放过程中要注意将相邻的空闲分区合并成一个大的空闲分区。

3. 设备管理

设备管理是对设备进行分配,使设备与主机能够同时工作,为用户提供良好的使用界面。

设备管理的主要任务：当用户使用外部设备时，必须提出要求，待操作系统进行统一分配后方可使用。操作系统有处理外设中断请求的能力，具备以下功能。

1）设备分配

按照设备类型和相应的分配算法决定将 I/O 设备分配给提出使用设备申请的进程。如果在 I/O 设备与 CPU 之间还存在着设备控制器和通道，则还需分配相应的控制器和通道，以保证 I/O 设备与 CPU 之间有传递信息的通路。未分配到所需设备的进程放入一个等待队列。为了实现设备分配，系统中应设置一些数据结构，用于记录设备的状态。

2）设备处理

设备处理程序实现 CPU 和设备控制器之间的通信。即当 CPU 向设备控制器发出 I/O 指令时，设备处理程序启动设备进行 I/O 操作，对设备发来的中断请求做出及时的响应和处理。

3）缓冲管理

设置缓冲区的目的是缓和 CPU 与 I/O 设备速度不匹配的矛盾。缓冲管理程序负责完成缓冲区的分配和释放及有关的管理工作。

4）设备独立性

设备独立性又称设备无关性，是指应用程序独立于物理设备。用户在编制应用程序时，应尽量避免直接使用实际设备名。如果在程序中使用了实际设备名，当该设备未与系统连接或者该设备发生故障时，用户程序将无法运行，若要运行此程序则需要修改程序。如果用户程序不涉及实际设备而使用逻辑设备，系统要求的输入/输出与物理设备无关。设备独立性可以提高用户程序的可适应性，不局限于某个具体的物理设备。

4. 文件管理

文件管理就是如何管理存储器里的文件。文件管理的实质在于方便保存和迅速提取，把所有文件通过文件夹分类并组织起来，按指定位置存放。文件管理的主要任务是提供文件的存储、检索、更新、共享和保护，并提供文件操作方法。

1）文件和文件系统

文件是指具有文件名的若干相关元素的集合。元素通常是指记录，而记录是一组有意义的数据项的集合。通常所说的数据包含数据项、记录、文件。

（1）数据项。数据项是最低级的数据组织形式。分为基本数据项（用于描述一个对象某种属性的字符集，是数据组织中可以明确的最小逻辑数据单位，即原子数据，又称为数据元素或字段）和组合数据项（由若干基本数据项组成）。

（2）记录。记录是一组相关数据项的集合，用于描述一个对象在某方面的属性，为了能够唯一标识一个记录，需要在记录中确定一个或集合数据项。集合称为关键字，关键字是能够唯一标识一个记录的数据项。

（3）文件。文件是具有文件名的一组相关元素的集合。文件是文件系统的最大数据单位。文件有自己的属性，包括文件类型（如源文件、目标文件、可执行文件等）、文件长度（文件的当前长度，也可能是最大允许长度）、文件的物理位置（指文件在哪一个设备上及在该设备的哪个位置指针）、文件的建立时间（文件最后一次修改时间）。

一个文件可对应若干记录，一个记录可对应若干个数据项。

2) 文件操作的种类

(1) 创建文件。在创建一个新文件时,系统首先要为新文件分配必要的外存空间,并在文件系统的目录中建立一个目录项,目录项中记录新文件的文件名及其在外存的地址等属性。

(2) 删除文件。当不再需要某文件时,可将其从文件系统中删除。在删除时,系统先从目录中找到要删除文件的目录项,使之成为空项,然后回收该文件所占用的存储空间。

(3) 读文件。读文件时,须在相应系统调用中给出文件名和应读入的内存目标地址。此时,系统要查找目录,找到指定目录项,从中得到被读文件在外存中的位置。在目录项中,还有一个指针用于对文件进行读/写。

(4) 写文件。写文件时,须在相应系统调用中给出文件名和其所在内存源地址。此时,系统要查找目录,找到指定目录项,再利用目录中的写指针进行写操作。

(5) 截断文件。如果一个文件的内容已经陈旧而需要全部更新时,一种方法是将此文件删除,再重新创建一个新文件,但如果文件名和属性均无改变,则可采取截断文件的方法,将原有的文件长度设置为 0,放弃原有文件的内容。

(6) 设置文件的读/写位置。用于设置文件读/写指针的位置,以便每次读/写文件时,不需要从始端开始而是从所设置的位置开始操作,以改顺序存取为随机存取。

3) 文件操作步骤

操作系统对文件的操作,大致分为两个步骤。

(1) 检索文件目录找到指定文件的属性及其在外存的位置。

(2) 对文件实施相应的操作,如读/写文件等。

5. 用户接口

接口是计算机系统中两个独立的部件进行信息交换的共享边界。这种交换可以发生在计算机软硬件、外部设备或进行操作的人之间,也可以是它们的结合。

用户接口有以下三种类型。

(1) 命令接口。

命令接口是用户利用操作系统命令来组织和控制作业的执行或管理计算机系统。

(2) 程序接口。

程序接口由一组系统调用命令组成,是操作系统提供给编程人员的接口。用户通过在程序中使用系统调用命令来请求操作系统提供服务。程序接口也称为应用程序编程接口(Application Programming Interface,API)。

(3) 图形用户接口。

图形用户接口采用图形化的操作界面,用容易识别的图标将系统各项功能、各种应用程序和文件直观地表示出来。用户可通过鼠标、菜单和对话框等完成程序和文件操作。

2.1.3 操作系统的分类

早期的操作系统,按用户使用的操作环境和功能特征的不同,可分为批处理系统、分时系统和实时系统这三种基本类型。随着计算机体系结构的发展,又出现了嵌入式操作系统、分布式操作系统、个人计算机操作系统和网络操作系统。

1. 批处理系统

批处理系统(Batch Processing System),又名批处理操作系统。批处理是指用户将一批作业提交给操作系统后就不再干预,由操作系统控制它们自动运行。这种采用批量处理作业技术的操作系统称为批处理操作系统。

批处理系统把提高系统处理能力作为主要设计目标。其主要特点是:

(1)在内存中同时存放多个作业,一个时刻只有一个作业运行,这些作业共享 CPU 和外部设备等资源。

(2)用户和他的作业之间没有交互性。用户自己不能干预自己的作业的运行,发现作业错误不能及时改正。

2. 分时系统

分时系统(Time Sharing System)是使一台计算机采用时间片轮转的方式同时为几个、几十个甚至几百个用户服务的一种操作系统。由于时间间隔很短,每个用户的感觉就像自己独占计算机一样。

分时系统的特点:

允许多个用户同时运行多个程序;每个程序都是独立操作、独立运行、互不干涉,有效提高资源的使用率。

批处理系统和分时系统的区别:

批处理系统中,一个作业可以长时间地占用 CPU。而分时系统中,一个作业只能在一个时间片(Time Slice,一般取 100ms)的时间内使用 CPU。

3. 实时操作系统

实时操作系统(Real Time Operating System)是指在一定时间限制内完成特定功能的操作系统。所谓"实时"是指系统能及时响应外部事件的请求,在规定的时间内完成对该事件的处理,并控制所有实时任务协调一致地运行。

实时操作系统的特点:及时响应和高可靠性。

实时操作系统分类如下。

(1)硬件实时操作系统(代表产品 VxWorks)。

VxWorks 应用举例:中高档汽车中使用的气囊。当报告车辆碰撞的传感器中断 CPU 后,操作系统应快速地分配展开气囊的任务,并且不允许任何其他非实时处理进行干扰,晚一秒钟展开气囊比没有气囊的情况更糟糕。

(2)软件实时操作系统(代表产品 Linux)。

Linux 应用举例:IPTV 数字电视机顶盒需要实时处理(解码)视频流,如果丢失了一个或几个视频帧,显然会造成视频的品质差。但若是做过简单抖动处理的系统,丢失几个视频帧都不会对整个系统造成太大的影响。

4. 嵌入式操作系统

嵌入式操作系统(Embedded Operating System)是将操作系统嵌入器件内部,为特定应用而设计的专用操作系统。

嵌入式操作系统特点如下。

(1)系统内核小。

(2)专用性强。

(3) 系统精简。
(4) 高实时性。
(5) 多任务的操作系统。
(6) 需要专门的开发工具和环境。

制造工业、过程控制、通信、仪器、仪表、汽车、船舶、航空、航天、军事装备、消费类产品等方面均是嵌入式操作系统的应用领域。例如，应用在智能手机和平板计算机的 Android、iOS 等都属于嵌入式操作系统。

5. 个人计算机操作系统

个人计算机操作系统（Personal Computer Operating System）是电子计算机系统中负责支撑应用程序运行环境以及用户操作环境的系统软件。现代个人计算机操作系统采用图形界面"人-机"交互方式操作，用户界面友好，用户无须学习专业理论知识，就可以掌握对计算机的操纵。常见的个人计算机操作系统如 Windows、Mac OS。

6. 网络操作系统

网络操作系统（Network Operating System）是基于计算机网络的操作系统，它的功能包括网络管理、通信、安全、资源共享和各种网络应用。网络操作系统的目标是用户可以突破地理条件的限制，方便地使用远程计算机资源，实现网络环境下计算机之间的通信和资源共享。例如，Novell NetWare 和 Windows NT 就是网络操作系统。

7. 分布式操作系统

分布式操作系统（Distributed Operating System）是指通过网络将大量计算机连接在一起，以获取极高的运算能力、广泛的数据共享以及实现分散资源管理等功能为目的的一种操作系统。

分布式操作系统可以从以下两方面来理解。
(1) 分布式：计算、存储不在同一台处理机上，而是分布在多台处理机上。
(2) 操作系统：在单台物理机器上所用的操作系统。

分布式操作系统可大可小，比如一个查询处理 MySQL 分库分表的中间件、一个自带分库分表的数据库 MongoDB、一个搜索引擎都是一个分布式操作系统；再到几千上万台的大数据计算平台 Hadoop 集群；或者是提供计算、存储、运维、监控等一整套解决方案都是分布式操作系统。

2.2 典型操作系统

当今世界上主流的操作系统一般包括 Windows、UNIX、Linux、Mac OS X、iOS、Android、ChromeOS、HarmonyOS 等几种，下面简要介绍几种。

2.2.1 Windows

1. Windows 概述

Windows 是美国 Microsoft（微软）公司开发的个人计算机操作系统，以其优异的图形用户界面，强大的网络，多媒体技术支持，可靠的安全措施，便捷的操作方法，成为历史上最成功的桌面操作系统，奠定了微软在个人计算机（PC）操作系统领域的霸主地位。

微软于 1983 年开始研制 Windows 操作系统，自 20 世纪 80 年代初问世以来，Windows 操作系统版本不断更新，从昔日的 Windows 1.0、Windows 3.x 系列、Windows 9x 系列、Windows 2000、Windows XP、Windows Vista、Windows 7、Windows 8 发展到今天常用的 Windows 10 版本（如图 2-3 所示）。这些版本在用户视觉感受、操作灵活性、使用快捷等方面不断地提高。其中，最新版的 Windows 10 恢复了"开始"菜单，新增了虚拟桌面的功能，任务栏中添加了全新的"查看任务"按键，并拥有全新的 Microsoft Edge 浏览器。

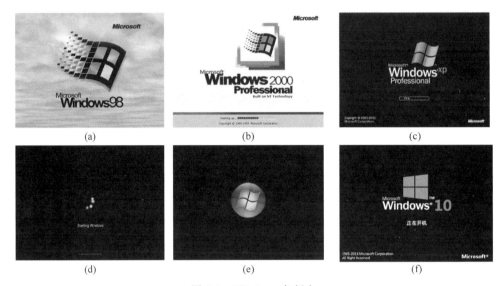

图 2-3　Windows 各版本

（a）Windows 98 开机界面；（b）Windows 2000 开机界面；（c）Windows XP 开机界面；
（d）Windows Vista 开机界面；（e）Windows 7 开机界面；（f）Windows 10 开机界面

Windows 10 的新特性如下。

（1）采用了多桌面、多任务、多窗口的人机交互界面。

Windows 10 增强了多窗口分屏功能，可以在屏幕中同时摆放 4 个窗口，也可以在单独的窗口内显示正在运行的其他应用程序。Windows 10 还可以根据不同的目的和需要创建多个虚拟桌面。

（2）提供了全新的命令提示符功能。

Windows 10 命令提示符的功能得到了加强，不仅直接支持拖拽选择，还可以直接操作剪贴板，可以使用"Ctrl＋V"热键进行粘贴操作。

（3）提供了完整触控功能。

在老版本 Windows 操作系统使用键盘、鼠标习惯的基础上，Windows 10 提供了完整触控功能。

2．Windows 资源管理

Windows 的核心操作包括文件系统管理、磁盘管理和系统环境管理三大部分。

1）Windows 的文件系统管理

操作系统中负责管理和存储文件信息的软件机构称为文件管理系统，简称文件系统。文件是计算机内有名称的一组相关信息集合，如计算机中的一篇文章、一组数据、一段声音、一张图片等都是文件,任何程序和数据都是以文件的形式存放在计算机的外存储器(如磁盘等)上。磁盘上的文件具有自己的名字,称为文件名,文件名是存取文件的依据。文件的属性包括文件的名字、大小、类型、创建和修改时间等。

Windows 把文件按一定准则存放在不同的"文件夹"中,文件夹里除了可以包含文件外还可以包含其他文件夹,被包含的文件夹称为"子文件夹"。文件夹由文件夹图标和文件夹名称组成。在 Windows 中,用户可以逐层进入文件夹。

有关 Windows 文件夹和文件的详细操作,请参考相关书籍,这里不再赘述。

2) 磁盘管理

磁盘管理主要是显示磁盘属性、格式化磁盘、磁盘复制、磁盘维护等。

3) Windows 系统环境管理

Windows 在系统安装、配置、维护和管理方面提供了快捷方法。以 Windows 10 为例,单击"开始"菜单,选择"设置"命令,就打开了"设置"窗口(该窗口对应 Windows 早期版本中的"控制面板"功能),如图 2-4 所示。使用"设置"窗口,用户可以设置诸如显示、蓝牙、打印机、WiFi、屏幕保护程序、账户、时间和语言等功能。

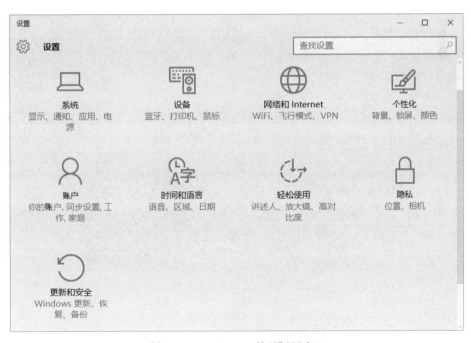

图 2-4　Windows 10 的"设置"窗口

2.2.2　UNIX

1. UNIX 概述

UNIX 操作系统是在美国麻省理工学院(MIT)1965 年开发的分时操作系统 Multics 基础上演变而来的,该系统原是 MIT 和贝尔实验室为美国国防部研制的。

UNIX 操作系统于 1969 年在贝尔实验室诞生,是美国贝尔实验室的 Ken Thompson 和 Dennis Ritchie 在 DEC PDP-7 小型计算机系统上开发的一种分时操作系统。而后 Dennis Ritchie 于 1972 年使用 C 语言对 UNIX 操作系统进行了改写,同时 UNIX 操作系统在大学中得到广泛的推广。

UNIX 操作系统目前已经成为大型系统的主流操作系统。UNIX 是一个功能强大、性能全面的、多用户、多任务的分时操作系统,在从巨型计算机到普通 PC 等多种不同的平台上,都有着十分广泛的应用。

UNIX 操作系统通常被分成三个主要部分:内核(Kernel)、Shell 和文件系统,如图 2-5 所示。

内核是 UNIX 操作系统的核心,直接控制着计算机的各种资源,能有效地管理硬件设备、内存空间和进程等。

Shell 是 UNIX 内核与用户之间的接口,是 UNIX 的命令解释器。目前常见的 Shell 有 Bourne Shell(sh)、Korn Shell(ksh)、C Shell(csh)、Bourne-again Shell(bash)等。

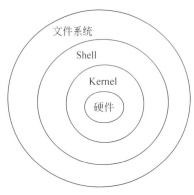

图 2-5　UNIX 操作系统的核心结构

文件系统是指对存储在存储设备(如硬盘)中的文件所进行的组织管理,通常是按照目录层次的方式进行组织。每个目录可以包括多个子目录以及文件,系统以/为根目录。常见的目录有 /etc(常用于存放系统配置及管理文件)、/dev(常用于存放外围设备文件)、/usr(常用于存放与用户相关的文件)等。

2. UNIX 登录方式

若在本机上安装了 UNIX 操作系统,如安装了 SUN-Solaris(UNIX 操作系统的衍生版本)后,启动系统并稍等片刻,就会看到如图 2-6 所示的界面。

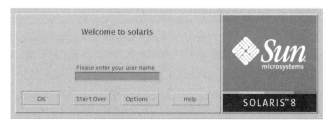

图 2-6　UNIX 登录界面

用鼠标单击并按住 Options 按钮,会出现选项菜单,如图 2-7 所示。

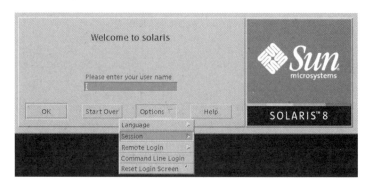

图 2-7　UNIX Options 按钮选项界面

使用鼠标选择 Command Line Login 选项,出现如图 2-8 所示界面。

```
solaris console login:
*******************************************************************
*
* Starting Desktop Login on display :0...
*
* Wait for the Desktop Login screen before logging in.
*
*******************************************************************

*******************************************************************
*
* Suspending Desktop Login...
*
* If currently logged out, press [Enter] for a console login prompt.
*
* Desktop Login will resume shortly after you exit console session.
*
*******************************************************************
-
```

图 2-8 UNIX 命令界面

这时,就可以使用命令行来操作 UNIX 操作系统了。默认情况下可以用 root 为用户名,口令为空进入系统。

2.2.3 Linux

1. Linux 概述

Linux 操作系统于 1991 年诞生,是源代码开放的自由软件,目前已经成为主流的操作系统之一。其版本从开始的 0.01 版本到目前的 5.16 的内核版本经历了三十余年的发展,已经在服务器、嵌入式系统和个人计算机等多个领域得到广泛应用。

Linux 系统由内核、Shell、文件系统和应用程序 4 个主要部分组成。内核、Shell 和文件系统一起形成了基本的操作系统结构,可以运行程序、管理文件并使用系统,系统架构如图 2-9 所示。

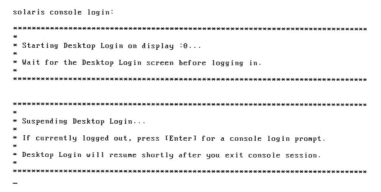

图 2-9 Linux 系统架构

2. Linux 内核

内核是操作系统的核心,由内存管理、进程管理、文件系统、设备驱动程序和网络管理等几部分组成,负责管理系统的进程、内存、设备驱动程序、文件和网络系统,决定着系统的性能和稳定性。

1) 内存管理

Linux 为满足应用程序对内存大量需求这一问题,采用了"虚拟内存"内存管理方式,将内存划分为容易处理的"内存页",以便充分利用有限的物理内存。

2) 进程管理

进程实际是某特定应用程序的一个运行实体。在 Linux 系统中,能够同时运行多个进程,Linux 通过在短的时间间隔内轮流运行这些进程而实现"多任务"。这一短的时间间隔称为"时间片",让进程轮流运行的方法称为"进程调度",完成调度的程序称为调度程序。以这种方式避免了进程之间的互相干扰以及"坏"程序对系统可能造成的危害。为了完成某特定任务,有时需要综合两个程序的功能,例如一个程序输出文本,而另一个程序对文本进行排序。为此,操作系统还提供进程间的通信机制来帮助完成这样的任务。Linux 中常见的进程间通信机制有信号、管道、共享内存、信号量和套接字等。

3) 文件系统

Linux 只有一个文件树,整个文件系统是以一个树根"/"为起点的,所有的文件和外部设备都以文件的形式挂结在这个文件树上,包括硬盘、软盘、光驱、调制解调器等,从而让不同的文件系统结合成为一个整体。

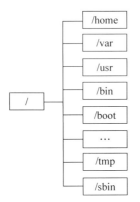

图 2-10　Linux 文件系统结构

这和以驱动器盘符为基础的 Windows 有很大的不同,这一不同点正是 Linux 被公认为一个简洁清晰的操作系统的重要原因。Linux 文件系统结构如图 2-10 所示。

4) 设备驱动程序

设备驱动程序是 Linux 内核的主要部分。和操作系统的其他部分类似,设备驱动程序可以直接对硬件进行操作,其缺点是任何一个设备驱动程序的错误都可能导致操作系统崩溃。

5) 网络接口

网络接口提供了对各种网络标准的存取和各种网络硬件的支持。网络接口可分为网络协议和网络驱动程序。Linux 内核的网络部分由 BSD 套接字、网络协议层和网络设备驱动程序组成。网络设备驱动程序负责与硬件设备通信,每一种硬件设备都有相应的设备驱动程序。

3. Linux 和 UNIX 的主要区别

Linux 是一种 UNIX 的克隆系统,采用了几乎一致的系统 API 接口。Linux 和 UNIX 主要存在如下区别。

UNIX 大多数是与硬件配套的,操作系统与硬件进行了绑定;而 Linux 则可运行在多种硬件平台上。

UNIX 是一种商业软件(授权费大约为 5 万美元);而 Linux 则是一种开放软件,是免费的,并且公开源代码。

UNIX 的历史要比 Linux 悠久,但是 Linux 由于吸取了其他操作系统的经验,其设计思想虽然源于 UNIX 但是要优于 UNIX。

Linux 的内核是免费的,而 UNIX 的内核并不公开。

在对硬件的要求上,Linux 要比 UNIX 要求低;在对系统的安装难易度上,Linux 比 UNIX 容易得多;在使用上,Linux 相对没有 UNIX 那么复杂。

总体来说,Linux 无论在外观上还是在性能上都与 UNIX 相同或者比 UNIX 更好。在功能上,Linux 仿制了 UNIX 的一部分,与 UNIX 的 System V 和 BSD UNIX 相兼容。在 UNIX 上可以运行的源代码,一般情况下在 Linux 上重新进行编译后就可以运行,甚至 BSD UNIX 的执行文件可以在 Linux 上直接运行。

2.2.4　Mac OS X

Mac OS 是一套运行于苹果系列计算机上的操作系统。Mac OS 是首个在商用领域成功的图形用户界面操作系统。

Mac 系统是基于 UNIX 内核的图形化操作系统,一般情况下在普通 PC 上无法安装该操作系统,目前该操作系统的较新版本代号为 Mac OS X,如图 2-11 所示。

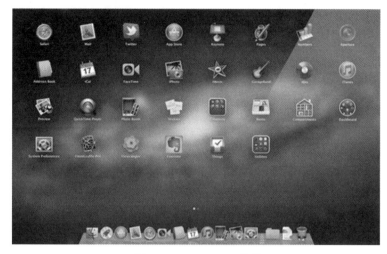

图 2-11　Mac OS X 桌面

Mac OS X 操作系统界面非常独特,突出了形象的图标和人机对话方式,并且由于 Mac 的架构与 Windows 不同,所以很少受到病毒的袭击。

1. Mac OS 系统架构

Mac OS X 架构采用系统软件和接口的分层结构,其中一层依赖于它的下一层。并且 Mac OS X 需要把不同的一组技术集成到一起,并将这套统一整合后的技术建立在一个高级内核环境的基础上,如图 2-12 所示。

1) 内核环境(Core Operating System)

内核环境为 Mac OS X 提供基础层。Mac OS X 的核心基于 UNIX 操作系统,由 Mach 和 BSD 组成。同时,Mac OS X 也包括了网络协议、网络服务、文件系统和设备驱动程序。

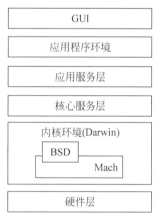

图 2-12　Mac OS X 系统架构

2) 应用服务层(Graphics and Media)

应用服务包含了与图形用户界面有关的系统服务,对所有的应用程序环境开放。应用服务层包括 Quartz、QuickDraw、OpenGL 和一些基础的系统管理器。这个环境负责处理屏幕渲染、打印、事务处理、低级别的视窗和指针管理,并且包含了用来实现图形用户界面的库、框架和后台服务器。

3) 核心服务层(Frameworks and UI)

核心服务层包含了与编程相关的基本抽象概念,例如字符串、运行循环和集合。在核心服务中,也有用来管理进程、线程、资源、虚拟内存和用来与文件系统进行交互的 API。

4) 应用程序环境(Applications)

应用程序环境由框架、库和相关的 API 组成,并为使用 API 开发的程序提供了必要的环境支持。应用程序环境依赖于系统软件的所有基础层。

2. Mac OS X 的优势

1) 全屏模式

全屏模式即为一切应用程序均可以在全屏模式下运行。这种用户界面减少了系统运行时多个窗口带来的困扰,使用户获得与 iPhone、iPod touch 和 iPad 用户相同的体验。其优点在于以用户感兴趣的当前任务为中心,减少了多个窗口带来的困扰,并为全触摸计算铺平了道路。

2) 任务控制

任务控制整合了 Dock 和控制面板,可以采用窗口和全屏模式查看各种应用。

3) 快速启动面板

快速启动面板的工作方式与 iPad 完全相同,以类似于 iPad 的用户界面显示计算机中安装的应用,并通过 App Store 进行管理。用户可滑动鼠标,在多个应用图标界面间切换。与网格计算一样,它的计算体验以任务本身为中心。快速启动面板简化了操作,用户可以很容易地找到各种应用。

4) 应用商店

Mac App Store 的工作方式与 iOS 系统的 App Store 完全相同。它们具有相同的导航栏和管理方式。当用户从该商店购买一个应用后,Mac 计算机会自动将它安装到快速启动面板中。

2.2.5 iOS

iOS 是由苹果公司开发的移动操作系统,如图 2-13 所示。iOS 与苹果的 Mac OS X 操作系统一样,属于类 UNIX 的商业操作系统。原本这个系统名为 iPhone OS,因为 iPad、iPhone、iPod touch 都使用 iPhone OS 操作系统,所以在 2010 年的苹果全球开发者大会(WWDC)上宣布改名为 iOS,目前 iOS 的较新的版本是 2021 年 6 月发布的 iOS 15。

1. iOS 的系统架构

iOS 的系统架构分为核心操作系统层(Core OS Layer)、核心服务层(Core Services Layer)、媒体层(Media Layer)和可触摸层(Touch Layer)4 个层次,如图 2-14 所示。

1) 核心操作系统层

核心操作系统层包含核心部分、文件系统、网络基础、安全特性、能量管理和一些设备驱动,还有一些系统级别的 API。

2) 核心服务层

核心服务层提供诸如字符串处理函数、集合管理、网络管理、URL 处理工具、联系人维护、偏好设置等核心服务。

3) 媒体层

媒体层的框架和服务依赖核心服务层,向可触摸层提供画图和声音、图片、视频等多媒体服务。

4) 可触摸层

可触摸层框架基于 iPhone OS 应用层直接调用层,提供如触摸事件、照相机管理等服务。

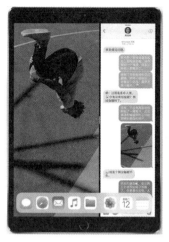

图 2-13 苹果 iOS 11.4 界面

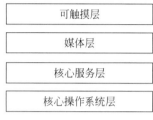

图 2-14 iOS 的系统架构

2. iOS 系统优点

(1) iOS 系统与硬件的整合度高于 Android 系统。

(2) iOS 拥有最直观的用户体验。

(3) iOS 提供了强大的数据安全性保护能力。

(4) App store 提供海量应用程序供用户选择使用。

2.2.6 Android

Android 一词的本义指"机器人",是 Google 公司于 2007 年基于 Linux 平台开发的开源手机操作系统名称,如图 2-15 所示。

Android 是基于 Linux 内核的操作系统,采用了软件堆层(Software Stack,又名软件叠层)架构,主要分为三部分。底层 Linux 内核提供基本功能;其他的应用软件则由各公司自行开发,部分程序以 Java 语言编写。目前 Android 已经跃居全球最受欢迎的智能手机平台,该系统不但应用于智能手机,也在平板计算机市场急速扩张。鸿蒙系统(HarmonyOS)基于 Linux 微内核设计,支持多种智能终端,无 Root 权限,安全性好于 Android。

1. Android 的系统架构

Android 采用了分层架构,结构清晰,分工明确,由 Linux Kernel、Android Runtime、Libraries、Application Framework、Applications 五部分组成,如图 2-16 所示。

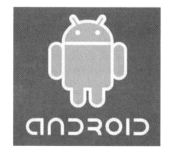

图 2-15 Android 经典图标

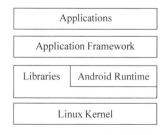

图 2-16 Android 的系统架构

1) Linux Kernel

Android 基于 Linux 2.6 提供诸如安全、内存管理、进程管理、网络堆栈、驱动模型核心等系统服务。其中 Linux Kernel 作为硬件和软件之间的抽象层,隐藏了具体硬件细节并为上层提供统一的服务。

2) Android Runtime

Android Runtime 提供 Java 编程语言核心类库中大部分可以使用的功能。每一个 Android 应用程序都是 Dalvik 虚拟机中的实例。Dalvik 虚拟机在一个设备可以高效地运行多个虚拟机,可执行文件格式是.dex,适合内存和处理器速度有限的系统。

3) Libraries

Android Libraries 包含一个 C/C++ 库的集合,供 Android 系统的各个组件使用。这些功能通过 Android 的应用程序框架(Application Framework)提供给开发者。

4) Application Framework

Android Application Framework 即 Android 应用开发框架层,该层是使用 Java 语言实现和开发的。开发者使用框架层提供的 API 便可以非常方便地访问设备硬件、获取位置信息、向状态栏添加通知消息、设置闹铃等,而不必关心底层具体的实现机制和硬件实现方式。该层简化了 Android 应用程序开发的架构设计,使开发者能够快速开发新的应用程序。

5) Applications

Android 提供了包括电子邮件客户端、SMS 程序、日历、地图、浏览器、联系人和其他设置的核心应用程序集合。

2. Android 平台的五大特色优势

1) 开放性

Android 平台显著的开放性可以使每一个应用程序调用其内部的任何核心应用源码,更多的开发者可以根据自己的需要自行定制基于 Android 操作系统的移动端产品。对于用户来说,也可以获得更丰富的软件资源。

2) 开放的移动运营

在 Android 平台上,手机可以使用各种方式接入不同的网络,不再依赖运营商的控制,用户可以更加方便地连接网络。

3) 支持丰富的硬件

与 Android 平台的开放性相关,Android 平台支持丰富的硬件。众多厂商推出多种移动产品的差异和特色,对数据同步与软件的兼容性不会产生影响。

4) 应用程序平等

在 Android 平台中,其内部的核心应用与第三方应用之间的关系完全平等。用户能根据自己的喜好定制手机服务系统。Android 的应用程序框架支持组件的重用与替换,程序员也可以平等地调用其内部核心程序或第三方应用程序。

5) 无缝连接的 Google 应用

Android 平台手机可无缝结合使用诸如 Google 地图、邮件、搜索等优秀的 Google 服务。

随着 Android 系统的不断发展,未来的 Android 应用将会让人们的工作与生活更加方便、快捷。

下面对当下主流的 6 种操作系统的优缺点进行总结,如表 2-1 所示。

表 2-1 主流操作系统及其优缺点比较

操作系统	优 点	缺 点
Windows	图形界面良好,拥有良好的集成开发环境,操作简单;整合常见应用软件,简单、快捷、方便	系统更新落后,漏洞较多,不稳定,易受病毒和木马的攻击;软件和程序预装在 C 盘,加重系统负担,即使卸载,仍残余大量垃圾碎片文件,拖慢系统速度
UNIX	附带源代码供用户分析;文件系统小巧,简单;将所有的设备用文件表示,结构清晰;可移植性好	I/O 接口调用复杂;内核可扩充性差;版权收费
Linux	安全、易维护、稳定;软件自由且开源;开发成本低;内核结构透明公开	缺乏应用软件;缺少硬件支持;帮助服务功能比较弱
Mac OS X	安装快速稳定;系统资源占用少;外部驱动退出稳妥	系统封闭,自定义程度不高,不能对系统进行深层次改造
iOS	操作流畅;操作界面优秀;应用程序质量高	系统闭源,用户不能更改系统设置;数据导入导出烦琐
Android	开放性强、开发束缚少;具有丰富的硬件选择	个人隐私难得到保护;系统自带广告多;过分依赖开发商,缺少标准配置

本 章 小 结

操作系统是用户和计算机之间进行信息交流的媒介,用户通过操作系统管理计算机的硬件资源、软件资源。掌握操作系统的使用方法是学习其他软件的基础和前提。微软的 Windows 操作系统是基于图形的操作系统,它是当今世界上使用最广泛的个人计算机操作系统。以 iOS、Android 为代表的移动终端操作系统如今也是方兴未艾,必然具有巨大的应用前景。

【注释】

MS-DOS 操作系统:美国微软公司提供的磁盘操作系统,一般使用命令行界面来接受用户的指令。

多道程序技术:是在内存中同时存放几道相互独立的程序,相互穿插运行,同处于开始到结束之间的状态,这些程序共享计算机系统资源。与之相对应的是单道程序,即在计算机内存中只允许一个程序运行。

中断:指某个事件发生时,CPU 中止现行程序的运行,转而执行这个事件,处理完毕后返回断点,继续执行。

作业:是用户在一次算题过程中或一个事务处理中要求计算机所做的工作集合。

命令提示符:在操作系统中,提示进行命令输入的一种工作提示符。在不同的操作系统环境下,命令提示符各不相同。

Shell:在计算机科学中,Shell 俗称壳(用来区别于核),是指"提供使用者使用界面"的软件(命令解析器)。它类似于 DOS 下的 command 和后来的 cmd.exe。它接受用户命令，然后调用相应的应用程序。

Solaris：Sun 公司研发的计算机操作系统，它被认为是 UNIX 操作系统的衍生版本之一。

SCO：Santa Cruz Operation 公司的简称。SCO 公司是世界领先的基于 Intel 处理器 PC 的 UNIX 系统和 Windows/UNIX 集成产品供应商。

虚拟内存：计算机系统内存管理的一种技术。它使得应用程序认为它拥有连续的可用的内存(一个连续完整的地址空间)，实际上，它通常是被分隔成多个物理内存碎片，还有部分暂时存储在外部磁盘存储器上，在需要时进行数据交换。

网络接口：网络设备的各种接口，现今使用的网络接口大多为以太网接口。

进程间通信：一组编程接口，让程序员能够协调不同的程序进程，使之能在一个操作系统里同时运行。

Macintosh：苹果计算机中的个人计算机系列，Macintosh 首次将图形用户界面广泛应用到个人计算机之上。

Mach：Mach 是一个由卡内基·梅隆大学开发的用于支持操作系统研究的操作系统内核。

BSD：BSD(Berkeley Software Distribution，伯克利软件套件)是 UNIX 的衍生系统，类 UNIX 操作系统中的一个分支的总称。

I/O Kit：是 Mac OS X 平台上创建设备驱动程序所需的系统框架、库、工具以及其他资源的集合。

Quartz：一种强大的绘图系统，能产生丰富的图像模型、高速渲染、抗锯齿和制作 PostScript 图形。

QuickDraw：一种构建、处理和显示二维图形、图片和文本的传统技术。

OpenGL：定义了一个跨编程语言、跨平台的编程接口规格的专业的图形程序接口。它用于三维图像(二维的亦可)，是一个功能强大、调用方便的底层图形库。

API：API(Application Programming Interface，应用程序编程接口)是一些预先定义的函数，目的是提供应用程序与开发人员基于某软件或硬件得以访问一组例程的能力，而又无须访问源码，或理解内部工作机制的细节。

Dock：在 Mac OS X 中 Dock 可用来存放操作系统中任意的程序和文件，而且存放数目不受限制，可以动态更改大小，并在鼠标靠近时自动放大。

App Store：苹果应用程序商店，允许用户从中浏览和下载一些为 Mac 开发的应用程序。

Cookie：某些网站为了辨别用户身份，储存在用户本地终端上的数据(通常经过加密)。

Google：一家美国的跨国科技企业，致力互联网搜索、云计算、广告技术等领域，开发并提供大量基于互联网的产品与服务，其主要来自 AdWords 等广告服务。

第 3 章 网络技术与应用

导学

内容及要求

本章主要介绍计算机网络基础,并阐述了局域网、互联网、"互联网+"和物联网的基本概念及应用。

计算机网络基础要求了解网络的基本概念;掌握网络的组成与拓扑结构;掌握局域网、广域网、城域网的概念和区别;掌握 7 层 OSI 参考模型的名称和作用;了解网络安全的威胁与网络的安全策略。

局域网基础要求了解局域网的概念;了解网络硬件和网络软件;掌握局域网常用的传输介质;掌握网络连接部件;了解无线局域网概念和接入方式。

互联网基础要求了解 Internet 的起源与发展;掌握超文本标记语言、超文本、WWW、TCP/IP、域名地址、SMTP 和 POP3 的基本概念;了解 Internet 基本概念、结构和特点;了解"互联网+"的基本概念和发展趋势。

物联网基础要求掌握物联网的基本概念;了解物联网的技术与架构;了解物联网技术的运用与案例。

重点、难点

本章重点是网络、局域网、"互联网+"、物联网的基本概念;网络的组成与拓扑结构;局域网、广域网、城域网的概念和区别;局域网的传输介质和连接部件;文本标记语言、超文本、WWW、TCP/IP、IP 地址、域名地址、SMTP、POP3 和统一资源定位器的基本概念和作用。

本章难点是 7 层 OSI 参考模型的名称和作用、物联网的技术与架构。

人类社会的生活方式与劳动方式从根本上说具有群体性、交互性、分布性与协作性。在今天的信息时代,计算机网络的出现使人类这一本质特征得到了充分的体现。计算机网络的应用可以大大缩短人与人之间的时间与空间距离,更进一步扩大了人类社会群体之间的交互与协作范围,人们会很快地接受在计算机网络环境中的工作方式,同时计算机网络也会对社会的进步产生不可估量的影响。计算机网络的应用技能是信息时代各个领域人才获取、表达和发布信息知识的重要手段之一。

3.1 计算机网络基础

随着计算机网络应用功能的不断拓展,计算机网络的概念在不断的发展之中。计算机网络是计算机技术与通信技术紧密结合的产物,它是计算机系统结构发展的一个重要方向。

3.1.1 网络的基本概念

早期,人们将分散的计算机、终端及其附属设备利用通信介质连接起来,能够实现相互通信的系统称为网络;1970年,在美国信息处理协会召开的春季计算机联合会议上,计算机网络被定义为"能够以共享资源(硬件、软件和数据等)的方式连接起来,并且各自具备独立功能的计算机系统之集合";现在,对计算机网络比较通用的定义是:计算机网络是利用通信设备和通信线路,将地理位置分散的、具有独立功能的多个计算机系统互连起来,通过网络软件实现网络中资源共享和数据通信的系统。

在理解计算机网络的概念时要注意下面四点。

(1) 计算机网络中包含两台以上的地理位置不同具有"自主"功能的计算机。所谓"自主",是指这些计算机不依赖于网络也能独立工作。通常,将具有"自主"功能的计算机称为主机(Host),在网络中也称为结点(Node)。网络中的结点不仅仅是计算机,还可以是其他通信设备,如 HUB、路由器等。

(2) 网络中各结点之间的连接需要有一条通道,即由传输介质,实现物理互联。这条物理通道可以是双绞线、同轴电缆或光纤等有线传输介质;也可以是激光、微波或卫星等"无线"传输介质。

(3) 网络中各结点之间互相通信或交换信息,需要有某些约定和规则,这些约定和规则的集合就是协议,其功能是实现各结点的逻辑互联。例如,Internet 上使用的通信协议是 TCP/IP 协议簇。

(4) 计算机网络是以实现数据通信和网络资源(包括硬件资源和软件资源)共享为目的。要实现这一目的,网络中需配备功能完善的网络软件,包括网络通信协议(例如 TCP/IP、IPX/SPX)和网络操作系统(例如 NetWare、UNIX、Solaris、Windows Server、Linux 等)。

计算机网络是计算机技术和通信技术相结合的产物,这主要体现在两方面:一方面,通信技术为计算机之间的数据传递和交换提供了必要的手段;另一方面,计算机技术的发展渗透到通信技术中,又提高了通信网络的各种性能。

3.1.2 OSI 参考模型

OSI(Open System Interconnect)参考模型,即开放式系统互联,是 ISO(国际标准化组织)在 1985 年研究的网络互联模型。该体系结构标准定义了网络互连的 7 层框架(物理层、数据链路层、网络层、传输层、会话层、表示层和应用层),即 ISO 开放系统互连参考模型,如图 3-1 所示。在这一框架下进一步详细规定了每一层的功能,以实现开放系统环境

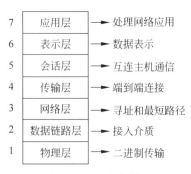

图 3-1 OSI 参考模型

中的互连性、互操作性和应用的可移植性。

(1) 物理层(Physical Layer)。

物理层是 OSI 参考模型的最底层,它的任务是提供网络的物理连接。所以,物理层是建立在物理介质上(而不是逻辑上的协议和会话),它提供的是机械和电气接口。主要包括电缆、物理端口和附属设备,如双绞线、同轴电缆、接线设备(如网卡等)、RJ45 接口等。

物理层提供的服务包括：物理连接、物理服务数据单元顺序化(接收物理实体收到的比特顺序,与发送物理实体所发送的比特顺序相同)和数据电路标识等。

(2) 数据链路层(DataLink Layer)。

数据链路层建立在物理传输能力的基础上,以帧为单位传输数据,它的主要任务是进行数据封装和数据链接的建立。封装的数据信息中,地址段含有发送结点和接收结点的地址,控制段用来表示数据连接帧的类型,数据段包含实际要传输的数据,差错控制段用来检测传输中帧出现的错误。

数据链路层的功能包括：数据链路连接的建立与释放、构成数据链路数据单元、数据链路连接的分裂、定界与同步、顺序和流量控制和差错的检测和恢复等方面。

(3) 网络层(Network Layer)。

网络层属于 OSI 中的较高层次,它解决的是网络与网络之间,即网际的通信问题,而不是同一网段内部的传输问题。

网络层的主要功能包括：通过路由,选择到达目标主机的最佳路径,并沿该路径传送数据包。除此之外,网络层还要能够消除网络拥挤,具有流量控制和拥挤控制的能力。网络边界中的路由器就工作在这个层次上,现在较高档的交换机也可直接工作在这个层次上,它们也提供了路由功能,称为"第三层交换机"。

(4) 传输层(Transport Layer)。

传输层解决的是数据在网络之间的传输质量问题,它属于较高层次。传输层用于提高网络层服务质量,提供可靠的端到端的数据传输。这一层主要涉及的是网络传输协议,它提供的是一套网络数据传输标准,如 TCP。

传输层的功能包括：映像传输地址到网络地址、多路复用与分割、传输连接的建立与释放、分段与重新组装、组块与分块。

(5) 会话层(Session Layer)。

会话层利用传输层来提供会话服务,会话可能是一个用户通过网络登录到一个主机,或一个正在建立的用于传输文件的会话。

会话层的功能包括：会话连接到传输连接的映射、数据传送、会话连接的恢复和释放、会话管理、令牌管理和活动管理。

(6) 表示层(Presentation Layer)。

表示层用于数据管理的表示方式,如用于文本文件的 ASCII 和 EBCDIC,用于表示数字的 1S 或 2S 补码表示形式。如果通信双方用不同的数据表示方法,他们就不能互相理解。表示层就是用于屏蔽这种不同之处。

表示层的功能包括：数据转换、语法表示、表示连接管理、数据加密和数据压缩。

(7) 应用层(Application Layer)。

应用层是 OSI 参考模型的最高层,它解决的也是最高层次,即程序应用过程中的问题,它直接面对具体应用。

应用层的功能包括：用户应用程序执行通信任务所需要的协议和功能,如电子邮件和文件传输等,在这一层中 TCP/IP 中的 FTP、SMTP、POP3 等协议得到了充分应用。

3.1.3 网络组成与拓扑结构

1. 网络的组成

计算机网络首先是一个通信网络,各计算机之间通过通信媒体、通信设备进行数字通信。在此基础上,各计算机可以通过网络软件共享其他计算机上的硬件资源、软件资源和数据资源。为了简化计算机网络的分析与设计,有利于网络的硬件和软件配置,按照计算机网络的系统功能,网络可分为"资源子网"和"通信子网"两大部分,如图 3-2 所示。

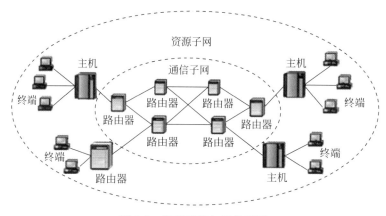

图 3-2　资源子网与通信子网

1）资源子网

资源子网由网络中所有的计算机系统、存储设备和存储控制器、软件和可共享的数据库等组成,主要负责整个网络面向应用的信息处理,为网络用户提供网络服务和资源共享功能等。

2）通信子网

通信子网的主要任务是将各种计算机互连起来,完成数据交换和通信处理。它主要包括通信控制处理机、通信线路(即传输介质)和其他通信设备组成,完成网络数据传输、转发等通信处理任务。

2. 网络的拓扑结构

网络拓扑结构主要有总线型、星状、环状、树状和网状拓扑结构等。

1）总线型拓扑结构

总线型拓扑结构采用单根数据传输线作为通信介质,所有的站点都通过相应的硬件接口直接连接到通信介质,而且能被所有其他的站点接收,如图 3-3 所示。

2）星状拓扑结构

星状拓扑结构由中央结点和通过点到点链路连接到中央结点的各结点组成。一旦建立了通道连接,可以没有延迟地在连通的两个结点之间传送数据。工作站到中央结点的线路是专用的,不会出现拥挤的瓶颈现象,如图 3-4 所示。

3) 环状拓扑结构

环状拓扑结构是一个像环一样的闭合链路,在链路上有许多中继器和通过中继器连接到链路上的结点。也就是说,环状拓扑结构网络是由一些中继器和连接到中继器的点到点链路组成的一个闭合环。在环状网中,所有的通信共享一条物理通道,即连接网中所有结点的点到点链路,如图3-5所示。

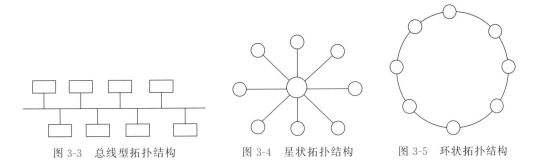

图 3-3　总线型拓扑结构　　　图 3-4　星状拓扑结构　　　图 3-5　环状拓扑结构

4) 树状拓扑结构

树状拓扑由总线型拓扑演变而来,其结构图看上去像一棵倒挂的树,如图3-6所示。树最上端的结点叫根结点,一个结点发送信息时,根结点接收该信息并向全树广播。

5) 网状拓扑结构

网状拓扑结构又称为无规则型拓扑结构。在网状拓扑结构中,结点之间的连接是任意的,没有规律,如图3-7所示。

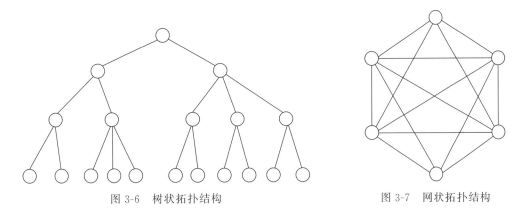

图 3-6　树状拓扑结构　　　　　　　图 3-7　网状拓扑结构

3.1.4　计算机网络的分类

计算机网络的分类方式有很多种,可以按地理范围、拓扑结构、传输速率、传输介质和访问结构等分类。

1) 按地理范围分类

(1) 局域网(Local Area Network,LAN):范围一般几百米到10km,属于小范围内的连网。

(2) 城域网(Metropolitan Area Network,MAN):城域网地理范围可从几十千米到上百千米,可覆盖一个城市或地区,是一种中等形式的网络。

(3) 广域网(Wide Area Network,WAN):广域网地理范围一般在几千千米左右,属于大范围连网,如几个城市,一个或几个国家,是网络系统中的最大型的网络,能实现大范围的资源共享,如因特网。

2) 按传输介质分类

传输介质是指数据传输系统中发送装置和接收装置间的物理媒体,可以划分为有线网络和无线网络两大类。

3) 按访问结构分类

(1) C/S 结构。

C/S(Client/Server)结构是指客户机和服务器,在客户机端必须装客户端软件及相应环境后,才能访问服务器(胖客户端)。传统的 C/S 体系结构虽然采用的是开放模式,但这只是系统开发一级的开放性,在特定的应用中无论是 Client 端还是 Server 端都还需要特定的软件支持。由于没能提供用户真正期望的开放环境,C/S 结构的软件需要针对不同的操作系统开发不同版本的软件,加之产品的更新换代十分快,已经很难适应百台计算机以上局域网用户同时使用,而且代价高、效率低。

(2) B/S 结构。

B/S(Browser/Server)结构是指浏览器和服务器,在客户机端不用装专门的软件,只要一个浏览器即可(瘦客户端)。B/S 结构如图 3-8 所示。

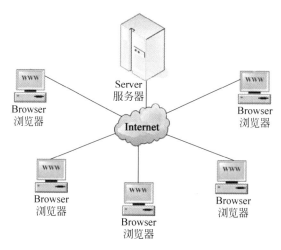

图 3-8 B/S 结构示意图

B/S 结构是 Web 兴起后的一种网络结构模式,Web 浏览器是客户端最主要的应用软件。这种模式统一了客户端,将系统功能实现的核心部分集中到服务器上,简化了系统的开发、维护和使用。客户机上只要安装一个浏览器(Browser),如 Internet Explorer 或谷歌浏览器等,服务器安装 Oracle、MySQL 或 SQL Server 等数据库。B/S 结构通用浏览器就实现了原来需要复杂专用软件才能实现的强大功能,并节约了开发成本,是一种全新的软件系统构造技术,这种结构更成为当今应用软件的首选体系结构。

C/S 结构和 B/S 结构优缺点的比较如表 3-1 所示。

表 3-1 C/S 结构和 B/S 结构优缺点的比较

访问结构	优　　点	缺　　点
C/S 结构	能充分发挥客户端 PC 的处理能力；客户端响应速度快；操作界面漂亮、形式多样，可以充分满足客户自身的个性化要求	需要专门的客户端安装程序，分布功能弱；兼容性差；开发成本较高
B/S 结构	客户端不用维护，适用于用户群庞大；业务扩展简单方便；维护简单方便，只需要改变网页，即可实现所有用户的同步更新	无法实现具有个性化的功能要求；无法满足快速操作的要求；响应速度明显降低

4) 按拓扑结构分类

(1) 集中式网络。

星状或树状拓扑结构的网络，其中所有的信息都要经过中心结点交换机，各类链路都从中心结点交换机发源。集中式管理是借助现代网络通信技术，每个系统的用户通过广域网来登录使用系统，实现共同操作同一套系统，使用和共享同一套数据库。

(2) 分布式网络。

网状拓扑结构的网络，分布式网络，又称网状网。分布式网络是由分布在不同地点且具有多个终端的结点机互连而成的，如图 3-9 所示。

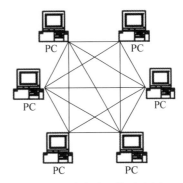

图 3-9 分布式网络示意图

分布式网络中任一点均至少与两条线路相连，当任意一条线路发生故障时，通信可转经其他链路完成，具有较高的可靠性，同时，网络易于扩充。

集中式网络和分布式网络优缺点的比较如表 3-2 所示。

表 3-2 集中式网络和分布式网络优缺点的比较

网络类型	优　　点	缺　　点
集中式网络	便于集中管理	管理信息集中汇总到管理结点上，信息流拥挤；管理结点发生故障会影响全网的工作
分布式网络	没有中心，因而不会因为中心遭到破坏而造成整体的崩溃；结点之间互相连接，数据可以选择多条路径传输	不利于集中管理；安全性不好控制

3.1.5　网络安全

网络安全是互联网技术中最关键也最容易被忽视的问题。随着计算机网络的广泛使用和网络之间数据传输量的急剧增长，网络安全的重要性越来越突出。

1. 网络安全的威胁

(1) 人为失误：安全配置不当造成的安全漏洞，安全意识不强，口令选择不慎，账号随意转借或与别人共享等都会对网络安全带来威胁。

(2) 恶意攻击：这是计算机网络所面临的最大威胁，黑客的攻击和计算机犯罪就属于这一类。比如网络钓鱼(Phishing)是近年来兴起的一种新型网络攻击手段,如图 3-10 所示,黑客建立一个网站,通过模仿银行、购物网站、炒股网站、彩票网站等,诱骗用户访问。此类攻击又可以分为以下两种:一种是主动攻击,它以各种方式有选择地破坏信息的有效性和完整性;另一类是被动攻击,它是在不影响网络正常工作的情况下,进行截获、窃取、破译以获得重要机密信息。

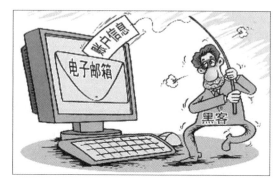

图 3-10 网络钓鱼示意图

(3) 网络软件漏洞和"后门":网络软件本身存在缺陷和漏洞,这些漏洞和缺陷恰恰是黑客进行攻击的首选目标。软件的"后门"都是软件公司的设计编程人员为了方便自己而设置的,一般不为外人所知,一旦"后门"泄露,将会造成严重后果。

2. 网络的安全策略

在了解网络中不安全的主要因素后,就可以制定相应的安全策略来加强网络的安全防御。网络的安全策略一般有以下几种。

1) 物理安全策略

物理安全策略的目的是保护计算机系统、网络服务器、打印机等硬件实体和通信链路免受自然灾害、人为破坏和恶意攻击;确保计算机系统有一个良好的电磁兼容工作环境;建立完备的安全管理制度。

2) 访问控制策略

访问控制是网络安全防范和保护的主要策略,它的主要任务是保证网络资源不被非法使用和非法访问。它也是维护网络系统安全、保护网络资源的重要手段。具体包括:控制哪些用户能够登录到服务器并获取网络资源;控制网络用户和用户组可以访问哪些目录、子目录、文件和其他资源;指定网络用户对目录、文件、设备的访问的权限;指定文件、目录访问属性,保护重要的目录和文件被用户误删除、修改、显示;实时对网络进行监控;引入防火墙控制等。

3) 信息加密策略

信息加密的目的是保护网内的数据、文件、口令和控制信息,保护网上传输的数据。

4) 网络安全管理策略

在网络安全中,加强网络的安全管理,制定有关规章制度,对于确保网络的安全、可靠地运行,起到十分有效的作用。

3.2　局域网概述

局域网是由一组计算机及相关设备通过共用的通信线路或无线连接的方式组合在一起的系统,它们在一个有限的地理范围进行资源共享和信息交换。局域网有着较高的数据传输速率,但是对传输距离有一定的限制。

3.2.1　局域网的组成

局域网由网络硬件和网络软件两部分组成。网络硬件主要有服务器、工作站(终端)、传输介质和网络连接部件(交换机)等。网络软件包括网络操作系统、控制信息传输的网络协议及相应的协议软件、网络应用软件等。图 3-11 是一种比较常见的局域网结构。

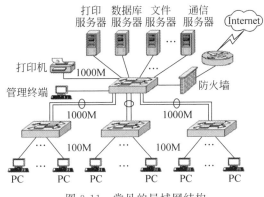

图 3-11　常见的局域网结构

3.2.2　局域网传输介质

局域网常用的传输介质有同轴电缆、双绞线和光纤,以及在无线局域网情况下使用的辐射媒体。

1) 同轴电缆

同轴电缆由内、外两个导体组成,内导体可以由单股或多股线组成,外导体一般由金属编织网组成。内、外导体之间有绝缘材料,其阻抗为 50Ω。

2) 双绞线

双绞线(Twisted Pairwire)是布线工程中最常用的一种传输介质。双绞线是由相互按一定扭矩绞合在一起的类似于电话线的传输媒体,每根线加绝缘层并有色标来标记,如图 3-12 所示,左图为示意图,右图为实物图。

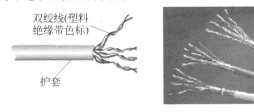

图 3-12　双绞线示意图和实物图

使用双绞线组网,双绞线和其他网络设备(例如网卡)连接必须是 RJ45 接头(也叫水晶头)。图 3-13 中是 RJ45 接头,左图为示意图,右图为实物图。

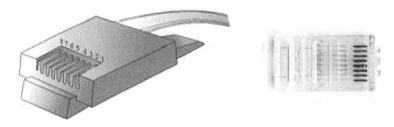

图 3-13　RJ45 接头示意图和实物图

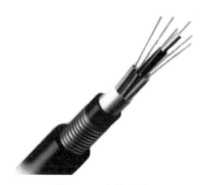

图 3-14　光纤光缆

3) 光纤光缆

光纤光缆是一种通信电缆,由两个或多个玻璃或塑料光纤芯组成,这些光纤芯位于保护性的覆层内,由塑料 PVC 外部套管覆盖,如图 3-14 所示。沿内部光纤进行的信号传输一般使用红外线,光束在玻璃纤维内传输,防磁防电,传输稳定,质量高,适于高速网络和骨干网。

4) 无线媒体

上述 3 种传输媒体有一个共同的缺点,那便是都需要一根线缆连接计算机,这在很多场合下是不方便的。无线媒体不使用电子或光学导体,大多数情况下地球的大气便是数据的物理性通路。从理论上讲,无线媒体最好应用于难以布线的场合或远程通信。无线媒体有 3 种主要类型:无线电波、微波及红外线。

(1) 无线电波可以穿透墙壁,也可以到达普通网络线缆无法到达的地方。针对无线电链路连接的网络,现在已有相当坚实的工业基础,在业界也得到迅速发展。

(2) 微波是指频率为 300MHz～300GHz 的电磁波,是无线电波中一个有限频带的简称,即波长为 1mm～1m 的电磁波,是分米波、厘米波、毫米波的统称。微波频率比一般的无线电波频率高,通常也称为"超高频电磁波"。微波作为一种电磁波也具有波粒二象性。微波的基本性质通常呈现为穿透、反射、吸收 3 个特性。对于玻璃、塑料和瓷器,微波几乎是穿越而不被吸收。对于水和食物等就会吸收微波而使自身发热。而对金属类物质,则会反射微波。

(3) 红外线是波长介于微波与可见光之间的电磁波,是波长为 760nm～1mm,比红光长的非可见光。高于绝对零度(-273.15℃)的物质都可以产生红外线。

3.2.3　局域网络连接部件

网络连接部件主要包括网卡、交换机和路由器等,如图 3-15 所示。

网卡是工作站与网络的接口部件。它除了作为工作站连接入网的物理接口外,还控制数据帧的发送和接收(相当于物理层和数据链路层功能)。

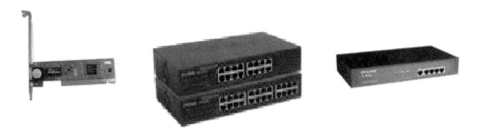

图 3-15　典型的网络连接部件

交换机(Switch)采用交换方式进行工作,能够将多条线路的端点集中连接在一起,并支持端口工作站之间的多个并发连接,实现多个工作站之间数据的并发传输,可以增加局域网带宽,改善局域网的性能和服务质量。

路由器(Router)是一种网络设备,它能够利用一种或几种网络协议将本地或远程的一些独立的网络连接起来,每个网络都有自己的逻辑标识。所谓"路由",是指把数据从一个地方传送到另一个地方的行为和动作,而路由器正是执行这种行为的机器。

3.2.4　无线局域网基础

1. 无线局域网概念

无线局域网(Wireless Local-Area Network,WLAN),在不采用传统电缆线的同时,提供传统有线局域网的所有功能。无线局域网中两个站点间的距离目前可达 50km 以上,距离数千米的建筑物中的网络可以集成为同一个局域网。

无线局域网的基础是传统的有线局域网,是有线局域网的扩展和替换。它只是在有线局域网的基础上通过无线 HUB、无线访问结点、无线网桥、无线网卡等设备使无线通信得以实现。与有线网络一样,无线局域网同样也需要传输介质。只是无线局域网采用的传输媒体不是双绞线或者光纤,而是无线电波、微波及红外线,以无线电波使用居多。无线局域网如图 3-16 所示。

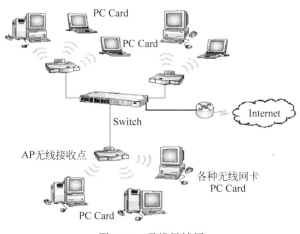

图 3-16　无线局域网

2. 无线局域网接入方法

无线接入分为 WiFi 和移动接入两种。

1) WiFi 接入方式

WiFi 即 Wireless Fidelity，又称 802.11b 标准，它的最大优点就是传输速度较高，可以达到 11Mbps，另外它的有效距离也很长，同时也与已有的各种 802.11 DSSS 设备兼容。WiFi 可以作为高速有线接入技术的补充，例如有线宽带网络到户后，连接到无线路由器 AP 上，就可以使用具有无线网卡的计算机上网。当前很多公共场所都提供免费的 WiFi 服务，如机场、图书馆、咖啡厅、酒吧、茶馆等，如图 3-17 所示。WiFi 技术的优势在于不需要布线，符合移动办公用户的需要，国外许多发达国家城市里到处覆盖着由政府提供的 WiFi 信号，我国许多城市也开始实施以该技术为核心的"无线城市"。

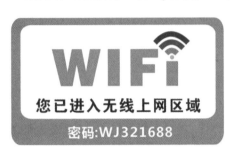

图 3-17　WiFi 信号标志

2) 移动接入

移动接入又可分为高速和低速两种。高速移动接入一般可用蜂窝系统、卫星移动通信系统、集群系统等。低速接入系统可用 PGN 的微小区和毫微小区，如 CDMA 的 WILL、PACS、PHS 等。近几年来，随着技术的不断发展和网络的日异演进，以 5G 为代表的移动通信与 WIMAX 代表的无线接入在相互角逐的同时，走向互补融合、共同发展。

3.3　互联网概述

Internet 就是通常所说的互联网或因特网，它是全球最大的计算机互连网络，连接了几乎所有的国家和地区，不计其数的计算机连接到 Internet 上。Internet 的发展不断改变人们的生活方式和思想观念，已经成为现代社会工作、学习、生活的重要组成部分。

3.3.1　Internet 的起源与发展

1969 年，美国国防部高级研究计划管理局（Advanced Research Projects Agency，ARPA）开始建立一个命名为 ARPAnet 的网络，把美国的几个军事及研究用计算机主机连接起来。当初，ARPAnet 只连接 4 台主机。

1983 年，ARPA 和美国国防部通信局研制成功了用于异构网络的 TCP/IP 协议，美国加州大学伯克利分校把该协议作为其 BSD UNIX 的一部分，使得该协议得以在社会上流行起来，从而诞生了真正的 Internet。

Internet 在我国的发展相对晚一些，大致地划分为 3 个阶段。

第一阶段为 1987—1993 年，是研究试验阶段。在此期间我国一些科研部门和高等院校开始研究因特网技术，通过拨号上网的形式实现了与 Internet 电子邮件转发系统的连接，并在小范围内为国内的一些重点院校、研究所提供了国际 Internet 电子邮件的服务。

我国于 1994 年 4 月正式连入 Internet，中国的网络建设进入了大规模发展阶段，到 1996 年年初，中国的 Internet 已形成了四大主流体系，如图 3-18 所示。

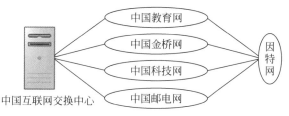

图 3-18 中国互联网四大体系

第二阶段为 1994—1996 年,同样是起步阶段。1994 年 4 月,中关村地区教育与科研示范网络工程进入因特网,从此我国被国际上正式承认为有因特网的国家。之后,Chinanet、Cernet、Cstnet、ChinaGBnet 等多个因特网项目在全国范围相继启动,因特网开始进入公众生活,并在我国得到了迅速的发展。至 1996 年年底,我国因特网用户数已达 20 万,利用因特网开展的业务与应用逐步增多。

第三阶段从 1997 年至今,是因特网在我国发展最为快速的阶段。我国因特网用户数自 1997 年以后基本保持每半年翻一番的增长速度。

手机互联网在最近几年里发展得很快。手机互联网可定义为用手机登录互联网,完成只有用计算机才可以完成的操作。越来越多的人希望在移动的过程中高速地接入互联网,获取急需的信息,实现想做的事情。目前,手机互联网正逐渐渗透到人们生活、工作的各个领域,短信、移动音乐、手机游戏、视频应用、手机支付和位置服务等。

3.3.2 Internet 基础知识

Internet 就是由许多小的网络构成的国际性大网络,在各个小网络内部使用不同的通信机制,各个小网络之间是通过 TCP/IP 进行相互通信的。TCP/IP 是 Internet 的核心,它实现计算机之间和局域网之间的信息交换,它的诞生使得全球互联成为可能。

1. 超文本标记语言

超文本标记语言(Hyper Text Mark-up Language,HTML)是一种文档结构的标记语言,它使用一些约定的标记对页面上各种信息(包括文字、声音、图形、图像、视频等)、格式以及超级链接进行描述。当用户浏览网页上的信息时,浏览器会自动解释这些标记的含义,并将其显示为用户在屏幕上所看到的网页,这种用 HTML 编写的网页又称为 HTML 文档。

2. 文本与超文本

1) 文本

所谓文本(Text),即是可见字符(字母、数字、汉字、符号等)的有序组合,也就是普通文本。

2) 超文本

所谓超文本(Hypertext),包含文本信息、图形图像、视频和语音等多媒体信息,其中的文字包括可以链接到其他文档的超文本链接,允许从当前正在阅读的文本的某个位置切换到超文本链接所指向的另一个文本的某个位置,而这一切换跳转可能是在一个机器之间进行,也可能是在远隔千山万水的不同机器之间进行。

3. WWW

WWW 是 World Wide Web 的简称,译为万维网,是一个基于超文本方式的信息查询方式。WWW提供了一个友好的图形化界面,它是具有开放性、交互性、动态性并可在交叉平台上运行的基于因特网的在全球范围内分布的多媒体信息系统。

4. TCP/IP 协议

TCP/IP 协议分成两个主要部分:IP 协议和 TCP 协议。

IP(网际协议):是 Internet 上使用的一个关键的低层协议,其目的就是在全球范围唯一标志一块网卡地址及实现不同类型、不同操作系统的计算机之间的网络通信。

TCP(传输控制协议):位于 IP 协议的上层,是为了解决 IP 数据包在传输过程可能出现的丢失或顺序错乱等问题的一种端对端协议,提供可靠的、无差错的通信服务。

5. IP 地址

目前 Internet 使用的地址都是 IPv4 地址,由 32 位二进制数组成。IPv4 地址是在 IP 协议中用来唯一标识一台计算机的网络地址。将 32 位 IPv4 地址按 8 位一组分成 4 组,每组数值用十进制数表示,组与组之间用小数点隔开,每组的数值范围是 0~255。例如,210.47.247.10 就是网络上一台计算机的 IP 地址。

目前全球 IPv4 地址资源即将全部耗尽,全球互联网市场极力倡导使用 IPv6。IPv6 地址的长度为 128 位,也就是说有 2 的 128 次方的 IP 地址,相当于 10 的后面有 38 个 0;如此庞大的地址空间,足以保证地球上每个人拥有一个或多个 IP 地址。

6. 域名地址

尽管 IP 地址能够唯一地标识网络上的计算机,但 IP 地址是数字型的,用户记忆这类数字十分不方便,于是人们又发明了另一套字符型的地址方案即所谓的域名地址。IP 地址和域名一一对应,例如,西南医科大学网站的主服务器 IPv4 地址是 211.83.48.24,对应域名地址为 www.swmu.edu.cn。这份域名地址的信息存放在一个叫域名服务器(Domain Name Server,DNS)的主机内,使用者只需了解易记的域名地址,其对应转换工作就留给了域名服务器 DNS。DNS 就是提供 IP 地址和域名之间的转换服务的服务器。

域名地址最右边的部分为顶层域,最左边的则是这台主机的机器名称。一般域名地址可表示为:主机机器名.单位名.网络名.顶层域名。如 computer.swmu.edu.cn,这里的 computer 是西南医科大学计算机中心服务器机器名,swmu 代表西南医科大学,edu 代表中国教育科研网,cn 代表中国,顶层域一般是网络机构或所在国家地区的名称缩写。

域名由两种基本类型组成:以机构性质命名的域和以国家地区代码命名的域。常见的以机构性质命名的域,一般由三个字符组成,如表示商业机构的"com",表示教育机构的"edu"等。以机构性质或类别命名的域如表 3-3 所示。

表 3-3 常见的域名及其含义

域　名	含　　义	域　名	含　　义
com	商业机构	net	网络组织
edu	教育机构	int	国际机构(主要指北约)
gov	政府部门	org	其他非营利组织
mil	军事机构		

7. SMTP

SMTP(Simple Mail Transfer Protocol,简单邮件传送协议)是一组用于由源地址到目的地址传送邮件的规则。可以帮助计算机在发送或中转信件时找到下一个目的地,通过 SMTP 协议所指定的服务器,就可以把 E-mail 寄到收信人的服务器上。

8. POP3

POP3(Post Office Protocol 3,邮局协议的第 3 个版本),规定个人计算机连接到互联网上的邮件服务器进行收发邮件的协议。POP3 协议允许用户从服务器上把邮件存储到本地主机(即自己的计算机)上,同时根据客户端的操作删除或保存在邮件服务器上的邮件,而 POP3 服务器则是遵循 POP3 协议的接收邮件服务器,用来接收电子邮件的。

9. 统一资源定位器

统一资源定位器又叫 URL(Uniform Resource Locator),是专为标识 Internet 资源位置而设的一种编址方式,我们平时所说的网页地址指的即是 URL,它一般由 3 部分组成:

传输协议://主机 IP 地址或域名地址/资源所在路径和文件名。

3.3.3 Intranet 基本概念

Intranet 称为企业内部网,或称内部网、内联网、内网,是一个使用与因特网同样技术的计算机网络,它通常建立在一个企业或组织的内部并为其成员提供信息的共享和交流等服务,例如万维网、文件传输、电子邮件等,是 Internet 技术在企业内部的应用。Intranet 的基本思想是:在内部网络上采用 TCP/IP 作为通信协议,利用 Internet 的 Web 模型作为标准信息平台,同时建立防火墙把内部网和 Internet 分开。当然 Intranet 并非一定要和 Internet 连接,它完全可以自成一体作为一个独立的网络。

1. Intranet 的产生背景

随着现代企业的发展越来越集团化,企业的分布也越来越广,遍布全国各地甚至跨越国界的公司越来越多,以后的公司将是集团化的大规模、专业性强的公司。市场竞争激烈、变化快,企业必须经常进行调整和改变,而一些内部印发的资料甚至还未到员工手中就已过时了。浪费的不只是人力和物力,还有非常宝贵的时间。

解决问题的方法就是建立企业的信息系统。Internet 技术正是解决这些问题的有效方法。利用 Internet 各个方面的技术解决企业的不同问题,从而企业内部网 Intranet 诞生了。

2. Internet 与 Intranet 的区别

Internet 与 Intranet 相比,可以说 Internet 是面向全球的网络,而 Intranet 则是 Internet 技术在企业机构内部的实现,它能够以极少的成本和时间将一个企业内部的大量信息资源高效合理地传递到每个人。Intranet 为企业提供了一种能充分利用通信线路、经济而有效地建立企业内联网的方案,应用 Intranet,企业可以有效地进行财务管理、供应链管理、进销存管理、客户关系管理,等等。

3. Intranet 的结构

Intranet 通常是指可包含多个 Web 服务器,一个大型国际企业集团的 Intranet 常常会有多达数百个 Web 服务器及数千个客户工作站。这些服务器有的与机构组织的全局信息及应用有关,有的仅与某个具体部门有关,这些分布组织方式不仅有利于降低系统的复杂度,也便于开发和维护管理。由于 Intranet 采用标准的 Intranet 协议,某些内部使用的信息必要时能随时方便地发布到公共的 Intranet 上。

考虑到安全性,可以使用防火墙将 Intranet 与 Internet 隔离开来。这样,既可提供对公共 Internet 的访问，又可防止机构内部机密的泄露。如图 3-19 所示，为××电力公司企业内部 Intranet 网络结构。

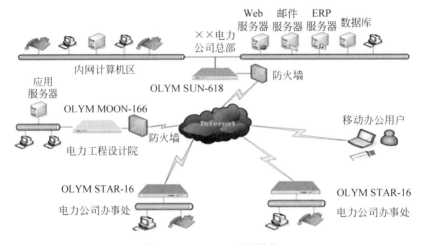

图 3-19　Intranet 网络结构

3.3.4　"互联网＋"基本概念

通俗来说，"互联网＋"就是"互联网＋各个传统行业"，如图 3-20 所示，比如"滴滴打车"，就是互联网和传统的出租车行业相结合诞生的新型的出租车行业。但这并不是简单的两者相加，而是利用信息通信技术以及互联网平台，让互联网与传统行业进行深度融合，创造新的发展生态。它代表一种新的社会形态，即充分发挥互联网在社会资源配置中的优化和集成作用，将互联网的创新成果深度融合于经济、社会各个领域中，提升全社会的创新力和生产力，形成更广泛的以互联网为基础设施和实现工具的经济发展新形态。

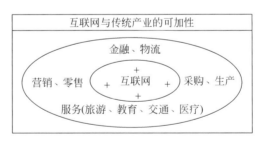

图 3-20　互联网＋各个传统行业

1. 概念提出

2015 年 3 月 6 日上午，十二届全国人大第三次会议上，李克强总理在政府工作报告中首次提出"互联网＋"行动计划。李克强在政府工作报告中提出，"制定'互联网＋'行动计划，推动移动互联网、云计算、大数据、物联网等与现代制造业结合，促进电子商务、工业互联网和互联网金融健康发展，引导互联网企业拓展国际市场。"

2015 年 7 月 4 日，经李克强总理签批，国务院日前印发《关于积极推进"互联网＋"行动的指导意见》，这是推动互联网由消费领域向生产领域拓展，加速提升产业发展水平，增强各行业创新能力,构筑经济社会发展新优势和新动能的重要举措。

"互联网+"代表着一种新的经济形态,它指的是依托互联网信息技术实现互联网与传统产业的联合,以优化生产要素、更新业务体系、重构商业模式等途径来完成经济转型和升级。"互联网+"计划的目的在于充分发挥互联网的优势,将互联网与传统产业深入融合,以产业升级提升经济生产力,最后实现社会财富的增加。

2. "互联网+"的发展趋势

与传统企业相反的是,在"全民创业"的常态下,企业与互联网相结合的项目越来越多,诞生之初便具有"互联网+"的形态,因此它们不需要再像传统企业一样转型与升级。"互联网+"正是要促进更多互联网创业项目的诞生,从而无须再耗费人力、物力及财力去研究与实施行业转型。"互联网+"的发展趋势则是大量"互联网+"模式的爆发以及传统企业的"破与立"。

(1) 从以服务为主走向与制造和实体相结合。

2016年,"互联网+"的政策红利仍将持续。随着各行各业纷纷互联网化,互联网与实体经济找到了优势互补的契合点,并引发全行业的广泛创新和变革。互联网行业将从以服务为主走向与制造业等实体经济融合发展,通过创新实现产业结构优化和全面升级。

(2) 跨界融合潮流反映了危机意识,构造新的平台系统势在必行。

往前推十年,跨界合作可能是很少的现象,如今已然成为企业寻求合作、开拓市场以及构建新生态的潮流。越来越多的互联网企业和基因互补的传统企业展开合作。互联网与互联网企业间的跨界合作更加常见,在互联网金融领域尤其明显,金融天然的消费属性促进了其与旅游、购物等消费领域的合作。

(3) 生态战略或成主流。

不论滴滴、京东、乐视、小米、海尔还是苹果、亚马逊、Facebook等,都不遗余力地构建多元性的生态系统,以开放、包容的态度创新,创造更具价值和影响力的体系。规模经济或者不经济并不以平台的大小来衡量,在复杂的市场环境和激烈的竞争下,以战略的眼光进行多样性的生态布局则不失为提升竞争力的良策。类似于投资中的交易策略,以多元化的方式分散风险,增强抗风险能力。

(4) "互联网+"金融将产生更多新兴业态。

过去一年,金融和经济领域可谓喜忧参半。既有"互联网+"宏观政策下的大众创业、万众创新热潮,又有股市反复无常的间歇性震荡,还有投资市场过热、流动资产过剩、经济下行压力持续和资产泡沫化的担忧。同时,央行数次降准、降息的货币政策,刺激经济复苏和发展的态度显而易见。金融作为国家经济发展的命脉,担负着为经济发展提供血液和资产活力的重任。在"互联网+"政策的鼓励下,互联网金融创业创新遍地开花。2016年,互联网金融改革将持续深化,传统和新兴金融行业将以创新为支点走向平衡。参见图3-21。

(5) 新兴国家市场氛围活跃,中国或将向引领世界未来的阶段再迈进一步。

近年互联网创新浪潮席卷全球,中国、印度等新兴国家市场在国际市场上的影响力越来越大。在经济新常态下,中国活跃的创新氛围已经引起世界的关注,在科技、金融、零售、投

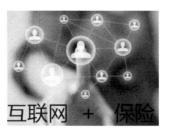
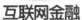

图 3-21　互联网＋金融

资、工业、制造业等领域的创新逐渐与国际接轨,中国或将向引领世界未来的阶段再迈进一步。在这一机遇过程中,更优秀更敏锐的中国企业将有一系列特殊战略机会。

3. "互联网＋"在医疗中的应用

现实中存在看病难、看病贵等难题,业内人士认为,移动医疗＋互联网有望从根本上改善这一医疗生态。具体来讲,互联网将优化传统的诊疗模式,为患者提供一条龙的健康管理服务。在传统的医患模式中,患者普遍存在事前缺乏预防,事中体验差,事后无服务的现象。而通过互联网医疗,患者有望从移动医疗数据端监测自身健康数据,做好事前防范;在诊疗服务中,依靠移动医疗实现网上挂号、询诊、购买、支付,节约时间和经济成本,提升事中体验;并依靠互联网在事后与医生沟通。

百度、阿里、腾讯先后出手互联网医疗产业,形成了巨大的产业布局网,他们利用各自优势,通过不同途径实现着改变传统医疗行业模式的梦想。

百度利用其自身搜索霸主身份,推出"健康云"概念,基于百度擅长的云计算和大数据技术,形成"监测、分析、建议"的三层构架,对用户实行数据的存储、分析和计算,为用户提供专业的健康服务。除此之外,百度还利用其超强的搜索技术优势提供一站式医疗服务平台,这其实与新型的智能医疗服务平台健趣网有异曲同工之妙,所以在智能搜索方面,百度与健趣网有着极大的合作前景与开发领域。

阿里在移动医疗的布局主要是"未来医院"和"医药O2O",前者以支付宝为核心优化诊疗服务,后者以药品销售为主,已有多家上市公司与其"联姻"。2014 至 2015 年,支付宝相继与海虹控股、东华软件、东软集团、卫宁软件签订协议,共同推进"未来医院",以智能优化诊疗服务流程,并先后在杭州、广州、昆明、中山等地的医院试点。在医药电商方面,2015 年 1 月,阿里健康与白云山达成合作协议,阿里旗下云锋基金 5 亿元参与白云山定增,双方拟共同探索开发药品 O2O 营销模式。并且"阿里健康云平台——数据服务"平台及相应的医药大数据战略已经发布实施。在大数据技术领域,百度与阿里有着很多交叉领域,为两者在以后的合作留下极大空间。

腾讯以 QQ 和微信两大社交软件,投入巨资收购丁香园和挂号网,并在第一时间从 QQ 上推出"健康板块",为微信平台打造互联网医疗服务整合入口,其互联网＋医疗发展战略已经一目了然,从资本运作,到微信服务,再到智慧医疗,腾讯的用户争夺战始终是它布局互联网＋医疗行业的重头戏。2014 年 4 月,九州通携手腾讯开发微信医药 O2O "药急送"功能,随后陆续开通了微信订阅号"好药师健康资讯"和微信服务号"好药师",好药师微信小店开张后 10 天突破 5000 张订单。

3.4 物联网概述

物联网又称为传感网,这是继计算机、互联网与移动通信网之后的又一次信息产业浪潮。世界上的万事万物,小到钥匙、手表,大到楼房、汽车,只要嵌入一个微型感应芯片,就能把它变得智能化,这个物体就可以"自动开口说话"。再借助无线网络技术,人们就可以和物体"对话",物体和物体之间也能"交流",这就是物联网。

3.4.1 物联网基础

1. 物联网基本概念

物联网通过射频识别(Radio Frequency Identification,RFID)、红外感应器、全球定位系统、激光扫描器等信息传感设备,按约定的协议,把任何物品与互联网相连接,进行通信和信息交换,以实现智能化识别、跟踪、定位、监控和管理的一种网络概念。

物联网是互联网的应用拓展,与其说物联网是网络,不如说物联网是业务和应用,主要解决物品与物品(Thing to Thing,T2T)、人与物品(Human to Thing,H2T)、人与人(Human to Human,H2H)之间的互连。但是与传统互联网不同的是,H2T是指人利用通用装置与物品之间的连接,从而使得物品连接更加简化,而H2H是指人之间不依赖于PC而进行的互连,参见图3-22。

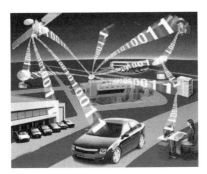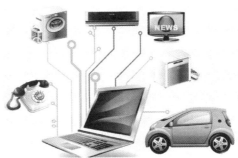

图 3-22 物联网示意图

2. 物联网的起源

1990年,物联网的实践最早可以追溯到1990年施乐公司的网络可乐贩售机——Networked Coke Machine。

1991年,美国麻省理工学院的Kevin Ash-ton教授首次提出物联网的概念。

1995年,比尔·盖茨在《未来之路》一书中也曾提及物联网,但未引起广泛重视。

1999年,美国麻省理工学院建立了"自动识别中心(Auto-ID)",提出"万物皆可通过网络互联",阐明了物联网的基本含义。

3.4.2 物联网技术与架构

1. 关键技术

在物联网应用中有三大关键技术。

(1) 传感器技术:这也是计算机应用中的关键技术,如图3-23所示。到目前为止绝大部分计算机处理的都是数字信号。自从有计算机以来就需要传感器把模拟信号转换成数字信号计算机才能处理。

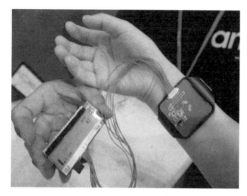 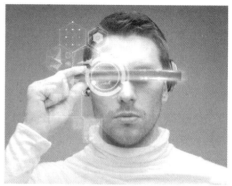

图 3-23 传感器技术示意图

（2）RFID 标签：也是一种传感器技术，RFID 技术是融合了无线射频技术和嵌入式技术为一体的综合技术，RFID 在自动识别、物流管理领域有着广阔的应用前景。

（3）嵌入式系统技术：是综合了计算机软硬件、传感器技术、电子应用技术、集成电路技术为一体的复杂技术。经过几十年的演变，以嵌入式系统为特征的智能终端产品随处可见；小到人们身边的 MP3，大到航天航空的卫星系统。嵌入式系统正在改变着人们的生活，推动着工业生产以及国防工业的发展。如果把物联网用人体做一个简单比喻，传感器相当于人的眼睛、鼻子、皮肤等感官，网络就是神经系统用来传递信息，嵌入式系统则是人的大脑，在接收到信息后要进行分类处理。这个例子很形象地描述了传感器、嵌入式系统在物联网中的位置与作用。

2. 体系架构

物联网典型体系架构分为 3 层，自下而上分别是感知层、网络层和应用层，如图 3-24 所示。

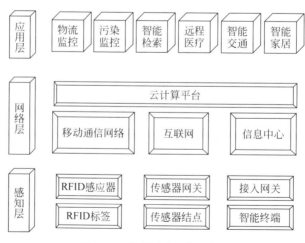

图 3-24 物联网典型体系架构

（1）感知层实现物联网全面感知的核心能力，是物联网中的关键技术，它的关键在于具备更精确、更全面的感知能力，并解决低功耗、小型化和低成本问题。

（2）网络层主要以广泛覆盖的移动通信网络作为基础设施，是物联网中标准化程度最高、产业化能力最强、最成熟的部分，它的关键在于为物联网应用特征进行优化改造，形成系统感知的网络。

（3）应用层提供丰富的应用，将物联网技术与行业信息化需求相结合，实现广泛智能化的应用解决方案，它的关键在于行业融合、信息资源的开发利用、低成本高质量的解决方案、信息安全的保障及有效商业模式的开发。

3.4.3　物联网技术的应用领域与案例

物联网使物品和服务功能都发生了质的飞跃，这些新的功能将给使用者带来进一步的效率、便利和安全，由此加快了传统产业的变革。

1. 医学

医学物联网，就是将物联网技术应用于医疗、健康管理、老年健康照护等领域。医学物联网中的"物"，就是各种与医学服务活动相关的事物，如健康人、亚健康人、医生、护士、病人、检查设备、医疗器械、药品等。医学物联网中的"联"，即信息交互连接，把上述"事物"产生的相关信息交互、传输和共享。医学物联网中的"网"是通过把"物"有机地连成一张"网"，就可感知医学服务对象、各种数据的交换和无缝连接，达到对医疗卫生保健服务的实时动态监控、连续跟踪管理和精准的医疗健康决策。

那么什么是"感""知""行"呢？"感"就是数据采集和信息获得，比如，连续监测高血压患者的人体特征参数、周边环境信息、感知设备和人员情况等，如图3-25所示。"知"特指数据分析，如，高血压患者连续的血压值测到之后，计算机会自动分析出他的血压状况是否正常，如果不正常，就会生成警报信号，通知医生知晓情况，调整用药，加以处理，这就是"行"。

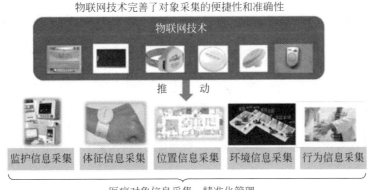

图3-25　物联网技术在医学的应用

2. 安防

无锡传感网中心的传感器产品已经成功应用在上海世博会和上海浦东国际机场。首批1500万元的传感安全防护设备销售成功，设备由10万个微小传感器组成，散布在墙头墙角及路面传感器能根据声音、图像、振动频率等信息分析判断,可以防止不法人员的翻越、偷渡、恐怖袭击等攻击性入侵。

国家民航总局正式发文要求,全国民用机场都要采用国产传感网防入侵系统。浦东机场直接采购的传感网产品金额为 4000 多万元,加上配件 5000 多万元。若全国近 200 家民用机场都采用防入侵系统,将产生上百亿的市场规模。

3. 污水处理行业

基于物联网、云计算的城市污水处理综合运营管理平台为污水运营企业安全管理、生产运行、水质化验、设备管理、日常办公等关键业务提供统一业务信息管理平台,对企业实时生产数据、视频监控数据、工艺设计、日常管理等相关数据进行集中管理、统计分析、数据挖掘等,为不同层面的生产运行管理者提供即时、丰富的生产运行信息,为企业规范管理、节能降耗和精细化管理提供强大的技术支持,从而形成完善的城市污水处理信息化综合管理解决方案。

比如,武汉市污水处理综合运营管理平台,依托云计算技术构建、利用互联网将各种广域异构计算资源整合,再通过互联网向用户按需提供计算能力、存储能力、软件平台和应用软件等服务。该系统可以对污水处理企业的进、产、排 3 个主要环节进行监控,将下属提升泵站和污水处理厂的水量、水位、水质、电耗、药耗、设备状态等信息通过云计算平台进行收集、整合、分析和处理,建立各个环节的相互规约模型,分析生产环节水、电、药的消耗与处理水排水、生产、排放之间的隐含关系找出污水处理厂的优化生产过程管理方案,实现了对污水处理企业生产过程的实时控制与精细化管理。

物联网把新一代 IT 技术充分运用在各行各业之中,具体地说,就是把感应器嵌入和装备到电网、桥梁、隧道、铁路、公路、建筑、供水系统、大坝、油气管道等各种物体中,然后将"物联网"与现有的互联网整合起来,实现人类社会与物理系统的整合,在这个整合的网络当中,存在能力超级强大的中心计算机群,能够对整合网络内的人员、设备和基础设施实施实时的管理和控制,在此基础上,人类能以更加精细和动态的方式管理生产和生活,达到"智慧"状态,提高资源利用率和生产力水平,改善人与自然间的关系。

随着物联网技术的普及,未来将在物流、交通、能源、建筑、制造、家居、零售、农业等领域带来更加深刻的变革。

本 章 小 结

通过本章的学习,要求读者掌握网络、局域网、互联网、"互联网+"、物联网的基本概念和基础知识;掌握 7 层 OSI 参考模型的名称和作用、网络的组成与拓扑结构;掌握局域网、广域网、城域网的概念和区别;了解物联网的技术与架构;了解"互联网+"和物联网的发展趋势。

【注释】

IPX/SPX:Internetwork Packet Exchange/Sequences Packet Exchange 的缩写,Internet 分组交换/顺序分组交换,是 Novell 公司的通信协议集。

帧:数据在网络上是以很小的称为帧(Frame)的单位传输的,帧由两部分组成:帧头和帧数据。帧头包括接收方主机物理地址的定位以及其他网络信息。帧数据区含有一个数据体。为确保计算机能够解释数据帧中的数据,这两台计算机使用一种公用的通信协议。

数据包:在包交换网络里,单个消息被划分为多个数据块,这些数据块称为数据包,它包含发送者和接收者的地址信息。这些包然后沿着不同的路径在一个或多个网络中传输,并且在目的地重新组合。

第三层交换机:因为工作于 OSI 参考模型的网络层,所以它具有路由功能,它是将 IP 地址信息提供给网络路径选择,并实现不同网段间数据的线速交换。当网络规模较大时,可以根据特殊应用需求划分为小而独立的 VLAN 网段,以减小广播所造成的影响。

端到端:网络要通信,必须建立连接,不管有多远,中间有多少机器,都必须在两头(源和目的)间建立连接,一旦连接建立起来,就说已经是端到端连接了,即端到端是逻辑链路,这条路可能经过了很复杂的物理路线,但两端主机不管,只认为是有两端的连接,而且一旦通信完成,这个连接就释放了,物理线路可能又被别的应用用来建立连接了。

多路复用:以同一传输媒质(线路)承载多路信号进行通信的方式。各路信号在送往传输媒质以前,需按一定的规则进行调制,以利于各路已调信号在媒质中传输,并不致混淆,从而在传到对方时使信号具有足够能量,且可用反调制的方法加以区分、恢复成原信号。

令牌:在令牌环网中,有一种专门的帧称为"令牌",在环路上持续地传输来确定一个结点何时可以发送包。令牌为 24 位长,有 3 个 8 位的域。

EBCDIC:是 Extended Binary Coded Decimal Interchange Code 的缩写,为国际商用机器公司(IBM)于 1963 至 1964 年间推出的字符编码表,根据早期打孔机式的二进化十进数(Binary Coded Decimal)排列而成。

数据转换:是将数据从一种表示形式变为另一种表现形式的过程。例如,软件的全面升级肯定带来数据库的全面升级,每一个软件对其后面的数据库的构架与数据的存诸形式都是不相同的,这样就需要数据的转换了。

通信控制处理机:对各主计算机之间、主计算机与远程数据终端之间,以及各远程数据终端之间的数据传输和交换进行控制的装置。不同功能的通信控制处理机能把多台主计算机、通信线路和很多用户终端连接成计算机通信网,使这些用户能同时使用网中的计算机,共享资源。

胖客户端(Rich Client):是相对于"瘦客户端"(Thin Client)而言的,它是在客户机器上安装配置的一个功能丰富的交互式的用户界面。

瘦客户端(Thin Client):指的是在客户端-服务器网络体系中的一个基本无须应用程序的计算机终端。它通过一些协议和服务器通信,进而接入局域网。

主动攻击:包含攻击者访问他所需信息的故意行为。比如攻击者远程登录到指定机器的端口找出公司运行的邮件服务器的信息,伪造无效 IP 地址去连接服务器,使接收到错误 IP 地址的系统浪费时间去连接那个非法地址。

被动攻击:主要是收集信息而不是进行访问,数据的合法用户对这种活动一点也不会觉察到。被动攻击包括嗅探、信息收集等攻击方法。

后门:在信息安全领域,后门是指绕过安全控制而获取对程序或系统访问权的方法。后门的最主要目的就是方便以后再次秘密进入或者控制系统。

通信链路:网络中两个结点之间的物理通道称为通信链路。通信链路的传输介质主要有双绞线、光纤和微波。

阻抗：在具有电阻、电感和电容的电路里,对电路中的电流所起的阻碍作用叫作阻抗。阻抗常用 Z 表示,是一个复数,实部称为电阻,虚部称为电抗。阻抗的单位是欧姆(Ω)。

多元化：简要定义是"任何在某种程度上相似但有所不同的人员的组合"。在工作场所里,人们通常倾向于将多元化联想为容易识别的特性,如性别或种族。在一个专业环境里保持多元化意味着更多。

红外感应器：已经在现代化的生产实践中发挥着它的巨大作用,随着探测设备和其他部分的技术的提高,红外感应器能够拥有更多的性能和更好的灵敏度。

NFC：近场通信(Near Field Communication,NFC),该技术由非接触式射频识别(RFID)演变而来,由飞利浦半导体、诺基亚和索尼共同研制开发,其基础是 RFID 及互连技术。

第 4 章　数据库系统概论

导学

内容及要求

首先,本章从数据库的基本概念、基本构成、数据模型以及数据库特点等方面介绍数据库的相关知识。要求读者对这部分内容要充分掌握。

其次,本章介绍数据库系统的发展历程、现状和发展趋势,要求读者了解数据库的历史和现状,并对数据库的发展方向有一定的展望和认识。

最后,本章介绍3种主流数据库的基本原理、工作模式和应用领域。

重点、难点

本章的重点是数据库相关概念、几种主流数据库的特点和数据管理方式。难点是对关系模型、关系运算的理解。

生活中无处不充斥着大量的数据,如何更加高效地整理和利用数据,一直是人类在努力提高和开发的方向。从20世纪60年代以来,借助计算机性能的快速提高,数据库技术出现并迅速得以蓬勃发展。数据库,简单地理解其实就是存储数据的仓库,但是,要想把浩如烟海的海量数据有效地存储和利用起来,就要求数据在数据库中要按照一定的规则进行存储。自从数据库技术出现以来,人们一直在致力于改良这项技术,各种不同的数据模型、数据库产品层出不穷,其中结构化关系型数据库从出现至今一直处于主流地位。目前,随着网络技术及计算机硬件水平的提高以及日常生产、生活的实际需求,数据以井喷式增长,如此海量的数据不仅庞杂且不集中,传统的结构化数据库技术显得力不从心,很多半结构化和非结构化的数据处理解决方案应运而生。

4.1　数据库系统基本概念

数据库系统是为适应数据处理的需要而发展起来的数据处理系统,是存储介质、处理对象和管理系统的集合体,也可以把它理解为包含有数据库技术的计算机系统。

4.1.1　数据库系统的相关概念

1. 数据

数据是描述我们现实世界的符号,是指对客观事件进行记录并可以鉴别的符号,是对客观事物的性质、状态以及相互关系等进行记载的物理符号或这些物理符号的组合。它是可识别的、抽象的符号。它不仅指狭义上的数字,还可以是具有一定意义的文字、字母、数字符号的组合、图形、图像、视频、音频等,也是客观事物的属性、数量、位置及其相互关系的抽象表示。例如,"0,1,2,…""阴、雨、下降、气温""学生的档案记录、货物的运输情况"等都是数据。数据经过加工后就成为有意义的信息。数据是用以表示信息的符号或载体。

2. 数据库

数据库(Database,DB)就是长期存储在计算机内、有组织的、可共享的大量的数据集合。本质上,数据库就是一个数据集合。这个数据集合存放在满足一定硬件配置的物理设备中,可以被多个用户使用。数据库是存放数据的仓库。它的存储空间很大,可以存放百万条、千万条、上亿条数据。数据库存放的时候不能是杂乱无章的,而是需要考虑到怎样方便读取,怎样高效地对数据进行各种修改,怎样提高空间的利用率,所以数据存放的时候会是有组织、有结构的。

3. 数据库管理系统

数据库管理系统(Database Management System,DBMS)是数据库系统的核心软件,是在操作系统的支持下工作的,是位于用户与操作系统之间的一层数据管理软件,和操作系统一样是计算机的基础软件,也是一个大型复杂的软件。其在数据库系统中的主要作用是解决如何科学地组织和存储数据,如何高效地获取和维护数据等核心问题。用户通过使用数据库管理系统这个软件来实现对数据库的访问、管理和操作。DBMS的主要功能包括数据定义功能、数据操纵功能、数据库的运行管理和数据库的建立与维护。

4. 数据库系统

数据库系统(Database System,DBS)是由数据库、数据库管理系统(及其应用开发工具)、应用程序和数据库管理员(Database Administrator,DBA)组成的存储、管理、处理和维护数据的系统。数据库系统是一个庞大而完整的系统,其中包括硬件、软件和人员。

5. 用户

用户不仅仅包括数据库的最终用户,也包括参与到数据库设计、研发和使用全过程中的所有人员,主要包括4类。

(1) 数据库系统分析员和数据库设计人员。

系统分析员负责应用系统的需求分析和规范说明,他们和用户及数据库管理员一起确定系统的硬件配置,并参与数据库系统的概要设计。数据库设计人员负责数据库中数据的确定、数据库各级模式的设计。这类人员主要起到对数据库总体规划的作用。

(2) 应用程序员。

应用程序员负责编写使用数据库的应用程序,使用这些应用程序可对数据进行检索、建立、删除或修改。这类人员是使数据库能够工作起来的实际操作者。

(3) 最终用户。

最终用户可以利用系统的接口或查询语言访问数据库,是数据库的最终使用者。

(4) 数据库管理员(Database Administrator,DBA)。

数据库管理员负责数据库的总体信息控制。DBA的具体职责包括:具体数据库中的信息内容和结构,决定数据库的存储结构和存取策略,定义数据库的安全性要求和完整性约束条件,监控数据库的使用和运行,负责数据库的性能改进、数据库的重组和重构,以提高系统的性能。

4.1.2 数据模型的相关知识

计算机不可能直接处理现实世界中的具体事物,人们必须事先把具体事物转换成计算机能够处理的数据。数据模型(Data Model)是一种模型,通过这个工具,可以对现实世界中具体的人、物、活动、概念进行抽象、表示和处理。现有的数据库系统均是基于某种数据模型。数据模型是数据库系统的核心和基础。数据模型按不同的应用层次包括概念模型和逻辑模型。

把现实世界的事物抽象成信息世界中需要用到概念模型,主要用于数据库设计。概念模型是按用户的观点来对数据和信息建模,是从现实世界到机器世界的中间层次,完全不涉及信息在计算机中的表示,也就是说,首先把现实世界中的客观对象抽象为某一种信息结构,这种信息结构并不依赖具体的计算机系统,不是某一个数据库管理系统(DBMS)支持的数据模型,而是概念级的模型,称为概念模型。概念模型强调语义表达能力,概念简单清晰,易于理解,是用户和数据库设计人员交流的工具。它使数据库的设计人员在设计的初始阶段,摆脱计算机系统及 DBMS 的具体技术问题,集中精力分析数据以及数据之间的联系等。概念数据模型必须换成逻辑数据模型,才能在 DBMS 中实现。

1. 概念模型相关概念

1) 实体

所有客观存在并且可以相互区分的事务称为实体,如教师、学生、客户等,也可以是抽象事件,如选课、订购、比赛等。

2) 实体的属性

描述实体的特征称为属性。属性用型(Type)和值(Value)来表征,例如住院号、姓名、出生日期等是属性的类型。而具体的值,如 20167659、刘荣晶、2016-10-10 等则是属性值。

3) 实体型

用实体名及描述它的各属性值来表示。如患者这一实体,就可以将其实体型描述为"患者(住院号,姓名,病情,诊断)"。

4) 实体集

同类型的实体的集合称为实体集。

2. 实体之间的联系

现实世界中,事务之间都是有联系的。这种联系对应为实体之间的联系。实体间的联系可以归纳为 3 种类型。

1) 一对一联系

实体集 A 中的一个实体对应实体集 B 中的一个实体,反之亦然,可记作 1:1 联系。例如,考察班长和班级两个实体集,一个班级有一个班长,一个班长管理一个班级,因此二者属于 1:1 联系。

2) 一对多联系

实体集 A 中的一个实体对应实体集 B 中的多个实体,可记作 $1:n$ 联系。例如,考察商品和商品类别两个实体集,一种商品类别中包含多种商品,而一种商品只属于一个商品类别,因此二者属于 $1:n$ 联系。

3) 多对多联系

实体集 A 中的多个实体对应实体集 B 中的多个实体,可记作 $m:n$。例如,考查学生和课程两个实体集,一个学生可以选修多门课程,而一门课程可供多个学生选修,因此二者属于 $m:n$ 联系。

3. 实体联系的表示方法

E-R 图又被称为实体-联系图,它提供了实体、属性和联系的表示方法,用来描述现实世界的概念模型。

构成 E-R 图的基本要素是实体、属性和联系,其表示方法如下。

实体:用矩形表示,矩形框内写明实体名。

属性:用椭圆形表示,椭圆形框内写明属性的名称并用无向边(指没有方向的线段)将其与相应的实体连接起来。

联系:用菱形表示,菱形框内写明联系名,并用无向边分别与有关实体连接起来,同时在无向边旁标上联系的类型($1:1,1:n$ 或 $m:n$)。

例如,表示商品类别和商品之间联系的 E-R 图如图 4-1 所示。

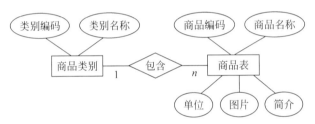

图 4-1 商品类别和商品之间联系的 E-R 图

4.1.3 三类基本逻辑模型

在数据库应用系统中,机器世界的逻辑模型由概念模型转化而来。逻辑模型是信息模型在机器世界中的表示形式。目前数据库领域中主要的逻辑模型有 3 类:层次模型、网状模型和关系模型。

1. 层次模型

层次模型是数据库系统中最早出现的数据模型。层次模型用树形结构来表示各类实体以及实体间的联系。在这种结构中,每一个记录类型都用结点表示,记录类型之间的联系则用结点之间的有向线段来表示。每一个双亲结点可以有多个子结点,但是每一个子结点只能有一个双亲结点。因此,层次模型只能直接处理一对多的实体联系。层次模型中任何记录值只有按其路径查看时,才能显出它的全部意义。没有一个子女记录值能够脱离双亲记录值而独立存在。层次模型如图 4-2 所示。

2. 网状模型

网状模型允许一个结点可以同时拥有多个双亲结点和子结点。因此,与层次模型相比,网状结构更具有普遍性,能够直接地描述现实世界的实体。网状模型存取效率比较高,但是结构比较复杂,而且随着应用环境的扩大,数据库的结构就变得越来越复杂,不利于最终用户掌握。网状模型参见图 4-3。

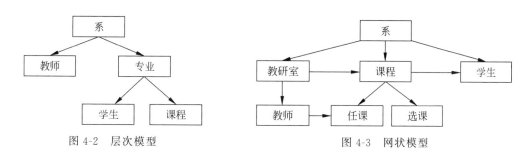

图 4-2　层次模型　　　　　　　　图 4-3　网状模型

3. 关系模型

关系模型是目前大多数数据库管理系统所采用的模型。被誉为"关系数据库之父"的埃德加·弗兰克·科德是密执安大学哲学博士和 IBM 公司研究员。他因为在数据库管理系统的理论和实践方面的杰出贡献于 1981 年获图灵奖。从用户观点看，关系模型由一组关系组成。每个关系的数据结构是一张规范化的表达实体类型及实体间联系的二维表。其基本假定是所有数据都表示为数学上的关系。

1）关系中的基本概念

（1）关系。

一个关系就是一个没有重复行、没有重复列的二维表格。每个关系都有一个关系名。

例如，如表 4-1 所示，表 patient 就是一个关系，"patient"是它们的关系名。

表 4-1　关系模型（patient）

住院号	姓名	性别	出生日期	住院科室	婚否	病　　情
20161003	郑蓬蓬	女	03/15/85	骨科	.F.	半月板骨折
20161004	刘青	男	03/15/82	呼吸内科	.T.	慢性支气管炎
20161005	张小丽	女	02/12/68	呼吸内科	.T.	急性肺炎
20163001	刘军	女	09/12/78	口腔科	.T.	舌下腺囊肿

（2）元组。

在一个关系中，二维表中的每一行被称为元组，也称为记录。

例如在表 4-1 中，"住院号"为"20161003"所在的行就是一个元组，在该表中一共有 4 个元组。

（3）属性。

在一个关系中，二维表中的每一列被称为属性，也称为字段。每个属性都有一个属性名（字段名）和属性值（字段值）。

例如，表 4-1 中，一共有 7 个属性，其中"住院号""姓名""性别"等是属性名，而"郑蓬蓬"则是第一个元组（记录）在"姓名"属性的属性值。

（4）域。

在一个关系中，属性的取值范围称为域，即不同元组在同一属性上的取值范围。域的类型及范围由属性的性质和所表示的意义来确定。

例如，在表 4-1 中，"性别"属性的域范围是"男"和"女"，"婚否"属性的域范围是".T."和".F."。同一属性的不同元组的域范围是相同的。

(5) 关键字。

关键字是指在关系中能够用以区分某个元组的属性或是属性组合。关键字包括主关键字、候选关键字和外部关键字。

主关键字是关系中能够唯一标识一个元组的属性或属性的组合。例如,在表 4-1 中,"住院号"属性就可以作为关键字,因为住院号不允许相同,它可以唯一地标识一个住院患者。而"姓名""性别"等属性则不能作为关键字,因为患者中可能存在重名等现象。

凡在关系中能够唯一区分、确定不同元组的属性或属性组合,称为关键字,选出一个作为主关键字,剩下的就是候选关键字。比如在表 4-1 中增加一个"身份证号"字段,如果把住院号设置成主关键字,则身份证号就可以作为候选关键字。

如果表中的一个字段不是本表的主关键字或候选关键字,而是另一个表的主关键字或候选关键字,则这个字段就称作"外部关键字"。

(6) 关系模式。

关系模式即对关系的描述。一个关系模式对应一个关系的数据结构,可表示为关系名(属性名1,属性名2,…,属性名n)。例如,在表 4-1 中,关系模式可以表示为 patient(住院号,姓名,性别,出生日期,住院科室,婚否,病情)。

综上所述,一个关系就是一张二维表,由表结构和表记录组成。表的结构对应关系模式,表中的每一列对应关系模式的一个属性,每一列的数据类型及其取值范围就是该属性的域。所以,定义了表也就定义了对应的关系。

在关系中,数据的逻辑结构是一张二维表。该表满足每一列中的分量是类型相同的数据;列的顺序可以是任意的;行的顺序可以是任意的;表中的分量是不可再分割的最小数据项,即表中不允许有子表;表中的任意两行不能完全相同;表中不能出现相同的属性名。

2) 关系中的基本运算

集合运算主要包括并运算、交运算和差运算。

(1) 并($R \cup S$)。

两个相同结构关系的并运算是由属于这两个关系的元组组成的集合。并运算的结果是一个关系,它包括或者在 R 中,或者在 S 中,或者同时在 R 和 S 的所有元组中。

【例 4-1】 关系 R、S 如表 4-2 和表 4-3 所示,求 $R \cup S$。

表 4-2 关系 R

A	B	C
1	a	c
2	b	a
3	c	b

表 4-3 关系 S

A	B	C
4	b	c
2	b	a
3	a	b

$R \cup S$ 如表 4-4 所示。

表 4-4 关系 $R \cup S$

A	B	C
1	a	c
2	b	a
3	c	b
4	b	c
3	a	b

（2）差（$R-S$）。

设有两个相同结构的关系 R 和 S，差运算的结果是从 R 中去掉 S 中相同的元组。

【例 4-2】 关系 R、S 如表 4-2 和表 4-3 所示，求 $R-S$。

$R-S$ 如表 4-5 所示。

表 4-5 关系 $R-S$

A	B	C
1	a	c
3	c	b

（3）交（$R \cap S$）。

两个具有相同结构的关系 R 和 S，交运算的结果是 R 和 S 的共同元组。

【例 4-3】 关系 R、S 如表 4-2 和表 4-3 所示，求 $R \cap S$。

$R \cap S$ 如表 4-6 所示。

表 4-6 关系 $R \cap S$

A	B	C
2	b	a

关系运算主要包括选择、投影和连接 3 种基本运算，下面就这 3 种基本运算做简单介绍。

（4）选择。

从关系中找出满足给定条件的元组的操作。选择运算是从行的角度进行运算，即从水平方向抽取记录。

如从表 4-1 中查找女性患者的记录，解决这个问题可以使用选择运算来完成，结果如表 4-7 所示。

表 4-7 选择运算结果

住 院 号	姓 名	性别	出生日期	住院科室	婚否	病 情
20161003	郑蓬蓬	女	03/15/85	骨科	.F.	半月板骨折
20161005	张小丽	女	02/12/68	呼吸内科	.T.	急性肺炎
20163001	刘军	女	09/12/78	口腔科	.T.	舌下腺囊肿

(5) 投影。

从关系模式中指定若干属性组成新的关系,是选取关系中列的子集。投影运算是从列的角度进行运算,相当于对关系进行垂直分解。投影运算可以得到一个新的关系,其关系模式所包含的属性个数往往比原关系少,或属性的排列顺序不同。

如从表 4-1 中查找各个患者姓名对应的所属住院科室。解决这个问题可以使用投影运算来完成,结果如表 4-8 所示。

表 4-8 投影运算结果

姓 名	住 院 科 室	姓 名	住 院 科 室
郑蓬蓬	骨科	刘青	呼吸内科
张小丽	呼吸内科	刘军	口腔科

(6) 连接。

连接运算将两个关系模式拼接成一个拥有更多属性的关系模式,生成的新关系中包含满足连接条件的元组。连接的两种重要也常用的连接是等值连接和自然连接。等值连接:在连接运算中,按照字段值对应相等为条件进行的连接操作。自然连接:是指去掉重复属性的等值连接。自然连接是最常见的连接运算。假如我们有另外一张表 4-9,将表 4-1 和表 4-9 进行连接以后的结果如表 4-10 所示。

表 4-9 关系模型(patient)

住 院 号	住 院 时 间	住 院 号	住 院 时 间
20161003	01/01/2020	20161005	01/02/2020
20161004	01/01/2020	20163001	01/03/2020

表 4-10 连接运算结果

住院号	姓名	性别	出生日期	住院科室	婚否	病 情	住院时间
20161003	郑蓬蓬	女	03/15/85	骨科	.F.	半月板骨折	01/01/2020
20161004	刘青	男	03/15/82	呼吸内科	.T.	慢性支气管炎	01/01/2020
20161005	张小丽	女	02/12/68	呼吸内科	.T.	急性肺炎	01/02/2020
20163001	刘军	女	09/12/78	口腔科	.T.	舌下腺囊肿	01/03/2020

4.1.4 数据库系统的特点

根据数据库的基本构成、数据模型和工作原理,与之前的人工管理阶段和文件管理阶段相比,数据库系统具有以下特点。

(1) 数据库系统一般都会采用特定的数据模型;
(2) 具有较高的数据独立性,包括数据的逻辑独立性和物理独立性;
(3) 数据共享;
(4) 减少数据冗余;
(5) 可以实现统一的数据控制。

4.2 数据库系统的发展

数据管理技术是指人们对数据进行的一系列收集、组织、存储、加工、传播和利用等活动。数据无处不在,所以人类对数据处理方法的改进由来已久。从最初的人工管理到文件管理,再到 20 世纪 60 年代出现的数据库管理,数据管理的方法共经历了 3 个主要阶段。而数据库技术在这几十年里也不断地经历着改变。最初,人们使用层次式数据库(树形模型,仅支持一对多关系)和网络模型数据库(更加灵活,支持多种关系)来存储和操作数据。这些早期系统虽然简单,但缺乏灵活性。20 世纪 80 年代,关系数据库开始兴起。在本节将主要讲述这部分的内容,以及数据管理技术将面临的新挑战和应对策略。

4.2.1 数据库系统的发展历程

数据库系统出现以前,在文件管理阶段,各种不同的应用都拥有自己的专有数据,这些数据一般都会被存放在专用文件中,而一个应用中的数据往往会与其他应用中数据有大量的重复,这就造成了资源与人力的浪费。于是人们就想到将数据集中存储、统一管理,这就是数据库技术的雏形。下面,我们就具体地说明数据库系统的发展历程。

1. 萌芽阶段

数据库这一名词首先出现是 20 世纪 60 年代,是在美国海军基地研制数据时引用的。1963 年,C. W. Bachman 设计开发的集成数据存储系统(Integrate Data Store,IDS)开始投入运行,它可以为多个程序共享数据库;1968 年,网状数据库系统 TOTAL 等开始出现;1969 年,IBM 公司 McGee 等人开发的层次式数据库系统的 IMS 系统发表,并实现了多个程序共享数据库;1969 年 10 月,CODASYL 数据库研制者提出了网络模型数据库系统规范报告 DBTG,使数据库系统开始走向规范化和标准化。

2. 发展阶段

20 世纪七八十年代,大量商品化的关系数据库系统问世并被广泛地推广使用,既有适应大型计算机系统的,也有适用与中、小型和微型计算机系统的。

1970 年,IBM 公司 San Jose 研究所的 E. F. Code 发表了题为《大型共享数据库的数据关系模型》论文,开创了数据库的关系方法和关系规范化的理论研究。关系方法由于其理论上的完美和结构上的简单,对数据库技术的发展起到了至关重要的作用,成功地奠定了关系数据理论的基石。

1971 年,美国数据系统语言协会在正式发表的 DBTG 报告中,提出了 3 级抽象模式,即对应用程序所需的那部分数据结构描述的外模式,对整个系统数据结构描述的概念模式和对数据存储结构描述的内模式,解决了数据独立性的问题。

1974 年,IBM 公司 San Jose 研究所研制成功了关系数据库管理系统 System R,并且投放到软件市场。

1976 年,美籍华人陈平山提出了数据库逻辑设计的实际(体)联系方法。

1978 年,新奥尔良发表了 DBDWD 报告,他把数据库系统的设计过程划分为 4 个阶段:需求分析、信息分析与定义、逻辑设计和物理设计。

1980 年,J. D. Ulman 所著的《数据库系统原理》一书正式出版。

1981年，E. F. Code获得了计算机科学的最高奖ACM图灵奖。

1984年，David Marer所著的《关系数据库理论》一书，标志着数据库在理论上的成熟。

3. 成熟阶段

自20世纪80年代至今，数据库理论和应用进入成熟发展时期，关系数据模型在数据管理中占主导地位。一些大公司，如Oracle、IBM、Microsoft和Sybase的关系型数据库产品牢牢占据国内外数据库软件市场霸主地位，所拥有的市场份额超过90%。

4.2.2 数据库的现状及发展趋势

众所周知，关系数据库已经出现了四十多年，在很长一段时间里一直是数据库领域当之无愧的王者。数据库系统经过几十年的进化、演变历程，现已经发展成为一门内容丰富、涉猎广泛的学科。数据库发展初期，数据库技术的进展主要体现在数据库的模型设计上。进入20世纪90年代，计算机领域中其他新兴技术的发展对数据库技术产生了重大影响，如网络通信技术、人工智能技术、多媒体技术等。数据库技术与其相互渗透，相互结合，使数据库技术出现了很多新内容，数据类型的变化也使得数据量激增。数据库的许多概念、某些原理以及应用领域都发生了重大的发展和变化，形成了数据库领域的很多研究分支和课题，并因此产生了一系列新型数据库。

尽管原有的数据库管理系统已经较为完善，但随着"大数据时代"的到来，面对当今大数据的巨大浪潮，传统的数据管理方式显然是无法实现的。在高并发、大数据量、分布式以及实时性的要求下，传统的关系型数据库，因为其数据模型以及预定义的操作模式，在很多情况下不能很好地满足以上需求，关系型数据库在应对海量的数据量的时候，开始暴露出一些难以克服的缺点，而以NoSQL为代表的非结构化数据库和半结构化数据库，以其高可扩展性、高并发性等优势得到了快速发展，日渐成为大数据时代下分布式数据库领域的主力。相信未来随着大数据的发展，很多新型数据库将会颠覆现行的数据管理模式。

现阶段，大数据必然是数据管理面临的最大挑战。企业伴随着业务的增长，成倍增长的数据需要更多的存储空间，此时，云数据库有助于应对许多这些数据库方面的挑战。让用户能够在云中轻松设置、操作和扩展关系数据库，并可以充分结合公有云中的计算、网络与存储服务，从而以一种安全、可扩展、可靠的方式，迅速选择、配置和运行数据管理基础设施，使用户能专注于自身应用程序和业务。

当数据库越来越庞大的时候，如果还是依赖人工的优化和运维，人力成本很快就成为企业难以承受之重，数据库走向自治就成为一个必然趋势。所以，数据库技术除了核心问题的研究外，市场的需求导致了以下几种数据库的发展及一些研究热点。

1. 云数据库

云数据库是指被优化或部署到一个虚拟计算机环境中的数据库，可以实现按需付费、按需扩展、高可用性以及存储整合等优势。近几年来，随着云计算的普及，以服务形式呈现的云数据库天生具有的可扩展性、灵活性、高性价比等优势使得其得到了市场广泛认可，代表了数据库的未来。2018年，数据库全球市场规模461亿美元，其中云数据库贡献104亿美元，占全球数据库市场22.56%，数据库上云进入快车道。预计到2023年，75%的数据库要跑在云平台之上。云数据库大大减轻了数据库管理员（DBA）的工作，包括资源弹性、高可用、备份、监控等基本运维工作。

2. 自治驾驶数据库

从传统数据库到云数据库，相当于从马车时代进入汽车时代，但还需要驾驶员，而数据库自治服务 DAS 就相当于给云数据库加上了自动驾驶引擎，让汽车从此具备了自动驾驶的能力。基于云的自治驾驶数据库（也称作自治数据库）是一种全新的极具革新性的数据库，它利用机器学习技术自动执行数据库调优、保护、备份、更新，以及传统上由数据库管理员（DBA）执行的其他常规管理任务。现在，云数据库和自治驾驶数据库在数据收集、存储、管理和利用方面正不断取得新的突破。当企业的业务快速发展，需要运维成百上千的数据库集群，保证其稳定性、伸缩性的挑战会成指数型增长。因此随着人工智能、机器学习技术的快速发展，利用它们来优化数据库内核以及数据库运维、管控等一系列动作已经成为数据库行业的共识。

3. NoSQL 和 NewSQL

今天我们通过第三方平台可以很容易地访问和抓取到很多数据，如用户的个人信息、社交网络、地理位置、一些论坛以及来自一些话题的评论、用户生成的数据和用户操作日志等。这些数据的数据结构不规则或不完整，没有预定义的数据模型，不方便用数据库二维逻辑表来表现，统称为非结构化数据。如果要对这些用户数据进行挖掘，那 SQL 数据库已经不适合这些应用了，为了更快速地处理这些互联网快速发展中产生的大量非结构化数据，NoSQL 以及 NewSQL 数据库应运而生。NoSQL 最常见的解释是"non-relational"，"Not Only SQL"也被很多人接受。NoSQL 仅仅是一个概念，泛指非关系型的数据库，区别于关系数据库。NewSQL 是对各种新的可扩展/高性能数据库的简称，这类数据库不仅具有 NoSQL 对海量数据的存储管理能力，还保持了传统数据库的部分特性。根据 ScaleGrid 公司 2019 年的相关统计，关系型与非关系型数据库的用户规模分别为 60.5% 和 39.5%，从数据看出非关系型数据库俨然占有可观的份额。统计中还发现，多数据库混合使用比例达到 44.3%。其中，由关系型数据库和非关系型数据库所构成的产品组合使用比例达到 75.6%。这意味着，针对目前更多企业的应用场景，单一的关系型和非关系型难以满足需求，根据企业的业务实现和数据类型进行匹配是发展趋势。

NoSQL 有如下优点：易扩展，数据库种类繁多，但是一个共同的特点都是去掉关系数据库的关系型特性。数据之间无关系，无形之间也在架构的层面上带来了可扩展的能力、大数据量和高性能。NoSQL 数据库具有非常高的读写性能，尤其在大数据量下，这都得益于它的无关系性所带来的数据库的结构简单的特性。

为了适应越来越复杂和大容量的数据管理需求，各种各样数据库技术应运而生。这里有一些将会逐渐发展壮大，成为未来数据管理领域的主流方向，而有一些也可能在未来的发展中被渐渐淘汰或是被其他更新、更有效的数据管理技术所取代。

4.3 主流数据库

在全球数据库市场中，关系型数据库占比最高。参考 IDC 数据，2022 年全球数据库市场规模将超过 400 亿美元，市场空间巨大。其中关系型数据库占据 80% 以上的市场，基于其他数据模型的数据库也占有一定的市场份额，如 IBM 公司基于层次模型的 IMS 数据库。本节将为读者介绍几个占据市场份额比较大的主流数据库。

4.3.1 Oracle

Oracle Database，又名 Oracle RDBMS，或简称 Oracle，是甲骨文公司的一款关系数据库管理系统，在几十年里一直处于数据库领域的领先地位。目前 Oracle 在全球关系型数据库中占据约 42% 的市场份额，三甲中的另外两家厂商分别是微软（24%）与 IBM（13%）。甲骨文公司，全称甲骨文软件系统有限公司，是全球最大的企业级软件公司，总部位于美国加利福尼亚州的红木滩，1989 年正式进入中国市场。Oracle 数据库系统是目前世界上最重要，也是最为流行的关系数据库管理系统，它积聚了众多领先性于一身，在集群技术、可用性、商业智能、安全性及系统管理等方面都在业界内处于领跑地位，具有可移植性好、使用方便、功能强等特点，适用于各类大型、中型、小型和微型的系统环境。Oracle 数据库最新版本为 Oracle Database 19c。Oracle 数据库 12c 引入了一个新的多承租方架构，使用该架构可轻松部署和管理数据库云。Oracle 数据库 18c 拥有了自治数据、增强云可用性、内存选件增强等特性。Oracle 数据库 19c 引入了自动化索引创建和实施、自动的统计信息管理等重要特性，拥有高水平的版本稳定性以及超长的支持和错误修复支持周期。

1. Oracle 的主要特点

（1）开放性：Oracle 能在几乎所有主流操作系统平台上运行（包括 Windows）；完全支持所有工业标准，并采用完全开放策略使客户选择适合解决方案。

（2）支持多种应用平台一直是 Oracle 所追求的。近些年，甲骨文公司进一步加强了对更多操作系统平台的支持度。截至 2015 年 1 月，甲骨文公司的 Oracle 10g/11g/12c 能够支持的操作系统和硬件如下所示。

- Apple Mac OS X Server：PowerPC。
- HP HP-UX：PA-RISC，Itanium。
- HP Tru64 UNIX：Alpha。
- HP OpenVMS：Alpha，Itanium。
- IBM AIX 5L：IBM Power。
- IBM z/OS：zSeries。
- Linux：x86，x86-64，PowerPC，zSeries，Itanium。
- Microsoft Windows：x86，x86-64，Itanium。
- Sun Solaris：SPARC，x86，x86-64。

（3）可伸缩性和并行性：并行服务器通过使一组结点共享同一簇中的工作来扩展 Windows 的能力，提供高可用性和高伸缩性的簇的解决方案。Oracle 的并行服务器对各种 UNIX 平台的集群机制都有着相当高的集成度。

（4）安全性：信息技术安全评估的通用标准是用于 IT 产品安全评估的国际标准（ISO/IEC 15408）。Oracle 获得该安全标准的认证。Oracle 在信息技术安全评估方面有着悠久的历史，并且是第一家开发和评估数据库保护配置文件的供应商。Oracle 数据库创建的相关保护技术满足银行、政府和其他发卡机构对安全评估的需求。

（5）客户端支持及应用模式：Oracle 多层次网络计算支持多种工业标准用 ODBC、JDBC、OCI 等网络客户连接。

2. Oracle 的逻辑结构

它由至少一个表空间和数据库模式对象组成。模式对象包括这样一些结构：表、视图、序列、存储过程、同义词、索引、簇和数据库链等。逻辑存储结构包括表空间、段和范围，用于描述怎样使用数据库的物理空间。

总之，逻辑结构由逻辑存储结构（表空间、段、范围、块）和逻辑数据结构（即上面提到的模式对象）组成，而其中的模式对象和关系形成了数据库的关系设计。

Oracle 数据库的逻辑结构如图 4-4 所示。

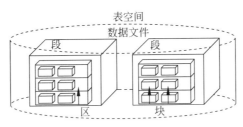

图 4-4　Oracle 数据库逻辑结构

（1）表空间（Tablespaces）。

Oracle 数据库被划分成称作表空间的逻辑区域，并以表空间的形式构成 Oracle 数据库的逻辑结构。一个 Oracle 数据库能够有一个或多个表空间，而一个表空间则对应一个或多个物理的数据库文件。表空间是 Oracle 数据库恢复的最小单位，容纳着许多如表、视图、索引、聚簇、回退段和临时段等模式对象。

（2）段（Segment）。

段是表空间中一个指定类型的逻辑存储结构，它由一个或多个范围组成，段将占用并增长存储空间。其中包括数据段（用来存放表数据）、索引段（用来存放表索引）、临时段（用来存放中间结果）、回滚段（用于出现异常时，恢复事务）。

（3）范围（Extent）。

范围是数据库存储空间分配的逻辑单位，一个范围由许多连续的数据块组成，范围是由段依次分配的，分配的第一个范围称为初始范围，以后分配的范围称为增量范围。

（4）数据块（Block）。

数据块是数据库进行 I/O 操作的最小单位，它与操作系统的块不是一个概念。Oracle 数据库不是以操作系统的块为单位来请求数据，而是以多个 Oracle 数据库块为单位。

3. Oracle 的文件结构

数据库的物理存储结构是由多种物理文件组成，主要有如下一些文件。

控制文件：存储实例、数据文件及日志文件等信息的二进制文件。

数据文件：存储数据，以 .dbf 做后缀。一句话：一个表空间对多个数据文件，一个数据文件只对一个表空间。

日志文件：记录数据库修改信息。

参数文件：记录基本参数。

警告文件：警告文件也被称为警告日志，它是一个特殊的跟踪文件，记录了数据库中 DBA 级别的管理操作以及实例内部的错误信息。

跟踪文件：每个服务进程和后台进程在运行过程中都可以将一些特殊的信息写入对应的操作系统文件中，这个操作系统文件称为跟踪文件。每个服务进程和后台进程都具有一个对应的跟踪文件，当进程发现一个内部错误时，它会将相应的错误信息记录在它的跟踪文件中，DBA 可以对跟踪文件进行检查，以便找出故障所在。

4.3.2 IMS

IMS(Information Management System)数据库是 IBM 公司开发的两种数据库类型之一，是层次数据库的代表产品。IMS 是最早的大型数据库管理系统。IMS 的数据定义包括数据库模式定义和外模式定义，其中数据库模式是多个物理数据库记录型(PDBR)的集合，每个 PDBR 对应层次数据模型的一个层次模式；各个用户所需数据的逻辑结构称为外模式，每个外模式是一组逻辑数据库记录型(LDBR)的集合，LDBR 是应用程序所需的局部逻辑结构，用户按照外模式操纵数据。下边分别介绍数据库模式定义和外模式定义。

1. 数据库模式定义

IMS 的数据库模式是一组物理数据库记录型(PDBR 型)，每个 PDBR 型是由若干相关联的片段型组成的一棵层次树结构。它的一个根片段值及其后裔片段值构成了该 PDBR 型的一个值，即数据库记录或实例。每个 PDBR 型通过一个 DBD 语句群定义其逻辑结构及其存储结构映像，IMS 数据库模式的定义是一组 DBD 定义的排列。在 DBD 定义过程中各片段型出现的次序决定了数据库各片段值的存储次序，从而会影响某些语句的执行结果。要求这种次序与片段型在 PDBR 型树的层次顺序(自顶向下、自左向右)保持一致。

2. 外模式定义

外模式是各个用户所需数据的局部逻辑结构，是应用程序的数据视图，一般只涉及数据库的一部分，故需在 PDBR 型的基础上分别定义。一个数据库模式有若干外模式，允许多个应用程序共享一个外模式，但每个程序只能启动一个外模式。一个外模式是一组逻辑数据库记录型(LDBR 型)的集合，记为 PSB。一个 LDBR 型是某个 PDBR 型的子树，由一个 PCB 定义。

4.3.3 DB2

DB2 是美国 IBM 公司开发的一套关系型数据库管理系统，它主要的运行环境为 UNIX、IBM 的 AIX、Linux、IBM i(旧称 OS/400)、z/OS，以及 Windows 服务器版本。

DB2 主要应用于大型应用系统，具有较好的可伸缩性，可支持从大型机到单用户环境，应用于所有常见的服务器操作系统平台下。DB2 提供了高层次的数据利用性、完整性、安全性、可恢复性，以及小规模到大规模应用程序的执行能力，具有与平台无关的基本功能和 SQL 命令。DB2 采用了数据分级技术，能够使大型机数据很方便地下载到 LAN 数据库服务器，使得客户机/服务器用户和基于 LAN 的应用程序可以访问大型机数据，并使数据库本地化及远程连接透明化。DB2 以拥有一个非常完备的查询优化器而著称，其外部连接改善了查询性能，并支持多任务并行查询。同时，DB2 还具有良好的网络支持能力，每个子系统可以连接十几万个分布式用户，可同时激活上千个活动线程，对大型分布式应用系统尤为适用。

DB2 不仅拥有支持主流的大规模的 OS/390 和 VM 操作系统，以及中等规模的 AS/400

系统的数据库产品，IBM 还提供了跨平台，包括基于 UNIX、Linux、HP-UX、SunSolaris、SCOUnixWare 以及用于个人计算机的 OS/2 操作系统、微软的 Windows 操作系统等的 DB2 产品。DB2 数据库可以通过使用微软的开放数据库连接（Open Database Connectivity，ODBC）接口、Java 数据库连接（Java Database Connectivity，JDBC）接口，或者 CORBA 接口代理被任何的应用程序访问。

本 章 小 结

本章介绍了数据库、数据库系统等相关概念和数据库系统的构成。在层次、网状和关系 3 种模型中，重点介绍了占据主导地位的关系模型里的各个概念和各种运算。回顾了数据库技术发展的历程，展望了数据库技术发展的未来，并简单地为读者介绍了在大数据时代背景下，以云数据库、自治驾驶数据库和 NoSQL 和 NewSQL 为代表的处理半结构化和非结构化数据的新思路和新方法。最后，介绍了 3 种具有代表性的主流数据库。由于篇幅有限，介绍得不够深入，希望读者在学习和阅读教材的同时，借助网络等辅助手段进一步拓展学习。

【注释】

双亲结点：也叫父亲结点，相对于当前的结点而言，就是其上层的结点。

数据仓库：Data Warehouse，是为企业所有级别的决策制定过程，提供所有类型数据支持的战略集合，主要目的是为了研究和解决从数据库中获取信息的问题。

簇：是数据存储在硬盘上的最小单位。无论文件大小是多少，除非正好是簇所占空间大小的倍数，否则文件所占用的最后一个簇或多或少都会产生一些剩余的空间，且这些空间又不能给其他文件使用，更不允许两个文件或两个以上的文件共用一个簇，不然会造成数据混乱。

CORBA 接口（Common Object Request Broker Architecture）：是对象管理组织（OMG）为解决分布式处理环境（DCE）中，硬件和软件系统的互连而提出的一种解决方案。

第5章 算法与程序设计

导学

内容及要求

本章介绍算法的基本概念，算法的复杂度的概念和意义，如时间复杂度与空间复杂度、程序设计方法与风格、结构化程序设计、面向对象的程序设计方法、对象、方法、属性及继承与多态性。

算法的基本概念：包括算法的基本特征、基本要素、基本设计方法和算法的时间复杂度和空间复杂度。

程序设计的方法与风格：包括源程序文档化、数据说明的方法、语句的结构、输入和输出的风格。

结构化程序设计：包括程序设计的原则、结构化程序的基本结构、结构化程序设计应注意的问题。

面向对象的程序设计：包括面向对象方法和面向对象方法的概念。

重点、难点

本章重点是算法的基本概念、程序设计方法、结构化程序设计、面向对象的程序设计方法。难点是算法的时间复杂度与空间复杂度。

算法是解决问题的步骤，程序是算法的代码。实现算法要依靠程序来完成功能。程序需要算法作为灵魂。

程序是结果，算法是手段（为编写出好程序所使用的运算方法）。同样编写一个功能的程序，使用不同的算法可以让程序的体积、效率差很多，所以算法是编程的精华所在。

5.1 算　　法

5.1.1 算法的基本概念

所谓算法，是指解题方案的准确而完整的描述。

对于一个问题，如果可以通过一个计算机程序，在有限的存储空间内运行有限长的时间而得到正确的结果，则称这个问题是算法可解的。但算法不等于程序，也不等于计算方法。当然，程序也可以作为一种描述，但通常还需考虑很多与方法和分析无关的细节问题，这是因为在编写程序时要受到计算机系统环境的限制。通常程序的编制不可能优于算法的设计。

1. 算法的基本特征

作为一个算法,一般具有以下 5 个特征。

1) 可行性(Effectiveness)

针对实际问题设计的算法,人们总是希望得到满意的结果。但一个算法又总是在某个特定的计算工具上执行的,因此,算法在执行过程中往往要受到计算工具的限制,使执行结果产生偏差。例如,在进行数值计算时,如果某计算工具具有 7 位有效数字(如程序设计语言中的单精度运算),则在计算下列三个量:

$$A = 10^{12}, B = 1, C = -10^{12}$$

的和时,如果采用不同的运算顺序,就会得到不同的结果,即

$$A + B + C = 10^{12} + 1 + (-10^{12}) = 0$$
$$A + C + B = 10^{12} + (-10^{12}) + 1 = 1$$

而在数学上,$A+B+C$ 与 $A+C+B$ 是完全等价的。因此,算法与计算公式是有差别的。在设计一个算法时,必须考虑它的可行性,否则是不会得到满意结果的。

2) 确定性(Definiteness)

算法的确定性,是指算法的每一个步骤都必须是有明确定义的,不允许有模棱两可的解释,也不允许有多义性。这一性质也反映了算法与数学公式的明显差别。在解决实际问题时,可能会出现这样的情况:针对某种特殊问题,数学公式是正确的,但按此数学公式设计的计算过程可能会使计算机系统无所适从。这是因为根据数学公式设计的计算过程只考虑了正常使用的情况,而当出现异常情况时,此计算机就不能适应了。

3) 有穷性(Finiteness)

算法有穷性,是指算法必须能在有限的时间内完成,即算法必须能在执行有限个步骤之后终止。数学中的无穷级数,在实际计算时只能取有限项,即计算无穷级数值的过程只能是有穷的。因此一个数的无穷级数表示只是一个计算公式,而根据精度要求确定的计算过程才是有穷的算法。

算法的有穷性还应包括合理的执行时间的含义。因为,如果一个算法需要执行千万年,显然失去了实用价值。

4) 输入(Input)

一个算法有零个或多个输入,这些输入取自某些特定的对象集合。

5) 输出(Output)

一个算法有一个或多个输出。这些输出是同输入有着某些特定关系的量。

一个算法是否有效,还取决于为算法所提供的情报是否足够。通常,算法中的各种运算总是施加到各个运算对象上,而这些运算对象又可能具有某种初始状态,这是算法执行的起点或是依据。因此,一个算法的执行结果总是与输入的初始数据有关,不同的输入将会有不同的结果输出。当输入错误时,算法本身也就无法执行或导致执行有错。一般来说,当拥有足够的信息时,算法才是有效的,而当提供的信息不够时,算法可能无效。

综上所述,所谓算法,是一组严谨的定义运算顺序的规则,并且每一个规则都是有效的,且是确定的,此顺序将在有限的次数下终止。

2. 算法的基本要素

一个算法通常由两种基本要素组成：一是对数据对象的运算和操作，二是算法的控制结构。

1) 算法中对数据的运算和操作

每个算法实际上是按解题要求从环境能进行的所有操作中选择合适的操作所组成的一组指令序列。因此计算机算法就是计算机能处理的操作所组成的指令序列。

通常，计算机可以执行的基本操作是以指令的形式描述的。一个计算机系统能执行的所有指令集合称为该计算机系统的指令系统。计算机程序就是按解题要求从计算机指令系统中选择合适的指令所组成的指令序列。在一般的计算机系统中，基本的运算和操作有以下 4 种。

算术运算：主要包括加、减、乘、除等运算。

逻辑运算：主要包括"与""或""非"等运算。

关系运算：主要包括"大于""小于""等于""不等于"等运算。

数据传输：主要包括赋值、输入、输出等操作。

前面提到，计算机程序也可以作为算法的一种描述，但由于在编辑计算机程序通常要考虑很多与方法和分析无关的细节问题（如语法规则），因此，在设计算法之初，通常并不直接用计算机程序来描述算法，而是用别的描述工具（如流程图、专门的算法描述语言，甚至用自然语言）来描述算法。但不管用哪种工具来描述算法，算法的设计一般都应从上述 4 种基本操作考虑，按解题要求从这些基本操作中选择合适的操作组成解题的操作序列。算法的主要特征着重于算法的动态执行，它区别于传统的着重于静态描述或按演绎方式求解问题的过程。传统的演绎数学是以公理系统为基础的，问题的求解过程是通过有限次推演来完成的，每次推演都将对问题作进一步的描述，如此不断推演直到直接将解描述出来为止；而计算机算法则是用一些最基本的操作，通过对已知条件一步一步地加工和变换，从而实现解题目标。

2) 算法的控制结构

一个算法的功能不仅取决于所选用的操作，而且还与各操作之间的执行顺序有关。算法中各操作之间的执行顺序称为算法的控制结构。

算法的控制结构给出了算法的基本框架，它不仅决定了算法中各操作的执行顺序，而且也直接反映了算法的设计是否符合结构化原则。描述算法的工具通常有传统流程图、N-S 结构化流程图、算法描述语言等。一个算法一般都可以用顺序、选择、循环 3 种基本控制结构组合而成。

【例 5-1】 有黑和蓝两个墨水瓶，但却错把黑墨水装在了蓝墨水瓶子里，而蓝墨水错装在黑墨水瓶子里，要求将其互换。

这是一个非数值运算问题。因为两个瓶子的墨水不能直接交换，所以，解决这一类问题的关键是需要借助第三个墨水瓶。设第三个墨水瓶为白色，其交换步骤如下：

（1）将黑瓶中的蓝墨水装入白瓶中；

（2）将蓝瓶中的黑墨水装入黑瓶中；

（3）将白瓶中的蓝墨水装入蓝瓶中；

（4）交换结束。

【例 5-2】 计算函数 $f(x)$ 的值。函数 $f(x)$ 为

$$f(x) = \begin{cases} bx + a & x \leqslant a \\ ax + b & x > a \end{cases}$$

其中,a,b 为常数。

本题是一个数值运算问题。其中 $f(x)$ 代表要计算的函数值,有两个不同的表达式,根据 x 的取值决定采用哪一个算式。根据计算机具有逻辑判断的基本功能,用计算机算法描述如下:

(1) 将 a,b 和 x 的值输入到计算机;
(2) 判断 x 是否小于或等于 a? 如果条件成立,执行第(3)步,否则执行第(4)步;
(3) 按表达式 $bx+a$,计算出结果存放到 f 中,然后执行第(5)步;
(4) 按表达式 $ax+b$,计算出结果存放到 f 中,然后执行第(5)步;
(5) 输出 f 的值;
(6) 算法结束。

由上述两个简单的例子可以看出,一个算法由若干操作步骤构成,并且,任何简单或复杂的算法都是由基本功能操作和控制结构这两个要素组成。算法的控制结构决定了算法的执行顺序。

3. 算法设计的基本方法

计算机解题的过程实际上是实现计算机算法的过程;计算机算法不同于人工处理的方法,下面列举工程上常用的几种算法设计,在实际应用时,各种方法之间往往存在着一定的联系。

1) 列举法

列举法的基本思想是根据提出的问题,列举所有可能的情况,并用问题中给定的条件检验哪些是需要的,哪些是不需要的。求解不定方程的问题常用此法。列举法是计算机基础算法之一。

列举法的特点是算法比较简单,但当列举的可能情况较多时,执行列举算法的工作量将会很大。因此,在用列举法设计算法时,使方案优化、尽量减少运算工作量是应该重点注意的问题。

列举原理是计算机应用领域中十分重要的原理。许多实际问题若采用人工列举是不可思议的,但由于计算机的运算速度快并擅长重复操作,从而可以轻而易举地进行大量列举。因此,列举法虽然笨拙、原始、运算量大,但在许多实际问题中(如查找、搜索等问题)局部使用列举法还是十分有效的。

2) 归纳法

归纳法的基本思想是通过列举少量的特殊情况,经过分析找出一般的关系。从本质上讲,归纳法就是通过观察一些简单而特殊的情况,最后总结出一般性的结论。

归纳是一种抽象,即从一个实际问题的特殊现象中总结出一般关系。但由于在归纳的过程中不可能对所有的因素进行一一列举,因此,最后由归纳得到的结论不是完全可靠的,还需要进一步加以必要的证明。

3) 递推

递推是指从已知的初始条件出发,逐次推出所要求的中间结果和最后结果。其中初始条件或者问题本身已经给定,或者通过对问题的分析与化简而确定。递推本质上也属于归

纳法,工程上许多递推关系式实际上是通过对实际问题的分析与归纳而得到的,因此,递推关系式往往是归纳的结果。

递推算法经常用于数值计算;但对于数值型的递推算法必须注意数值计算的稳定性问题,因为计算机中数值的表示往往是有界的,而数学意义上数值是无界的。

4) 递归

人们在解决一些复杂问题时,为了降低问题的复杂程度(如问题的规模等),总会将某些问题逐层分解,最后归结为一些最简单的问题。这种将问题逐层分解的过程,实际上并没有对问题进行求解,而只是当解决了最后那些最简单的问题后,再沿着原来分解的逆过程逐步进行综合,这就是递归的基本思想。

递归分为直接递归与间接递归两种。例如有算法 P 和 Q,如果 P 显式地调用自己则称为直接递归,如果 P 先调用 Q,而 Q 又调用 P 则称为间接递归。

5) 减半递推技术

实际问题的复杂程度往往与问题的规模有密切的联系,因此,利用分治法解决这类实际问题非常有效。工程上常用的分治法是减半递推技术。

所谓"减半"是指将问题的规模减半,而问题的性质不变;所谓"递推"是指重复"减半"的过程。

【例 5-3】 设方程 $f(x)=0$ 在区间 $[a,b]$ 上有实根,且 $f(a)$ 与 $f(b)$ 异号。利用二分法求其在区间 $[a,b]$ 上的一个实根。

减半递推过程如下:

首先,取给定区间的中点 $c=(a+b)/2$。

然后,判断 $f(c)$ 是否为 0。若为 0,则 c 就是根,结束;否则根据以下原则将原区间减半:

若 $f(a)*f(c)<0$,则取原区间的前半部分;

若 $f(b)*f(c)<0$,则取原区间的后半部分。

最后,判定减半后的区间长度是否已经很小。若是很小,则取 $(a+b)/2$ 为根的近似值,否则重复上述减半过程。(很小的概念取决于计算机的精度)

6) 回溯法

在工程上,有些实际问题很难归纳出一组简单的递推公式或直观的求解步骤,并且也不能进行无限的列举。对于这类问题,一种有效的方法是"试"。通过对问题的分析,找出一个解决问题的线索,然后沿着这个线索逐步试探,若试探成功,就得到问题的解,若试探失败,就逐步回退,换别的路线再逐步试探。回溯法常用于处理复杂数据结构。

5.1.2 算法复杂度

算法的复杂度包括时间复杂度和空间复杂度。

1. 算法的时间复杂度

所谓算法的时间复杂度,是指执行算法所需要的计算工作量。算法所执行的基本运算次数与计算机硬件、软件因素无关。算法所执行的基本运算次数与问题的规模有关。对于一个固定的规模,算法所执行的基本运算次数还可能与特定的输入有关。

算法的工作量用算法所执行的基本运算次数来度量。算法所执行的基本运算次数是问题的规模函数。即算法的工作量 $=f(n)$。

例如，在 $N \times N$ 矩阵相乘的算法中，整个算法的执行时间与该基本操作(乘法)重复执行的次数 n^3 成正比，也就是时间复杂度为 n^3，表示为 $f(n) = O(n^3)$。

在有些情况下，算法中的基本操作重复执行的次数还依据问题的输入数据集的不同而不同。例如在选择升序排序的算法中，当要排序的一组数初始序列为自小至大有序时，基本操作的执行次数为0；当初始序列为自大至小有序时，基本操作的执行次数为 $n(n-1)/2$。对这类算法的分析，可以采用以下两种方法来分析。

(1) 平均性态(Average Behavior)。

所谓平均性态，是指在各种特定输入下，用基本运算次数的加权平均值来度量算法的工作量。

设 x 是所有可能输入中的某个特定输入，$p(x)$ 是 x 出现的概率(即输入为 x 的概率)，$t(x)$ 是算法在输入为 x 时所执行的基本运算次数，则算法的平均性态定义为

$$A(n) = \sum_{x \in D_n} p(x) t(x)$$

其中，D_n 表示当规模为 n 时，算法执行的所有可能输入的集合。

(2) 最坏情况复杂性(Worst-Case Complexity)。

所谓最坏情况分析，是指在规模为 n 时，算法所执行的基本运算的最大次数。

$$W(n) = \max_{x \in D_n} \{t(x)\}$$

显然，$W(n)$ 比 $A(n)$ 计算容易，$W(n)$ 更有实际意义。

2. 算法的空间复杂度

一个算法的空间复杂度，一般是指执行这个算法所需要的内存空间。

一个算法所占用的存储空间包括算法程序所占用的空间、输入的初始数据所占用的存储空间以及算法执行过程中所需要的额外空间。其中额外空间包括算法程序执行过程中的工作单元以及某种数据结构所需要的附加存储空间(例如，在链式结构中，除了要存储数据本身外，还需要存储链接信息)。如果额外空间量相对于问题规模来说是常数，则称该算法是原地(in place)工作的。在许多实际问题中，为了减少算法所占的存储空间，通常采用压缩存储技术，以便尽量减少不必要的额外空间。

类似于时间复杂度的讨论，一个算法的空间复杂度作为算法所需存储空间的量度，记作

$$S(n) = O(f(n))$$

其中，n 为问题的规模(或大小)，空间复杂度也是问题规模 n 的函数。一个算法所占用的存储空间包括算法程序所占的空间，输入的初始数据所占的存储空间，以及算法执行过程中所需要的额外空间。其中额外空间包括算法程序执行过程中的工作单元以及某种数据结构所需要的附加存储空间。如果额外空间量相对于问题规模来说是常数，则称该算法是原地工作的。在许多实际问题中，为了减少算法所占的存储空间，通常采用压缩存储技术，以便尽量减少不必要的额外空间。

5.2 程序设计的方法与风格

程序设计是一门技术，需要相应的理论、技术、方法和工具来支持，程序设计主要经历了结构化程序设计和面向对象程序设计的发展阶段。

程序设计风格会深刻影响软件的质量和可维护性,良好的程序设计风格可以使程序结构清晰合理,使程序代码便于维护。程序设计的风格总体而言应该强调简单和清晰,程序必须是可以理解的。可以认为,著名的"清晰第一,效率第二"的论点已成为当今主导的程序设计风格。要形成良好的程序设计风格,主要应注重和考虑下述因素。

1. 源程序文档化

源程序文档化主要考虑以下几点。

(1) 符号名的命名规则：符号名的命名应具有一定的实际含义,以便理解程序功能。

(2) 正确的程序注释：程序注释一般分为序言性注释和功能性注释。序言性注释常位于程序开头部分,它包括程序标题、程序功能说明、主要算法、接口说明、程序位置、开发简历、程序设计者、复审者、复审日期及修改日期等。功能性注释一般嵌在源程序体之中,用于描述其后的语句或程序的主要功能。

(3) 程序的视觉组织：在程序中利用空格、空行、缩进等技巧使程序的层次结构清晰、一目了然。

2. 数据说明的方法

数据说明的次序规范化；

说明语句中变量安排有序化；

使用注释来说明复杂数据的结构。

3. 语句的结构

在一行内只写一条语句；

程序编写应优先考虑清晰性；

除非对效率有特殊要求,否则程序编写要做到清晰第一,效率第二；

首先要保证程序的正确,然后才要求提高速度；

避免使用临时变量而使程序的可读性下降；

避免不必要的转移；

尽可能使用库函数；

避免采用复杂的条件语句；

尽量减少使用"否定"条件的条件语句；

数据结构要有利于程序的简化；

要模块化,使模块功能尽可能单一化；

利用信息隐蔽,确保每一个模块的独立性；

从数据出发构造程序；

不要修补不好的程序,要重新编写程序。

4. 输入和输出的风格

对所有的输出数据都要检验数据的合法性；

检查输入项的各种重要组合的合理性；

输入格式要简单,以使得输入的步骤和操作尽可能简单；

输入数据时,应允许使用自由格式；

应允许缺省值；

输入一批数据时,最好使用输入结束标志；

在以交互式输入/输出方式进行输入时,要在屏幕上使用提示信息明确提示输入的内容与格式,同时在数据输入过程中和输入结束时,应在屏幕上显示状态信息;

当程序设计语言对输入格式有严格要求时,应保持输入格式与输入语言的一致性;给所有的输出加注释,并实际输出报表格式。

5.3 结构化程序设计

5.3.1 程序设计的原则

程序设计的主要原则可以概括为:自顶向下,逐步求精,模块化,限制使用 goto 语句。

(1) 自顶向下:先考虑总体,后考虑细节;先考虑全局目标,后考虑局部目标。这种程序结构按功能划分为若干基本模块,这些模块形成一个树状结构。

(2) 逐步求精:对复杂问题,应设计一些子目标做过渡,逐步细化。

这种设计方法的过程是将问题求解由抽象逐步具体化的过程。用这种方法分解复杂问题,直到把复杂问题分解为可以直接用程序语言的基本语句结构表达出来为止。这种方法就叫作"自顶而下,逐步求精"。在向下一层展开之前应仔细检查本层设计是否正确,只有上一层是正确的才能向下细化。如果每一层设计都是正确的,则整个算法就是正确的。

(3) 模块化:模块化是把程序要解决的总目标分解为分目标,再进一步分解为具体的小目标,把每个小目标称为一个模块。

(4) 限制使用 goto 语句。

5.3.2 结构化程序的基本结构

1966 年,Boehm 和 Jacopini 证明了程序设计语言仅仅使用顺序、选择和重复(循环)3 种基本控制结构就足以表达出各种形式结构的程序设计方法。采用结构化程序设计方法编写程序,可使程序结构良好、易读、易理解、易维护,从而提高编程工作的效率,降低软件开发的成本。

1. 顺序结构

顺序结构是一种简单的程序设计结构,顺序结构自始至终严格按照程序中语句的先后顺序逐条执行,是最基本、最常用的结构形式;它是程序设计中的必备,如图 5-1(a)所示。

2. 选择结构

选择结构又称为分支结构,包括简单选择和多分支选择结构,如图 5-1(b)所示。

3. 循环结构

循环结构又称为重复结构,它根据给定的条件,判断是否需要重复执行某一相同功能的程序段。在程序设计语言中,循环结构对应两类循环语句,对先判断后执行的循环体称为当型循环结构,对先执行循环体后判断的称为直到型循环结构,如图 5-2 所示。

结构化程序设计的优点:

程序的可读性好,易于维护;

提高了编程效率,降低了开发成本。

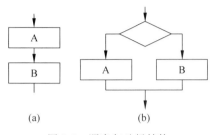
图 5-1　顺序与选择结构

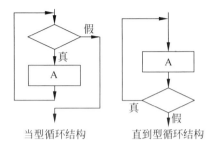
图 5-2　循环结构

5.3.3　结构化程序设计应注意的问题

在结构化程序设计的具体实施中,要注意把握如下要素:

使用程序设计语言中的顺序、选择、循环等有限的控制结构表示程序的控制逻辑;

选用的控制结构只准许有一个入口和一个出口;

程序语句组成容易识别的块,每块只有一个入口和一个出口;

复杂结构应该用嵌套的基本控制结构进行组合嵌套来实现;

语言中没有的控制结构,应该采用前后一致的方法来模拟;

严格控制非结构化语句(如 goto、break、continue 语句)的使用。除非以下情况:

(1) 使用后可以大大提高程序的效率,而且不但不影响程序可读性,反而使程序机构更加清晰,这样才考虑使用;

(2) 用一个非结构化的程序设计语言去实现一个结构化的构造,当然目前此类情况已经微乎其微。

5.4　面向对象的程序设计

5.4.1　关于面向对象方法

客观世界中任何一个事物都可以被看成一个对象,对象是现实世界事物或个体的抽象表示,抽象的结果不仅包括事物个体的属性,还包括事物的操作。属性值表示了对象的内部状态。面向对象方法的本质就是主张从客观世界固有的事物出发构造系统,提倡用人类在现实生活中常用的思维方法认识、理解和描述客观事物,强调最终建立的系统能够映射问题域,也就是说,系统中的对象以及对象之间的关系能够如实地反映问题域中固有事物及其关系。从计算机的角度来看,面向对象就是运用对象、类、继承、封装、消息、结构与连接等面向对象的概念对问题进行分析、求解的系统开发技术。

面向对象方法有以下几个主要优点:

与人类习惯的思维方法一致;

稳定性好;

可重用性好;

易于开发大型软件产品;

可维护性好。

5.4.2 面向对象方法的基本概念

面向对象的程序设计方法中涉及的对象是系统中用来描述客观事物的一个实体,是构成系统的一个基本单位,它由一组表示其静态特征的属性和它执行的一组操作组成。面向对象方法学中的对象是由描述该对象属性的数据以及可以对这些数据施加的所有操作封装在一起构成的统一体。对象可以做的操作表示它的动态行为,在面向对象分析和面向对象设计中,通常把对象的操作称为方法或服务。属性在设计对象时确定,一般只能通过执行对象的操作来改变。对象有一些基本特点:标识唯一性,分类性,多态性,封装性,模块独立性好。

1. 对象

对象(Object)是面向对象方法中最基本的概念。对象可以用来表示客观世界中的任何实体,也就是说,应用领域中有意义的、与所要解决的问题有关系的任何事物都可以作为对象。总之,对象是对问题域中某个实体的抽象。

2. 类和实例

类(Class)是对具有共同特征的对象的进一步抽象。将属性和操作相似的对象归为类,也就是说,类是具有共同属性、共同方法的对象的集合。所以,类是对象的抽象,它描述了属于该对象类型的所有对象的性质,而一个对象则是其对应类的实例(Instance)。如杨树、柳树、枫树等是具体的树,抽象之后得到"树"这个类。类具有属性,属性是状态的抽象,如一棵杨树的高度是10m,柳树是8m,树则抽象出一个属性"高度"。类具有操作,它是对象行为的抽象。

3. 继承

继承(Inheritance)是使用已有的类定义作为基础来建立新类的定义技术。已有的类可当作基类来引用,则新类相应地可当作派生类来引用。面向对象软件技术的许多强有力的功能和突出的优点,都来源于把类组成一个层次结构的系统:一个类的上层可以有父类,下层可以有子类。这种层次结构系统的一个重要性质是继承性,一个类直接继承其父类的描述或特性,子类自动地共享基类中定义的数据和方法。

继承关系模拟了现实世界的一般与特殊的关系。它允许我们在已有的类的特性基础上构造新类。被继承的类称为基类(父类),在基类的基础上新建立的类称为派生类(子类)。派生类的特性比基类的特性更细致。

继承关系可以表述为:派生类是基类。因此可以说:动物是生物。生物比动物具有更一般的特性。

4. 聚合

聚合(Aggregation)模拟了现实世界的部分与整体的关系。它允许利用现有的类组成新类。比如说汽车,它由发动机、变速箱、底盘等组成,那么我们就可以利用发动机、变速箱、底盘等类聚合成一个新的类:汽车类。

5. 消息

消息(Message)是一个实例与另一个实例之间传递的信息,它请求对象执行某一处理或回答某一要求的信息,统一了数据流和控制流。消息中包含传递者的要求,它告诉接收者需要做哪些处理,但并不指示接收者应该怎么样完成这些处理。消息完全由接收者解释,接收者独立决定采用什么方式完成所需的处理,发送者对接收者不起任何控制作用。一个对象能接受不同形式、不同内容的多个消息；相同形式的消息可以送往不同的对象,不同的对象对于形式相同的消息可以有不同的解释,能够做出不同的反应。一个对象可以同时向两个对象传递消息,两个对象也可以同时向某个对象传递消息。

消息是对象之间交互的唯一途径,一个对象要想使用其他对象的服务,必须向该对象发送服务请求消息。而接收服务请求的对象必须对请求做出响应。

例如,当我们向银行系统的账号对象发送取款消息时,账号对象将根据消息中携带的取款金额对客户的账号进行取款操作：验证账号余额,如果账号余额足够,并且操作成功,对象将把执行成功的消息返回给服务请求的发送对象,否则发送交易失败消息。

6. 多态性

多态性(Polymorphism)是指在一般类中定义的属性或行为,被特殊类继承之后,可以具有不同的数据类型或表现出不同的行为。

多态性机制不仅增加了面向对象软件系统的灵活性,进一步减少了信息冗余,而且显著地提高了软件的可重用性和可扩充性。当扩充系统功能增加新的实体类型时,只需派生出与新实体类相应的新的子类,完全无须修改原有的程序代码,甚至不需要重新编译原有的程序。利用多态性,用户能够发送一般形式的消息,而将所有的实现细节都留给接收消息的对象。

例如,在两个类 Male(男性)和 Female(女性)都有一项属性为 Friend。一个人的朋友必须属于类 Male(男性)、Female(女性)二者其一,这是一个多态性的情况。因为 Friend 指向两个类之一的实例。如果小明的朋友既有男性又有女性,那么类 Male 就不知道属性 Friend 该与哪个类关联。

本 章 小 结

算法是解决问题的步骤；程序是算法的代码实现。算法要依靠程序来完成功能；程序需要算法作为灵魂。

程序是结果,算法是手段(为编写出好程序所使用的运算方法)。同样编写一个功能的程序,使用不同的算法可以让程序的体积、效率差很多。所以算法是编程的精华所在。

算法＋数据结构＝应用程序。

算法是程序设计的核心,算法的好坏很大程度上决定了一个程序的效率。一个好的算法可以降低程序运行的时间复杂度和空间复杂度。先选出一个好的算法,再配合以一种适宜的数据结构,这样程序的效率会大大提高。

算法和程序都是指令的有限序列。程序是算法,而算法不一定是程序。

【注释】

流程图：以特定的图形符号加上说明,表示算法的图,称为流程图。

N-S 结构化流程图：全部算法写在一个矩形阵内,在框内还可以包含其他框的流程图形式。

算法描述语言：算法可采用多种描述语言来描述,例如,自然语言、计算机语言或某些伪语言。各种描述语言在对问题的描述能力方面存在一定的差异。

第6章 多媒体技术

导学

内容及要求

本章主要介绍多媒体技术概念、多媒体信息处理技术和数据压缩基础知识,还介绍多媒体通信和多媒体网络,以及如何利用多媒体技术制作微课。目的是帮助读者了解多媒体技术,并为今后多媒体技术的应用打下牢固的基础。

多媒体技术概述中要了解多媒体、多媒体设备和多媒体计算机的基本概念。

多媒体信息的处理中要熟悉常用多媒体文件的类型、文件格式;掌握多媒体信息的处理方法,包括音频信息的采集和媒体播放器的使用。

数据压缩技术基础中熟悉数据压缩的标准和方法,以及常用的文件压缩工具有哪些。

多媒体通信及网络技术中了解多媒体通信、多媒体网络和流媒体的基础知识。

微课的制作中熟练掌握微课的制作方法与技巧。

重点、难点

本章的重点是多媒体文件的类型、文件格式及数据压缩的标准和方法。难点是多媒体信息处理的方法和微课的制作技巧。

多媒体技术借助日益普及的高速信息网,实现了信息资源共享,成为当今信息技术领域发展最快、最活跃的技术之一。多媒体信息通过计算机或其他电子、数字处理手段的传递,既可以表达丰富的感受,又能够触动人们的思想和行为中枢。多媒体技术更可以帮助远距离的病人接受医生的询问与诊断,方便不同地区的医疗专家对疑难病例进行会诊,以节约医疗时间与成本。本章的宗旨是让读者对多媒体技术有一个较全面的了解,为今后应用多媒体技术打下牢固的基础。

6.1 多媒体技术概述

当前多媒体技术的应用范围包括多媒体演示系统的制作、多媒体网络传输等。其中多媒体演示系统的制作是应用最为广泛的领域之一,包括多媒体医学辅助教学系统、大屏幕多媒体演示系统、公司或产品的多媒体介绍系统等。随着图像三维技术的发展,多媒体技术将与计算机视觉技术、图形技术相结合,为人类的生活带来更大的变化。

6.1.1 多媒体技术

1. 媒体

媒体(Medium)是指承载信息的载体,是各种信息表示、传播和存储的最基本的技术和手段。

按照国际电话电报咨询委员会(CCITT)的定义,媒体可分为以下 5 种类型。

1) 感觉媒体

感觉媒体(Perception Medium)是直接作用于人的感觉器官,使人能产生直接感觉的一种媒体,如语言、文字、图形、图像、声音、动画等。

2) 表示媒体

表示媒体(Representation Medium)是为了加工、处理、表达和传输感觉媒体而人为研究构造出来的一种媒体,如图像常采用的 JPEG 编码和 MPEG 编码、文本常采用的 ASCII 码和 GB2312 编码以及声音编码和视频编码等。

3) 表现媒体

表现媒体(Presentation Medium)是感觉媒体和用于通信的电信号之间转换的一种媒体。表现媒体又分为输入表现媒体和输出表现媒体。如键盘、鼠标、扫描仪、麦克风、摄像机等为输入表现媒体,显示器、打印机、音箱、投影仪等为输出表现媒体。

4) 存储媒体

存储媒体(Storage Medium)是用于存储表示媒体的物理设备,如软盘、优盘、硬盘、光盘等。

5) 传输媒体

传输媒体(Transmission Medium)是将媒体从一处传送到另一处的物理载体,如双绞线、同轴电缆、光纤等。

在计算机领域里,媒体有两种含义:存储信息的载体和信息的表示形式。计算机多媒体信息处理技术中所说的媒体是指后者,即信息的表示形式。

2. 多媒体

多媒体(Multimedia)由单一媒体(如文本、声音、图形、图像、动画、视频等)复合而成。在计算机领域中,多媒体是指将多种媒体组合在一起而产生的一种表现、传播和存储信息的载体。

多媒体中的媒体元素(Media Element)主要包括文本(Text)、图形(Graphics)、图像(Image)、声音(Audio)、动画(Animation)、视频(Video)等。

1) 文本

文本是各种文字和符号的集合,是多媒体应用程序的基础。文本是以编码的方式进行存储的,如用 ACSII 编码存储字符。文本可以通过键盘输入、扫描仪或语音录入等方法获取。

2) 声音

声音是物体震动产生的波。频率在 20Hz~20kHz 范围内的是人们可以听到的声波。通常要将声音数字化后输入计算机中进行存储处理。

3) 图形

图形又称为矢量图,是指由计算机绘制的点、线、面等元素构成的图案。可以对图形进行移动、旋转、扭曲、放大、缩小等操作并保持图形不失真。

4）图像

图像是指由输入设备，如数码相机、扫描仪等输入的实际场景画面。图像又分为黑白图像、灰度图像和彩色图像。

5）动画

动画是一幅幅按顺序排列的静态画面以一定的速度连续播放而形成的动态效果。每一幅静态画面称为一帧，其内容通常是由人工或计算机生成，而相邻两帧的画面内容略有不同。

6）视频

视频是指将一组内容相关的图像连续播放，因视觉暂留而给人产生一种图像连续的动态效果。每一幅图像就是一帧，其内容通常来自于自然景观。

3. 多媒体技术

多媒体技术（Multimedia Technology）就是计算机交互综合处理多种媒体信息（文本、图形、图像、声音、动画和视频等），使多种媒体信息结合在一起，建立逻辑联系，使其成为一个具有交互性的系统。对媒体技术具有多样性、集成性、实时性和交互性的特点。

现在所说的多媒体，通常并不是指多媒体信息本身，而是指处理和应用它的一套软硬件技术，如多媒体计算机、具有多媒体技术的各种软件等。因此，常说的"多媒体"只是多媒体技术的同义词。

6.1.2 多媒体设备

多媒体设备就是可以提供诸多多媒体功能的设备，包括麦克风、音箱、视频卡、触摸屏、扫描仪和数码相机等。

1. 音频设备

多媒体音频设备是音频输入输出设备的总称。常见的音频输入设备有音频采样卡、合成器、麦克风等；常见的音频输出设备有音箱、耳机、功放机等。

声卡是计算机处理音频信号的 PC 扩展卡，其主要功能是实现音频的录制、播放、编辑以及音乐合成、文字语音转换等。

2. 视频设备

常见多媒体视频设备有视频卡、视频采集卡、DV 卡、电视卡、电视录像机、视频监控卡、视频信号转换器、视频压缩卡、网络硬盘录像机等，各种视频设备均有其自身的用途。

3. 光存储设备

常见的光存储系统有只读型、一次写入型和可擦写型三大类。目前常见的光存储系统有 CD-ROM、CD-R、CD-RW、DVD 光存储系统和光盘库系统等。

4. 其他常用多媒体设备

扫描仪：利用扫描仪可以将文本、图画、照片等信息转换为数字信号传到计算机中。

笔输入设备：指以手写方式输入的设备，如手写笔、手写板等。

数码相机：利用电子传感器把光学影像转换成电子数据的照相机，与传统照相机最大的区别是数码相机中没有胶卷，取而代之的是 CCD/CMOS 感光器件和数字存储器。

数码摄像机：工作原理与数码相机类似，用于获取视频信息的设备。

触摸屏：利用触摸屏，用户可以在屏幕上同时实现输入和输出。

5. 新型多媒体设备

随着虚拟现实技术的发展，人们与现实世界的交互也发生了变化，产生了一些利用虚拟现实技术的新型多媒体设备，这些新型多媒体设备更广泛地应用于医学中。

互动投影系统又叫多媒体互动投影，分为地面互动投影、墙面互动投影、桌（台）面互动投影，它采用计算机视觉技术和投影显示技术来营造一种奇幻动感的交互体验。观众可以通过肢体与投影画面中的内容进行互动，具有很高的观赏性并可以给观众带来新奇感及良好的体验，同时可以充分地调动展厅气氛，增加展示的科技含量，提高展示现场的人气。互动投影技术是多媒体展示、互动游戏、广告新载体等应用领域的最佳选择。

6.2 多媒体信息的处理

各种媒体信息通常按照规定的格式存储在数据文件中，对多媒体信息的处理实际上就是对媒体元素的处理。本节重点讲解对图像信息、声音信息和视频信息的处理。

6.2.1 图像信息

通常情况下，数字图像指图形和静态图像两种，而动态图像（视频）将在后面介绍。

1. 图像文件的格式

图像文件就是用来保存图形信息的。在多媒体计算机中，可以处理的图像文件格式有很多，每种格式有各自的特点，下面主要介绍以下几种图像格式。

（1）BMP 格式。

BMP（Bitmap，BMP）格式是 Windows 操作系统下的标准的图像文件格式，其文件扩展名是 bmp。在 Windows 环境下运行的所有图像处理软件都支持这种格式，是一种应用比较广泛的、通用的图形图像存储格式。BMP 格式文件包含的图像信息较丰富，支持黑白、16 色、256 色、灰度图像和 RGB 真彩色图像，几乎不进行压缩，一般文件占用存储空间较大。

（2）JPEG 格式。

JPEG（Joint Photographic Experts Group，JPEG）文件的扩展名是 jpg 或 jpeg，它用有损压缩方法，利用人的视觉系统的特性，使用量化和无损压缩编码相结合来去掉视觉的冗余信息和数据本身的冗余信息，在获取极高的压缩率的同时能展现丰富生动的图像。经过高倍压缩的文件都很小，但压缩后的图像还原后是无法与原图像一致的，但这一点，我们的视觉系统是看不出来的。JPEG 格式压缩比率大约可达到 20∶1，并支持黑白、16 色、256 色、灰度图像和 RGB 真彩色图像。

JPEG 格式的图像通常用于图像预览和超文本文档中，是目前网络上最流行的图像文件格式之一。

（3）GIF 格式。

GIF（Graphics Interchange Format，GIF）图形交换格式，是由美国最大的在线信息服务公司 CompuServe 开发的图像文件存储格式，分为静态 GIF 和动画 GIF 两种，其文件扩展名为 gif。

GIF 格式是一种基于 LZW 压缩算法的连续色调的无损压缩格式，文件压缩比高。GIF

格式支持透明背景图像,支持黑白图像、16色和256色图像,适用于多种操作系统,文件较小,适合网络传输和使用。把存于一个GIF文件中的多幅图像数据逐幅读出并显示在屏幕上,就构成一种最简单的动画,现在网上的许多微小动画就是用这种方法制作的。因此GIF已成为网络上最流行的图像文件格式之一,几乎所有相关软件都支持它。

(4) TIFF格式。

TIFF(Tagged Image File Format,TIFF)格式是Aldus和Microsoft公司为了便于各种图像软件之间的图像数据交换而开发的,是一种工业标准格式,应用也很广泛。支持黑白、16色、256色、灰度图像和RGB真彩色图像。

TIFF格式的文件分压缩和非压缩两类,非压缩的TIFF格式文件是独立于软硬件的,具有良好的兼容性,且压缩存储时又有很大的选择余地,格式复杂,存储的信息量较多。

TIFF格式主要用于扫描仪和桌面出版物,其文件扩展名是tif或tiff。

(5) PSD格式。

PSD(Photoshop Document,PSD)格式是Adobe公司开发的图像处理软件Photoshop专用的图像文件格式,除了保存图像信息外,还可以保存图层、通道等信息。PSD是一种非压缩格式,所以文件存储占用空间大。PSD格式很少被其他软件和工具所支持,其文件扩展名为psd。

(6) WMF格式。

WMF(Windows Meta File,WMF)格式是一种比较特殊的文件格式,可以说是位图和矢量图的一种混合体,在桌面出版物领域中应用十分广泛,如Microsoft Office中的剪贴画使用的就是这种格式。

2. 数字图像的属性

描述一幅图像需要使用图像的属性。数字图像的属性一般包含分辨率、像素浓度、真/伪彩色等。

1) 分辨率

分辨率通常有显示分辨率和图像分辨率两种。

显示分辨率是指显示屏上能够显示出的像素个数。例如,显示分辨率为1024×768表示显示屏被分成1024列,768行,相当于整个屏幕上可以包含786432个显像点。屏幕能够显示的像素越多,说明显示设备的分辨率越高,显示的图像质量也就越好。

图像分辨率是指一幅图像像素密度的度量方法。对同样大小的一幅图,如果组成该图像的像素数目越多,则说明图像的分辨率越高,看起来越真实。例如,用扫描仪扫描彩色图像时,通常要指定图像的分辨率,表示方法为每英寸多少个点(dots per inch,dpi),如果用300dpi的分辨率来扫描一幅8英寸×10英寸的彩色图像,就得到一幅由2400×3000个像素点组成的图像。

所以,显示分辨率与图像分辨率是不同的概念。显示分辨率是确定显示图像的区域大小,而图像分辨率是确定组成一幅图像的像素数目。如在1024×768像素的显示屏上,一幅320×240像素的图像约占显示屏的1/12;相反,一幅2400×3000像素的图像在该显示屏上是不能完全显示的。

2) 像素深度

像素深度是指存储每个像素的信息所占用的二进制位数,它也是用来度量图像质量的。

在多媒体计算机系统中,图像的颜色是用若干位二进制数表示的,称为图像的颜色深度,即彩色图像的像素深度。例如,黑白图像(也称二值图像)的像素深度是 1,用一个二进制位就可以表示两种颜色,即黑和白;灰度图的像素颜色深度为 8(即一个字节),用 8 位二进制可以表示 256 个灰度级;16 色图的像素颜色深度为 4,用 4 位二进制可以表示 16 种颜色;256 色图的像素颜色深度为 8,用 8 位二进制可以表示 256 种颜色。

3) 真/伪彩色

真彩色是指图像中的每个像素值都分成 R、G、B 3 个基色分量,每个基色分量直接决定其基色的强度,这样产生的色彩称为真彩色。

真彩色图的像素颜色深度为 24,分别用 3 个 8 位二进制表示三基色(R、G、B),可以表示 1670 万种颜色,大大超过了人的眼睛所能够分辨的颜色数,故称其为真彩色。

伪彩色是指图像中的每个像素的颜色不是由 3 个基色分量的数值直接决定的,而是显示颜色时需要查找一张表,通过像素值可以找到表的某个入口,取出某个颜色的 R、G、B 3 个分量,然后用这 3 个分量控制 RGB 基色的强度,合成某个颜色。

3. 图像的分类

图形和静态图像是计算机技术与美术艺术相结合的产物,在计算机中,表达它们一般分为位图和矢量图两种方法。这两种方法各有优点,同时各自也存在缺点,幸而它们的优点恰好可以弥补对方的缺点,因此在图像处理过程中,常常需要两种方法相互取长补短。

1) 矢量图

矢量图(Vector Based Image)是用一系列计算机指令来表示一幅图,如画点、画直线、画曲线、画圆、画矩形等。这种方法与数学方法是紧密联系的,利用数据方法描述一幅图,会得到许许多多的数学表达式,再利用编程语言来实现。例如,利用矢量法画一条"直线",首先要有一数据说明该元素为直线,另外还要有其他数据说明该直线的起始坐标、方向、长度、终止坐标等信息。由于矢量图存储的是绘图指令,所以其文件占用的空间很少,而且图形不论放大多少倍,都依然清晰不会失真。

2) 位图

位图(Bit Mapped Image)也叫点阵图,是把图分成许许多多的像素点,其中每个像素用若干二进制位来指定该像素的颜色、亮度和其他属性。因此一幅图由许许多多的描述每个像素的数据组成,这些数据通常被称为图像数据,而这些数据作为一个文件来存储,被称为位图文件。比如,画一条"直线",就是用许多代表像素点颜色的数据来替代该直线,当把这些数据所代表的像素点画出来后,这条直线也就相应出现了。

3) 矢量图和位图的优缺点

(1) 位图文件占据的存储空间要比矢量图大。

(2) 在放大时,位图文件可能由于图像分辨率固定,而变得不清晰;而矢量图采用的是数学计算的方法,无论怎么将它放大,它都是清晰的。

(3) 矢量图一般比较简单,而位图可以非常复杂。例如,一张真实的山水照片,用数学方法显然是很难甚至是无法描述的。

(4) 矢量图不好获得,必须用专用的绘图程序制作,Office 中提供的剪贴画都是矢量图;而位图获得的方法就很多,可以利用画图程序软件制作,也可以利用扫描仪、数码照相机、数码摄像机及视频信号数字化卡等设备把模拟的图像信号变成数字位图图像数据。

(5) 在运行速度上，对于相同复杂度的位图和矢量图来说，显示位图比显示矢量图要快。

4. 图像信息的数字化

与音频信息数字化一样，图像信息的数字化也是通过采样、量化和编码得到的，只不过图像的采样是在二维空间中进行的。

图像信息数字化的采样是指把时间和空间上连续的图像转换成离散点的过程，即将图像在水平和垂直方向上分割形成 M 行×N 列的极小区域，称为像素（Pixel），它是组成图像的基本单位。量化则是图像离散化后，将表示图像色彩浓淡的连续变化值离散成等间隔的整数值（即灰度级），从而实现图像的数字化，量化等级越高图像质量越好。编码是将量化后的数据用二进制来表示。

5. 图像信息的采集

可以通过多种方法获取图像信息，如使用绘图软件绘制图形、通过扫描仪扫描图像、利用数码相机获取图像和抓取屏幕图像等。

可以利用键盘上的 Print Screen 功能键或抓图软件来抓取屏幕上有用的图像信息，这里我们只介绍利用键盘上的 Print Screen 功能键抓取屏幕图像的方法，具体操作步骤如下。

1）抓取整个屏幕信息

按 Print Screen 功能键，然后在打开的画图程序中新建一个空白文档，按"Ctrl+V"热键，将抓到的信息粘贴到上面，如图 6-1 所示；也可打开 Word 软件，在 Word 文档指定位置处，按"Ctrl+V"热键，将抓到的信息粘贴到上面。

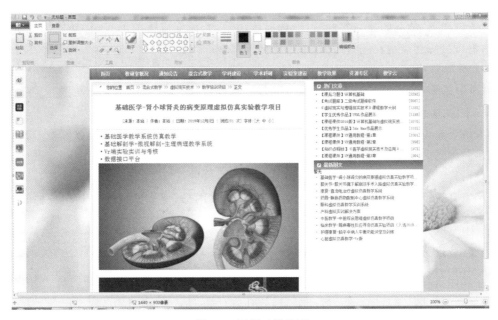

图 6-1　画图工具界面

2）抓取当前活动窗口

按住 Alt 键，再按 Print Screen 功能键，接下来的工作与 1）相同。

3) Windows 截图工具

Windows 系统自带了一款小巧实用的截图工具,不需要借助第三方软件也可以实现对屏幕的截取功能。执行"开始"|"所有程序"|"附件"|"截图工具"命令即可进入"截图工具"软件操作界面,如图 6-2 所示。

启动截图工具后,单击"新建"按钮右侧的按钮,在下拉菜单中选择截图模式,如图 6-3 所示。截图工具能够截取的图片类型分为如下 4 种。

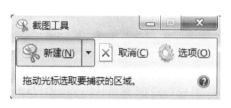

图 6-2 "截图工具"窗口

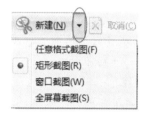

图 6-3 4 种截图模式

1) 任意格式截图

"任意格式截图"截取的图形是不规则的形状,选择该项后,屏幕会微微发白,当光标变成剪刀状时拖动鼠标即可截取需要的图形。

2) 矩形截图

"矩形截图"只能以矩形的形状截取屏幕上需要的图形,选择该项后,截取的过程与截取任意形状截图大致相同,当光标变成十字形后拖动鼠标截取所需图形。

3) 窗口截图

"窗口截图"截取的是完整的窗口,选择该项后,光标变成手的形状,移动鼠标至所需的窗口,窗口边缘会显示红色的边框,单击鼠标即可截取该窗口。

4) 全屏幕截图

"全屏幕截图"指的是截取当前整个屏幕的内容,选择该项后即可完成截图。

6. 图像信息的编辑

如果要想设计和处理专业和复杂效果的图像,可以选择 Photoshop 这款图像编辑软件,它是目前优秀的图像处理软件之一。利用它,用户可以方便地使用图层对多个图像进行合成与编辑,使用各种绘画、修饰工具和相关命令对图像进行修饰、对色彩和色调进行调整,使用绘画工具进行绘画,使用形状和路径工具绘制矢量图形,使用滤镜快速制作各种效果,以及使用文字工具和相关命令制作文字特效等。

6.2.2 音频信息

在媒体信息当中,声音所占的比重是比较大的,人们随时随地都能听到各式各样的声音,如美妙的音乐、动听的歌声、吵闹的喧哗声、刺耳的尖叫声、嘤嘤的鸟叫声等。

1. 音频文件的格式

数字化后的声音信息,以文件的形式存储在计算机或其他外部存储介质上。在多媒体计算机中,存储声音信息的文件格式主要有 WAV 格式、MP3 格式、MIDI 格式、CD 格式、WMA 格式等。

(1) WAV 格式。

WAV 格式是 Microsoft 公司专门为 Windows 操作系统设计的一种波形音频文件存储格式,用于保存 Windows 平台的音频信息,被 Windows 平台及其应用程序所支持,它来源于对声音模拟波形的采样。用不同的采样频率对声音的模拟波形进行采样,可以得到一系列离散的采样点,以不同的量化位数把这些采样点的值转换为二进制数,然后存储于磁盘,这就产生了声音的 WAV 文件。WAV 文件存储的是声音的原始波形信号。

WAV 格式是声音录制完成后的原始音频格式,声音质量好,一般不压缩,因此文件的数据量大,占用的存储空间多,一般多用于存储简短的声音片段。根据未经压缩的音频数据量计算公式:

音频数据量(字节)=采样频率(Hz)×量化精度(位)/8×声道数×时间(s)

可以计算若采用 44.1kHz 的采样频率对声音波形进行采样,每个采样点的量化精度用 16 位,录制 1min 的立体声(双声道)节目,则生成的 WAV 文件大小为

$$44100 \times 16/8 \times 2 \times 60 = 10584000B \approx 10.1MB$$

从这个例子可以看出,WAV 文件的存储容量太大,一首 WAV 文件歌曲就将消耗很大的存储空间,这也是 WAV 文件的最大缺点。但是,当对声音质量要求不高的时候,可以通过降低采样频率、使用较低的量化位数(如 8 位)、利用单声道,得到较小的 WAV 文件。

(2) MP3 格式。

MP3 格式是一种有损压缩的音频文件格式,其文件扩展名是 mp3。MP3 格式采用了 MPEG 压缩技术,对于大存储容量的音频信息做到了很好的压缩。

MPEG(Moving Picture Experts Group,MPEG)运动图像专家组,是在 1988 年由国际标准化组织(International Organization for Standardization,ISO)和国际电工委员会(International Electro technical Commission,IEC)联合成立的专家组,负责开发电视图像数据和声音数据的编码、解码和同步等标准。其中,MPEG-1 标准详细说明了视频图像和声音的压缩、解压缩方法等。MPEG-1 的音频标准部分可以独立使用,其中规定了高品质音频的编码方法、解码方法和存储方法。MPEG-1 的声音压缩标准包括 3 个独立的压缩层次。

MPEG-1 audio Layer 1:标准压缩效率为 1:4;

MPEG-1 audio Layer 2:标准压缩效率为 1:6~1:8;

MPEG-1 audio Layer 3:标准压缩效率为 1:10~1:12。

不同压缩层次对应不同的算法复杂度和声音质量,可以根据应用需求的不同,使用不同层次的编码系统进行压缩。

MP3 是使用 MPEG-1 中的第三层音频压缩模式对声音进行压缩的格式,它舍弃了人耳听不到的那部分声音,从而节省了很多存储空间,也就实现了压缩的目的。比如,一首 WAV 文件存储的歌曲,其大小为 30MB,转换成 MP3 之后,其大小就为 3MB 左右。

(3) MIDI 格式。

MIDI(Musical Instrument Digital Interface,MIDI)也称乐器数字接口,是由世界上主要电子乐器制造厂商联合创建的一个通信标准,是用于在音乐合成器(Music Synthesizers)、乐器(Musical Instruments)和计算机等电子设备之间交换信息与控制信号的一种标准协议。

与波形文件不同,MIDI 文件存储的不是声音本身的波形数据,而是一组音乐演奏指令

序列。更具体地说,对应 MIDI 文件专用的电缆上传送的不是声音,而是让 MIDI 设备或其他装置产生声音或执行某个动作的指令。因此,MIDI 文件格式存储的是一套指令(即命令),由这一套命令来指挥 MIDI 设备怎么去做,如发出规定的演奏音符、演奏多长时间、音量的变化和生成音响效果等。

所以,对于 MIDI 标准文件格式来说,不需要采样,不用存储大量的声音信号信息,只需记录音乐的乐谱,其第一大优点就是生成的文件数据量很少,占用存储空间小。同时,MIDI 文件采用命令处理声音,容易编辑。

(4) CD 格式。

CD 格式是标准的激光盘文件格式。CD 文件的音质好,但数据量大。CD 文件也属于波形文件的一种,但与 WAV 文件有所不同,CD 音频采用音轨方式按照时间顺序组织音频数据,而不是按照文件格式存储组织,因此不能直接复制 CD 文件到硬盘播放。

(5) WMA 格式。

WMA 格式是 Microsoft 公司推出的一种音频压缩文件,其压缩比高于 MP3 文件,适合网上在线播放。

2. 音频信号的数字化

声音信号是模拟信号,即时间和幅度上都是连续的信号,其中语音信号是最典型的连续信号。而计算机能够处理的声音信号只能是数字信号,即把时间和幅度用数字"0"或者"1"表示的信号。数字信号是离散的,要使计算机能够处理音频信号必须将模拟声音信号转换为数字声音信号,我们把这个过程称为音频信号的数字化。音频信号的数字化一般需要经过采样、量化和编码 3 个步骤来完成。

1) 采样

采样(Sampling)就是每隔一个固定的时间间隔对模拟声音信号读取一次波形振幅并记录,这样就将模拟声音信号转换成时间上离散但幅度上仍然连续的信号。

每秒采样的次数称为采样频率(Sample Rate),用赫兹(Hz)来表示。采样频率越高,即采样时间间隔越短,在单位时间里计算机读取的声音数据就越多,声音的还原效果就越好。根据采样定理奈奎斯特理论(Nyquist Theory),如果采样频率不低于模拟声音信号最高频率的两倍,就能把用数字表示的声音信号还原成原来的声音信号,称之为无损数字化(Lossless Digitization)。

常用的采样频率有 11.05kHz、22.05kHz 和 44.1kHz 3 种,其中 44.1kHz 是 CD 音频常采用的采样频率。

2) 量化

量化(Quantization)就是把幅度上连续取值的模拟量转换为离散量。量化值用二进制表示,每个样本使用的二进制数的位数决定量化精度,量化精度有 8 位、16 位、32 位等。若量化精度是 16 位,则测得的声音样本值在 0~65535 范围内,即对应 65536 个量化级。量化精度影响声音的质量,量化精度越高,声音的质量就越好,当然占用的存储空间也就越大。

3) 编码

模拟音频信号经过采样、量化后已经变成数字音频信号了。在计算机中,任何数据都必须以一定的格式存储,才能被正确处理。因此,数字音频信号必须经过编码,计算机才能对其进行存储、处理和传输。编码分为压缩和非压缩两种方式。

在多媒体计算机中,音频信号的数字化过程是由声卡来完成的。音频数字化主要有3个参数,分别是采样频率、量化精度和声道数。声道数是指声音通道的个数,通常有单声道、双声道、4声道、6声道等。多声道的声音效果要比单声道的声音效果好,但文件也要大一些。

3. 音频信息的采集

可以通过多种方法获取音频信息,如购买声音素材库光盘、网上下载、从 CD(或 DVD)音乐光盘中截取或自己录制等。

录制声音文件的软件有很多,如 Cool Edit 等,而 Windows 操作系统自带的"录音机"工具是一个实用而简单的声音文件录制软件。使用录音机的方法非常简单,但在录制声音时,必须有音频输入设备,如麦克风和声卡。

4. 媒体播放器

媒体播放器(Windows Media Player)是 Microsoft 公司推出的一款免费的播放器,是 Microsoft Windows 的一个组件。使用媒体播放器可以播放和组织计算机及 Internet 上的数字媒体文件,用户可以自定义媒体数据库收藏媒体文件。媒体播放器支持播放列表、支持从 CD 读取音轨到硬盘、支持刻录 CD。此外,还可以使用此播放器收听全世界的电台广播、视频播放和复制 CD、创建自己的 CD、播放 DVD 以及将音乐或视频复制到便携设备(如便携式数字音频播放机和 Pocket PC)中。

通过选择"开始"|"所有程序"|"Windows Media Player",可以启动媒体播放器应用程序,如图 6-4 所示。在播放过程中,可以滑动"音量"滑块调节音量大小,也可以随时单击"暂停"按钮或"停止"按钮控制播放过程。

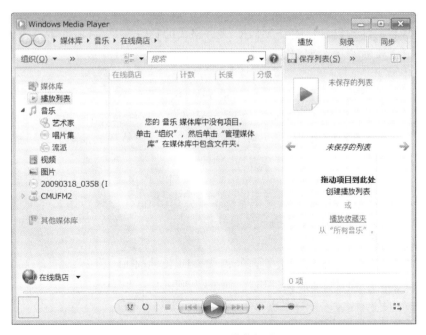

图 6-4　Windows 媒体播放器

6.2.3 视频信息

视频信息简单地说就是动态的图像。视频是利用人眼的暂留特性产生运动影像,当一系列的图像以每秒 25 幅或以上的速度呈现时,眼睛就不会注意到所看到的影像是不是连续的图像,这里的每一幅图像称之为"帧",每秒钟播放的帧的个数就是"帧速率",所有视频系统(如电影和电视)都是应用这一原理来产生动态图像的,如中国和欧洲使用的 PAL 制电视系统,帧速率为 25,而美国和日本使用的 NTSC 制电视系统,帧速率为 30。

1. 视频文件的格式

在多媒体计算机中,数字视频文件的格式有 AVI、MPEG、MOV、FLIC、ASF 和 RM 等。

(1) AVI 格式。

AVI(Audio Video Interleaved,AVI)是 Video for Windows 等视频应用程序使用的格式,也是当前最流行的视频文件格式,其文件扩展名为 avi。它采用了 Intel 公司的 Indeo 视频有损压缩技术,将视频信息与音频信息交错混合地存储在同一个文件中,较好地解决了音频信息与视频信息的同步问题,但由于压缩比较高,与 FLIC 格式的动画相比,画面质量不是太好。

(2) MPEG 格式。

计算机上的全屏幕运动视频标准文件格式就是 MPEG 文件格式,近年来开始流行。MPEG 文件格式是使用 MPEG 压缩方法进行压缩的全运动视频图像,它采用有损压缩方法减少运动图像中的冗余信息,从而达到压缩的目的。MPEG 文件可于 1024×768 分辨率下,以帧速率为 24 帧、25 帧或 30 帧的速率播放有 128000 种颜色的全运动视频图像,并配以具有 CD 音质的伴音信息。随着 MPEG 文件格式的日益普及,目前许多视频处理软件以及像 CorelDRAW 这样的大型图像处理软件都开始使用这种视频格式。

(3) ASF 格式。

ASF(Advanced Streaming Format,ASF)是 Microsoft 公司开发的流式媒体播放文件格式,适合于网上连续播放视频图像。它采用 MPEG-4 压缩算法,其压缩率和图像的质量都很不错,用户可以直接使用 Windows 自带的 Windows 媒体播放器对其进行播放。

(4) MOV 格式。

MOV 文件原是 QuickTime for Windows 的专用文件格式,由 Apple 公司开发,其文件扩展名为 mov。MOV 文件使用有损压缩技术,以及音频信息与视频信息混排技术,一般认为 MOV 文件的图像质量比 AVI 格式的要好。

(5) FLIC 格式。

FLIC 文件格式由 Autodesk 公司研制而成。FLIC 是 FLC 和 FLI 的统称,FLI 是最初的基于 320×200 分辨率的动画文件格式,而 FLC 则采用了更高效的数据压缩技术,所以具有比 FLI 更高的压缩比,其分辨率也有了不少提高。

FLIC 文件格式采用无损压缩方法,画面效果十分清晰,在人工或计算机生成的动画方面使用这种格式的较多。播放 FLIC 动画文件一般需要 Autodesk 公司提供的 MCI 驱动和相应的播放程序 AAPlay。

(6) RM 格式。

RM(Real Media,RM)格式是由 Real Networks 公司推出的一种流媒体视频文件格式，是音频视频压缩规范。RM 格式的文件小，画面质量良好，适合用于在线播放。用户可以使用 RealPlayer 或 Real One Player 对其进行在线播放，并且 Real Media 可以根据不同的网络传输速率制定出不同的压缩比率，从而实现在低速率的网络上进行影像数据实时传送和播放。

2. 视频的分类

同音频一样，视频也可以分为模拟视频和数字视频两种。

(1) 模拟视频。

模拟视频指在时间和空间上都是连续的信号，如标准广播电视信号。模拟视频成本低、还原度好，但是在长时间存放和经过多次复制后，其图像质量会降低。

(2) 数字视频。

模拟视频是指在一段时间内以一定的速率对模拟视频进行捕获，并加以采样、量化等处理后所得到的媒体数据。数字视频在传输和复制过程中，图像不会失真。

3. 视频文件的播放

播放视频的应用程序软件非常多，但对于不同的播放软件，所支持的文件格式不一定相同，操作方法与对应的功能也有所不同。在此以 Windows 媒体播放器为例进行介绍。

Windows 媒体播放器是 Windows 系统自带的通用的媒体播放器，可用于接收当前最流行格式制作的音频、视频和混合型的多媒体文件。

Windows 媒体播放器支持多种视频文件，如 AVI、MOV、MPG、MPEG、MV、MP2、MPA、MPE、QT 和 DAT 等。下面让我们来了解一下这款软件的常见用法。

1) Windows 媒体播放器的启动和窗口布局

执行菜单命令"开始"|"所有程序"|"Windows Media Player"即可启动媒体播放机，如图 6-5 所示。

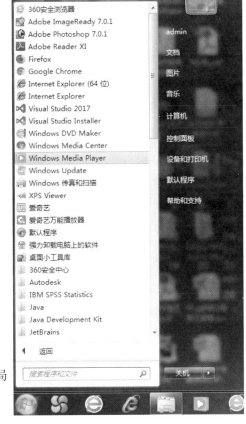

图 6-5　Windows Media Player 窗口

2) 切换窗口模式

Windows Media Player 的窗口有两种显示模式："库"模式(默认模式)和"外观"模式。可以通过以下操作进行显示模式的切换。

(1) 在"库"模式下：在地址栏中右击，在弹出的快捷菜单中选择"视图"|"外观"命令，切换到"外观"模式。

(2) 在"外观"模式下：单击"查看"|"库"菜单项，切换到"库"模式。

3）控制视频文件的播放

（1）播放媒体文件。

如果要播放媒体文件，可先选择左侧导航窗格中的"音乐"或"视频"选项，再选择要播放的媒体文件，单击 "播放"按钮，或双击要播放的媒体文件，或右击要播放的媒体文件，选择"播放"菜单项即可。

（2）控制播放。

可以使用窗口下方播放控制区的按钮来控制播放过程以及播放音量，如图 6-6 所示。

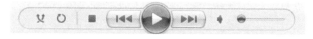

图 6-6 播放控制区按钮

4. 视频文件的编辑

在获得初始数字化视频之后，可以方便地使用视频编辑软件对这些视频文件进行编辑或加工，然后在多媒体应用系统中使用。目前常见的视频处理软件有 Premiere、Video For Windows、Digital Video Productor、Song Vegas、会声会影和 Windows Live 等。

6.3 数据压缩技术基础

通过数据压缩技术可以节省数据的存储空间，还可以提高数据存取和传输的速度。数据压缩是一种数据处理的方法，就是采用一定的方法将原始数据进行编码，从而减少文件的数据量。一个好的数据压缩技术必须满足以下 3 项要求：

（1）压缩比大；

（2）实现压缩的算法简单，压缩、解压缩速度快；

（3）数据解压缩后，恢复效果好，尽可能地减少失真。

6.3.1 数据压缩概述

1. 数据压缩

数据压缩是指在不丢失有用信息的前提下，缩减数据量以减少存储空间，提高其传输、存储和处理效率，或按照一定的算法对数据进行重新组织，减少数据的冗余和存储的空间的一种技术方法。

对于各种媒体信息本身确实存在很大的压缩空间。对图像信息进行压缩时，一般在人眼允许的误差范围内，不仔细观察，人们很难觉察压缩前后图像的区别；人的听觉对部分频率的音频信号是不敏感的，这就使多媒体数据压缩成为可能，一般允许在一定失真的前提下，对多媒体信息进行较大程度的压缩。例如，一个 45MB 左右的 WAV 格式文件的歌曲，当将其转换成 MP3 格式存储时，却只有不到 6MB 的大小。所以，为了更有效地获取和利用信息，采取行之有效的压缩方法是非常重要的。

2. 数据压缩标准

数据压缩标准可分为音频压缩标准、静态图像压缩标准、运动图像压缩标准和视频通信编码标准。

1) 音频压缩标准

对于数字电器(如数码录音笔、数码随身听)中存储的普通音频信息,最常使用的压缩方法主要是 MPEG 系列中的音频压缩标准。在多种音频压缩标准中,MP3 最为常用。

2) 静态图像压缩标准

这一标准适用于彩色和单色多级灰度或连续色调静态数字图像的压缩。JPEG 采用以离散余弦变换(Discrete Cosine Transform,DCT)为基础的有损压缩算法和以预测技术为基础的无损压缩算法来进行压缩。通过调整质量系数控制图像的精度和大小,其压缩比可以从 10∶1 到 80∶1。

3) 运动图像压缩标准

视频及其伴音的国际编码标准,即 MPEG 标准,包括 MPEG 视频、MPEG 音频和 MPEG 系统 3 部分,是一种动态图像压缩标准。其方法是利用动态预测及差分编码方式去除相邻两张图像的相关性,因为对于动态图像而言,除了正在移动的物体附近,其余的像素几乎是没变的,因此可以利用相邻两张甚至多张图像预测像素可能移动的方向与亮度值,再记录其差值。将这些差值利用转码或分频式编码将高低频分离,然后用一般量化或向量量化的方式舍去一些画质而提高压缩比,最后再经过一个可变长度的不失真型压缩而得到最少位数的结果,这种结果可以得到 50∶1 到 100∶1 的压缩比。

运动图像专家组到目前为止,已推出的 MPEG 标准有 MPEG-1、MPEG-2、MPEG-4、MPEG-7 和 MPEG-21 等。

4) 视频通信编码标准

国际电信联盟远程通信标准化组织(ITU Telecommunication Standardization Sector,ITU-T)是国际电信联盟管理下的专门制定远程通信相关国际标准的组织。ITU-T 和 ISO/IEC 是制定视频编码标准的两大组织,ITU-T 的标准包括 H.261、H.262、H.263、H.264,主要应用于实时视频通信领域,如会议电视;ISO/IEC 制定的 MPEG 系列标准主要应用于视频存储、广播电视、因特网上的流媒体等。

6.3.2 数据压缩方法

严格意义上的数据压缩起源于人们对概率的认识。当对文字信息进行编码时,如果为出现概率较高的字母赋予较短的编码,为出现概率较低的字母赋予较长的编码,总的编码长度就能缩短不少。首先要寻找一种能尽量精确地统计或估计信息中符号出现概率的方法,然后还要设计一套用最短的代码描述每个符号的编码规则。

数据压缩处理一般由以下两个过程组成。

(1) 编码(Encoding)过程,就是对原始数据经过编码进行压缩。

(2) 解码(Decoding)过程,就是对编码数据进行解码,还原为可以使用的数据。

下面介绍两种多媒体数据压缩的分类方法。

1. 按解码后的数据与原数据是否一致进行分类,数据压缩方法分为有损压缩和无损压缩

(1) 有损压缩。

有损压缩是指被压缩的数据经解压缩后与原来的数据有所不同,会产生失真,是采用不可逆编码法,该压缩方法压缩了熵。由于有损压缩减少了信息量,损失的信息量是不能再恢复的,所以压缩前与解压缩后有误差,但其压缩比较高。常用的有损压缩方法有变换编码和预测编码等。

(2) 无损压缩。

无损压缩是指被压缩后的数据进行解压缩后,数据与原来的数据完全相同,不会产生任何失真,是采用可逆编码法。无损压缩去掉或减少了数据中的冗余,故又称为冗余压缩法。无损压缩法一般用于文本数据的压缩,但压缩比较低。常用的无损压缩方法有行程编码、哈夫曼(Huffman)编码和算术编码等。

2. 按数据压缩编码方法进行分类,数据压缩方法分为变换编码、预测编码和统计编码等

(1) 变换编码。

变换编码不直接对空域图像信号进行编码,是首先将原始数据"变换"到一个更为紧凑的表示空间(即"频域"),产生一批变换系数,然后对这些变换系数进行编码处理。

(2) 预测编码。

预测编码是根据离散信号之间存在着一定关联性的特点,利用前面一个或多个信号对下一个信号进行预测,然后对实际值和预测值的差进行编码。如果预测比较准确,预测误差就会很小。在同等精度要求的条件下,就可以用比较少的比特进行编码,达到压缩数据的目的。

(3) 统计编码。

统计编码是根据信源符号出现概率的统计情况进行压缩。对于出现概率大的符号用较少的位数表示,对出现概率小的符号用较多的位数表示,从而减少总的位数达到压缩的目的。常用的统计编码是行程编码、哈夫曼编码、算术编码。

6.3.3 文件压缩工具

目前比较常用的文件压缩解压缩软件有 WinRAR 和 WinZip 两种软件,其中 WinRAR 是一款功能强大的压缩包管理器,是 RAR 在 Windows 环境下的图形操作界面,可以备份数据,缩减电子邮件附件的大小,创建和管理压缩文件。WinRAR 默认的压缩文件扩展名为.rar,同时也支持 ZIP、UUE、ARJ、CAB、LZH、ACE、GZ、BZ2、TAR、JAR 类型压缩文件。

6.4 多媒体通信及网络技术

多媒体通信与网络发展的速度越来越快,多媒体技术和网络技术的结合为人们提供了高效便捷的交流沟通途径。

6.4.1 多媒体通信

1. 多媒体通信的定义

多媒体通信是一种把通信、电视和计算机 3 种技术有机地结合在一起的通信技术,人们在传递和交换信息时采用"可视的、智能的、个性化的"服务模式,同时利用声、图、文等多种信息媒体。

2. 多媒体通信系统的特征

在多媒体通信中,用户可以不受时间及空间的限制来索取、传播和交换信息。为了满足上述要求,多媒体通信系统应具有以下特征。

(1) 集成性。

多媒体通信系统必须具有集成性。在多媒体通信系统中，必须能同时处理两种以上的媒体信息，包括不同媒体信息的采集、信息数据的存储、处理、传输和显示等。其次，由于多媒体中各媒体之间存在着复杂的关系，如时间关系、空间关系、链接关系等，因而所有描述这些关系的信息也必须相应地进行处理。

(2) 交互性。

交互性是指在通信系统中人与系统之间的相互控制能力。只有这样，系统才能不再局限于传统通信系统简单的单向、双向的信息传送和广播，实现真正的多点之间、多种媒体信息之间的自由传输和交换。总之，交互性是多媒体通信系统的一个重要特性，是多媒体通信系统区别于其他通信系统的重要标志。交互性为用户提供了对通信全过程完备的交互控制能力，就像视频点播(Video On Demand, VOD)系统。传统的电视集声音、图像、文字于一体，但不能称其为多媒体通信系统，因为用户只能通过选择不同的频道，观看电视台事先安排好的电视节目，而无法根据自己的需要在适当的时间观看特定的节目。视频点播系统却可以完全满足用户的上述需求。

(3) 同步性。

同步性是指多媒体通信终端上显示的图像、声音和文字必须以同步方式工作，这是由多媒体的定义决定的。因此多媒体通信系统中通过网络传送的多媒体信息必须保持其时间对应关系，即同步关系。例如，用户要查询一种野生动物，如北极熊的生态信息，北极熊的图像资料存放在图像数据库中，而其吼叫声、讲解资料等放在声音数据库中，还有其他相关的资料放在相应的数据库中。多媒体终端通过不同的传输途径获取不同的信息，并将它们按照特定的关系组合在一起，呈现给用户。可以说，同步性是多媒体系统区别于多种媒体系统的根本标志。另外，同步性也是多媒体通信系统的最大的技术难点之一。

上述3个特征是多媒体通信系统所必须具有的，缺一不可。

6.4.2 多媒体网络

多媒体网络技术包括文件传输、电子邮件、远程登录、网络新闻、远程医疗和电子商务等以文本为主的数据通信和以声音、图像为主的通信。通常把声音信息和图像信息的网络应用称为多媒体网络应用(Multimedia Networking Application)。网络上的多媒体应用要求在客户端播放声音和图像时要流畅，声音和图像要同步，因此对网络的时延和带宽要求很高。

依据用户使用交互的频繁程度，可将多媒体网络应用分成3类。

(1) 现场交互应用(Live Interactive Applications)：如IT电话、实时电视会议等。

(2) 交互应用(Interactive Applications)：用户可以要求服务器开始传输文件、暂停、从头开始播放或者跳转。如音频点播、视频点播等。

(3) 非实时交互应用(Non-Interactive Applications)：用户只需简单地调用播放器播放。如现场声音、电视广播或者预录制内容的广播等。

随着网络技术和多媒体技术的发展，多媒体网络在人们的工作和生活中的应用越来越多，常见的多媒体网络应用形式如下。

现场实播：现场声音、电视广播或者预录制内容的广播，可使用单目标广播传输，也可使用更有效的多目标广播传输。

音频点播：在用户请求传送服务机上存放的经过压缩的音频文件时，如演讲、音乐、广播等，都可以实时地从音频点播软件中读取音频文件，而不是在整个文件下载之后开始播放。

视频点播：与音频点播相似，服务机上存放的压缩的视频文件可以是授课、电影、电视剧等。存储和播放视频文件比音频文件需要更大的空间和传输带宽。

IT电话：利用Internet进行相互通信。可以是近距离通信，也可以是长途通信，费用非常低。

分组实时电视会议：分组实时电视会议与IT电话类似，但允许多人参加。会议期间，可以为参会的每一个人打开一个窗口。

依据所用协议，多媒体网络应用可分为两种服务。

（1）可靠的面向连接服务（Reliable Connection-Oriented Service）：使用TCP提供的服务属于可靠服务，TCP服务保证把信息包传送到对方，对信息包的时延要求并不高。

（2）不可靠的无连接服务（Unreliable Connectionless Service）：使用UDP提供的服务属于不可靠服务，不可靠的UDP服务不作任何担保，既不保证传送过程中不丢信息包，也不保证时延是否满足应用要求。

6.4.3 流媒体

1. 流媒体定义

流媒体（Streaming Media）又称流式媒体，是指商家用一个视频传送服务器把节目当成数据包发出，传送到网络上，用户通过解压设备对这些数据进行解压后，节目就会像发送前那样显示出来。这个过程的一系列相关的包被称为"流"。流媒体实际指的是一种新的媒体传送方式，而非一种新的媒体。

网络流媒体是指采用流式传输的方式在Internet播放的媒体格式。

2. 流媒体的传输方式

流式传输是实现流媒体的关键技术。流式传输方式则是将连续不断的多媒体文件经过特殊的压缩方式分成一个个带有顺序标记的压缩包，由视频服务器将这些小压缩包通过网络向用户计算机进行连续、实时的传送。

主流的流媒体技术有3种，分别是RealNetworks公司的RealMedia、Microsoft公司的WindowsMediaTechnology和Apple公司的QuickTime。这3家公司的技术都有自己的专利算法、专利文件格式甚至专利传输控制协议。

流媒体播放需要浏览器的支持。通常情况下，浏览器是采用MIME来识别各种不同的简单文件格式，所有的Web浏览器都基于HTTP，而HTTP都内建有MIME。所以Web浏览器能够通过HTTP内建的HTTP来标记Web上众多的多媒体文件格式，包括各种流媒体格式。

互联网的迅猛发展和普及为流媒体业务发展提供了强大市场动力，流媒体业务正变得日益流行。流媒体技术广泛用于多媒体新闻发布、在线直播、网络广告、电子商务、视频点播、远程教育、远程医疗、网络电台、实时视频会议等互联网信息服务的方方面面。流媒体技术的应用将为网络信息交流带来革命性的变化，对人们的工作和生活将产生深远的影响。

6.5 微课的制作

"微课"是指以视频为主要载体,记录教师在课堂内外教育教学过程中围绕某个知识点或教学环节而开展的精彩教与学活动的全过程。"微课"具有教学时间较短、教学内容较少、资源容量较小、资源使用方便等特点。下面将举例讲解利用多媒体技术的微课制作。

本例中在微课制作前需要准备：

课件视频录制工具,本章以"屏幕录像专家"为例,读者也可以使用其他录制工具,如会声会影、Camtasia Studio等。

PPT课件。PPT制作具体详见第7章。

话筒。

(1) 打开"屏幕录像专家"软件,如图6-7所示软件界面图。单击图中"选择"按钮,先设置文件存放路径。在"文件名"处,修改制作的微课名。其他设置可按默认选择,也可以根据具体情况修改。

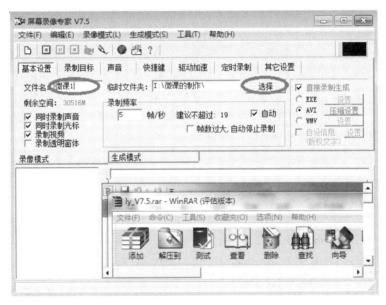

图6-7 "屏幕录像专家"软件界面

(2) 单击"快捷键"进行录制时快捷键的设置,设置后单击"应用"按钮,如图6-8所示。

(3) 最小化软件,打开准备好的PPT课件,按F5功能键PPT全屏。同时按下键盘上"Alt+F2"两个键(第2步骤中设置的)开始录像,对着话筒讲解,单击PPT,如图6-9所示。

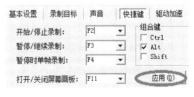

图6-8 快捷键的设置

微课录制时应注意：

① 屏幕的分辨率调低,一般是1024×768;

② 录音时请保持室内安静,且不要离话筒太近,以免出现气流杂音。

（4）录制完成后，在步骤（1）中设置的文件存放位置找到录制视频，如图 6-10 所示。

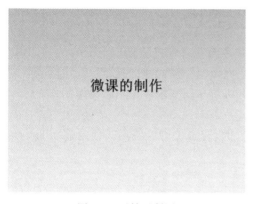
图 6-9　开始录制图

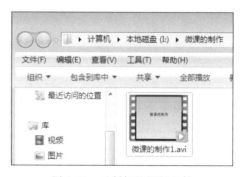
图 6-10　录制好的视频文件

本 章 小 结

多媒体涉及声音、图像、视频等与人类社会息息相关的信息处理，因此它的应用领域极其广泛，可以说已经渗透到了计算机应用的各个领域。不仅如此，随着多媒体技术的发展，一些新的应用领域正在开拓，前景十分广阔。这就是人们把多媒体技术称为继微机之后第二次计算机社会变革的原因。本章简要介绍了多媒体的概念，多媒体信息的处理原理和一些实用软件技术，数据压缩的基本原理和使用方法，微课的制作方法与技巧。通过本章的学习可以对多媒体技术有初步的认识。

【注释】

CCITT：国际电报电话咨询委员会的简称，它是国际电信联盟（ITU）前身。主要职责是研究电信的新技术、新业务和资费等问题，并对这类问题通过建议使全世界的电信标准化。

PAL（Phase Alteration Line）制：电视广播制式。

Ribbon：功能区，是新的 Microsoft Office Fluent 用户界面（UI）的一部分。在仪表板设计器中，功能区包含一些用于创建、编辑和导出仪表板及其元素的上下文工具。

MIME（Multipurpose Internet Mail Extensions）：多用途互联网邮件扩展类型，是设定某种扩展名的文件用一种应用程序来打开的方式类型，当该扩展名文件被访问的时候，浏览器会自动使用指定应用程序来打开。多用于指定一些客户端自定义的文件名，以及一些媒体文件打开方式。

PC 扩展卡：电脑扩展卡，就是在主机的 PCI 插槽里面加一张 PCI 卡，扩展出来多个同时显示，电脑扩展卡就是带 CPU 和内存的，外观和一个小计算机一样。

视频信号转换器：VGA 接口，VGA（Video Graphics Array）即视频图形阵列。VGA 接口是一种显示模式。

光盘库：一种带有自动换盘机构（机械手）的光盘网络共享设备。

地面互动投影：地面互动投影采用悬挂在顶部的投影设备把影像效果投射到地面，当参访者走至投影区域时，通过系统识别，参访者可以直接使用双脚或动作与投影幕上的虚拟场景进行交互,互动效果就会随着参访者的脚步产生相应的变幻。地面互动投影系统是集虚拟仿真技术、图像识别技术于一身的互动投影项目,包括水波纹、翻转、碰撞、擦除、避让、跟随等表现形式。

灰度图像:灰度数字图像是每个像素只有一个采样颜色的图像。

真彩色图像:指图像中的每个像素值都分成 R、G、B 三个基色分量,每个基色分量直接决定其基色的强度,这样产生的色彩称为真彩色。

量化精度:指可以将模拟信号分成多少个等级,量化精度越高,音乐的声压振幅越接近原音乐。

采样频率:也称为采样速度或者采样率,定义了每秒从连续信号中提取并组成离散信号的采样个数,它用赫兹(Hz)来表示。采样频率的倒数是采样周期或者采样时间,它是采样之间的时间间隔。通俗地讲,采样频率是指计算机每秒钟采集多少个信号样本。

声道数:指支持能不同发声的音响的个数,它是衡量音响设备的重要指标之一。

采样定理:采样定理说明采样频率与信号频谱之间的关系,是连续信号离散化的基本依据。

第 7 章　Photoshop 图像处理技术

导学

内容及要求

Photoshop 是目前世界上公认的权威性图形图像处理软件,以其优越的性能和方便的使用性,被广泛应用于广告设计、室内设计、封面制作、网页图像设计、平面印刷、照片处理等领域。本章主要介绍 Photoshop CS5 图像处理的基本操作与制作技巧。

Photoshop 制作技术:了解 Photoshop CS 软件操作界面与基础知识;掌握 Photoshop 选择选区的方法;熟悉蒙版的使用技巧;熟悉图层的编辑操作;掌握选择绘画颜色的方法及绘画的各种工具与使用方法;熟悉图像色彩和色调控制、修饰图像的各种方法与常用技巧;掌握 Photoshop 图像处理滤镜的使用方法;掌握 Photoshop 制作 GIF 动画的基本技能。

重点、难点

本章重点在于掌握 Photoshop 图像处理的基本方法与技巧,图像设计与处理流程,动画设计与制作技巧。

Adobe Photoshop 可以对多种点阵图像进行处理,这些图像的来源有多种渠道,可以用 Photoshop 直接创建新的图像,也可使用如 Photoshop 软件本身附带的一些图像、光盘图库中的图像、网上下载的图片,或是由其他矢量绘图软件创建的矢量图形转换成的点阵图像,如果配置了相应的设备,还可以引入用扫描仪扫描的图像,用数码相机拍摄的图像,以及用视频捕捉的视频图像等。

7.1　Photoshop CS 基础知识

在 Adobe Photoshop 中,虽然不同来源的图像格式不同(例如 BMP、JPG、GIF 和 TIF 等),但都能在 Photoshop 中进行编辑。

1. Photoshop CS5 工作环境

如图 7-1 所示,Photoshop 工作区域是由顶端的窗口工作区、标题栏、菜单栏、工具选项栏,左端的工具箱,右端的控制面板,底端的状态栏和打开的一个或多个图像文件窗口等组成。

1) 工具箱中的工具

工具箱包含选择类工具、画笔美工类工具、绘图编辑类工具、图像观察类工具、前景色和背景色设置工具及工作模式切换按钮等,如图 7-2 所示。

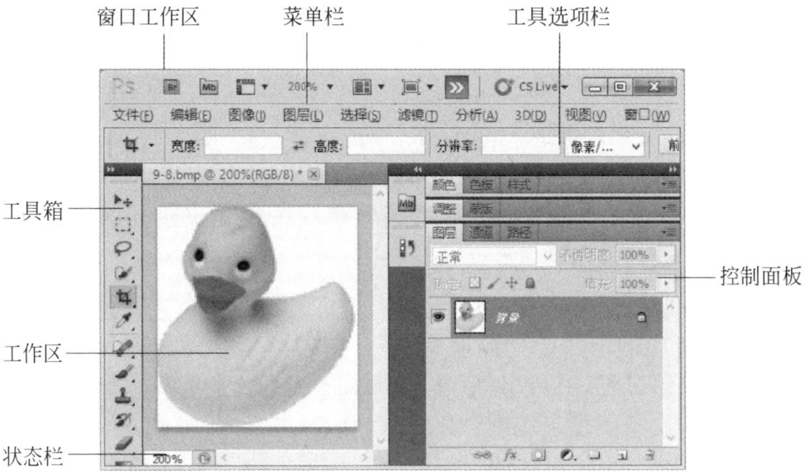

图 7-1 Photoshop 工作界面

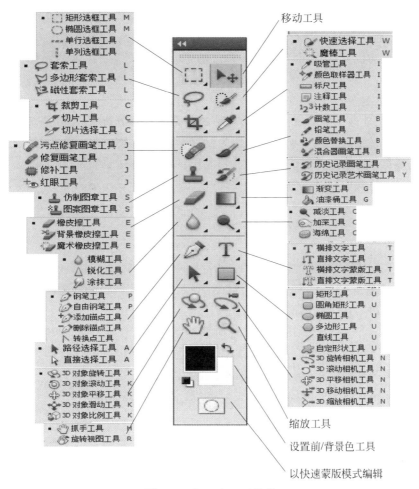

图 7-2 Photoshop 工具栏

2）工具选项栏

当选择某个工具时，工具选项栏的选项参数也会随之改变，这些参数有些是某一类工具共同的，例如，"不透明度""模式"参数属于绘画工具的共同参数。而有些参数是某个工具独有的，如铅笔工具的"自动抹掉"选项参数。

3）切换工作模式

图像编辑模式可通过工具箱下方的标准编辑模式按钮和快速蒙版编辑模式按钮来切换，标准编辑模式是默认的编辑模式。

4）控制面板

Photoshop 有许多不同用途的控制面板，帮助我们观察和修改图像。例如：当需要了解图像的颜色、坐标等信息时，可调出"信息"控制面板来观看；当需要操作图像的不同图层对象时，可借助"图层"控制面板来观察、操作。默认启动时，"导航器/信息"、"颜色/色板/样式"和"图层/通道/路径/历史记录/动作"3 组控制面板在启动程序后自动成组显示在窗口右侧，控制面板可随意组合、拆分、显示、移动和关闭。

2. 图像文件存取

要建一个 Photoshop 文件，首先必须确定该图像文件的长、宽尺寸，即图像尺寸。

Photoshop 的图像属于带有图层的位图图像，即每层图像是由像素点排列组成，每个像素点都具有颜色与位置属性，即每英寸中包含的像素数量决定了图像的质量。相同区域所含的像素数越少，分辨率越低，图像由少量的像素色块呈现，因此图像色彩过渡不平滑，质量粗糙，反之像素数越多，则分辨率越高。

因此，图像文件最重要的属性就是分辨率。但是图像的分辨率越高，随之带来的缺点就是图像的存储容量也成倍地增加。这是因为要存储组成图像的所有像素的颜色信息，所以文件的存储容量就会增加。另外图像尺寸越大，文件存储容量也会随之增加。

文件的另一重要属性是图像的色彩模式，常用的有用于显示输出的 RGB 模式和用于印刷输出的 CMYK 模式。因此，在新建一个文件之前，要根据文件的用途，确定文件的输出尺寸、分辨率、文件大小和色彩模式。

1）打开文件

对于保存在磁盘、光盘中的图像文件，用下面的方法在 Photoshop 中打开。

（1）选择"文件"→"打开"命令，或用鼠标在 Photoshop 桌面灰色区域双击，或使用热键 Ctrl+O，即可弹出"打开"对话框。

（2）在搜寻栏下拉框中选择图像文件所在的文件夹（例如 C:\Adobe\PhotoshopCS\Samples 文件夹）；在文件列表框中会显示该文件夹下 Photoshop 支持的各种类型的文件名称。

（3）在文件列表框中单击选择要打开的文件。如果选择的文件存有缩览图，会在对话框底部显示选定文件的缩览图。

（4）单击"打开"按钮，图像文件就会显示在工作区中。

另外，打开文件的命令还有："文件"→"最近打开文件"命令，表示在近期使用的文件列表中选择打开；"文件"→"打开为"命令，表示将未知格式的文件以指定格式打开。

2）新建文件

（1）新建文件。选择"菜单"→"新建"命令，或使用热键 Ctrl+N，弹出图 7-3 所示新建文件对话框。

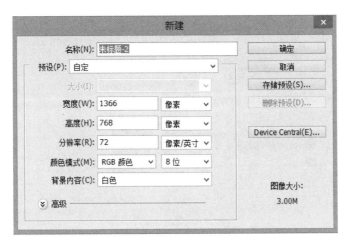

图 7-3　新建文件

（2）在名称框中输入新建文件的文件名。如果不输入，会按照文件建立的次序自动默认为"未标题-n"，而文件的格式为 Photoshop 的 PSD 格式。新文件在第一次保存时，可指定文件的名称和格式。

（3）在宽度、高度框中输入新文件尺寸。在分辨率框中输入新文件的分辨率。在"颜色模式"下拉列表中选择图像的颜色模式。RGB 颜色模式适于彩色图像的显示与编辑，显示色彩逼真。所有的编辑操作都能对 RGB 颜色模式的图像起作用。CMTK 颜色模式适于图像的印刷输出，但一些操作命令无法对其操作。因此建议图像以 RGB 模式编辑，打印输出时再转换为 CMYK 模式。

（4）在"背景内容"下拉列表中选择图像文件的背景。如选择白色，则用白色填充背景，它是默认的背景色。如果选择背景色，则将当前工具箱背景颜色作为新建图像的背景色。如选择透明，则图像无背景，只是一个透明图层。

（5）单击"确认"按钮确认。

3）关闭文件

打开的文件如果在 Photoshop 中进行了编辑修改，在结束时就要选择是否将其保存，下面是几种保存方法的区别。

（1）保存原文件。

选择"文件"→"存储"命令或使用热键 Ctrl＋S，会把所做的修改都进行保存，如希望保留原文件，并将修改后的文件另存为一个文件，则选择"存储为"文件命令。

（2）另存文件。

选择"文件"→"存储为"命令，会弹出如图 7-4 所示保存对话框，该命令可以把当前文件的版本保存成另一个文件，当然首先要选择文件所需的文件夹位置，然后填写文件名称，接着在格式下拉列表中选择图像文件格式（默认为 PSD 格式）。

3．显示区域的控制

在显示区域，观察图像时可将图像缩放 0.18%～1600%，需要注意的是，图像查看类工具只影响图像的显示，不会影响图像的尺寸和文件大小。

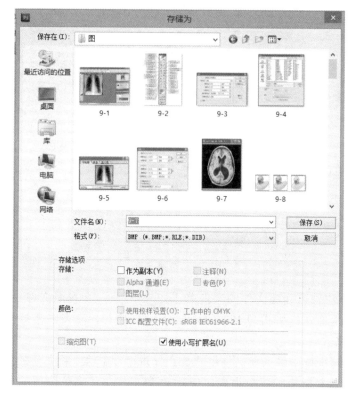

图 7-4 "存储为"对话框

1) 改变图像显示比例

（1）热键：按 Ctrl＋＋键，为放大图像显示比例；按 Ctrl＋－键，为缩小图像显示比例。

（2）使用缩放工具。

① 选择工具。单击工具箱中的缩放工具将其选择，然后将鼠标指针移动到图像区，鼠标指针变成带有"＋"号的放大镜形状。

② 放大。单击鼠标，图像会以单击点为中心放大，最大可放大到 1600％。当图像放大到工作窗口容纳不下整个图像时，窗口下方或右方会出现滚动条。

③ 缩小。当需要缩小显示比例时，仍需选择缩放工具，将鼠标指针移动到图像区，按下 Alt 键，鼠标指针会变成带有"－"号的放大镜形状，此时在图像区每单击一次，显示比例就会逐渐缩小，最小可到 0.18％。

④ 拖曳放大。可使用缩放工具在图像区拖曳出一个矩形区，松开鼠标后，会将指定范围的图像快速放大至整个工作窗口。

⑤ 满屏显示。在当前工具为缩放工具或抓手工具时，可单击工具选项栏中"满画布显示"按钮，会使图像恰好在屏幕窗口中完全显示。

（3）使用视图菜单。

除了用缩放工具外，还可通过视图菜单命令来改变图像显示尺寸。

① 放大：选择"视图"→"放大"命令来放大显示尺寸。

② 缩小：选择"视图"→"缩小"命令来缩小显示尺寸。

③ 100％：选择"视图"→"满屏显示"命令来满屏显示图像。

④ 打印尺寸显示：选择"视图"→"打印尺寸"命令显示实际打印尺寸。

2) 查看或改变图像文件尺寸

如果需要进一步了解或改变图像的尺寸、容量、分辨率等信息，可执行菜单"图像"→"图像大小"命令。在图 7-5 所示的对话框中，可以观察和改变图像的宽度、高度值以及它的分辨率和像素大小。

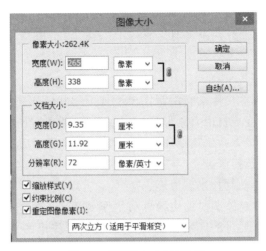

图 7-5　"图像大小"对话框

在改变尺寸时如果想继续保留原图像的宽高比，可先选择"约束比例"复选框，此时在宽度和高度之间会出现链接图标，表示宽度和高度之间是互相约束的，当改变一个尺寸时另一个也会随之成比例改变，并且像素大小值也随之改变。

7.2　选区与蒙版

在 Photoshop 操作中，使用正确的方法对要操作的图像范围进行选取是进行下一步操作的前提条件，本节从矩形选择、椭圆形选择、不规则选择、选择区域调整和图像的裁切几方面出发，对范围选取的方法与技巧做如下详细的介绍。

1. 范围的选取

1) 使用矩形和椭圆形选择工具

矩形选择工具可制作出矩形选择区，选择该工具后，将鼠标移动到图像区，按下十字光标并移动，会出现一个虚线框，松开鼠标，以起点到终点为对角线浮动虚线范围内就是制作的矩形选择区。

如果按住 Shift 键拖动鼠标，会制作出正方形选区；按住 Alt 键拖动鼠标，起点会从选区的中心开始；而按住"Shift＋Alt"键拖动鼠标，则制作出从选区中心开始的正方形。

椭圆形选择工具与矩形选择工具的区别是：制作出的选区形状一个为矩形，而另一个为椭圆形。

2) 设置消除锯齿

在选择工具的参数选项栏中，默认选中消除锯齿选项，可使选择区的锯齿状边缘得以平滑，如图 7-6 所示，分别为消除锯齿与不消除锯齿的选区边缘。

3) 羽化设置

选择框类工具和套索类工具都有羽化参数设置框。

羽化值也称为羽化半径,用来控制选择区边缘的柔化程度,当羽化值为 0 时,选择出的图像边缘清晰,当羽化值越大时,选择区边缘越模糊。因此,在制作选择区前,视选择区的大小和需要柔化图像边缘的程度来定义羽化值。

具有羽化值的选择区只有将其移动、填色或剪切复制到另一位置时才能观察到羽化效果。图 7-7 为对选择区图像分别设置羽化值为 0、5、10、20 后复制至新文件的效果。

2. 制作不规则区域

1) 使用套索工具

自由套索工具可在图像中手动自由制作出不规则形状区。选择自由套索工具,将鼠标指针移到图像区,光标会变成自由套索形状,在要制作选择区的起点位置按下鼠标并沿图像的边缘拖动,鼠标经过的地方会出现浮动选择虚线,当松开鼠标后起点与终点之间会自动闭合,从而产生了不规则的选择区域。

多边形套索工具可手动制作出多边形选择区。

磁性套索可紧贴图像反差明显的边缘自动制作复杂选择区,它与以上两个套索工具的区别就是选择区是沿鼠标经过的区域自动产生的,而且制作出的选择区曲线比较平滑。该工具适于选择与背景反差比较明显的图像区。

2) 使用魔棒工具

魔棒工具的特点是能在图像中,根据魔棒所单击位置的像素的颜色值选择出与该颜色近似的颜色区域,该工具最适于选择形状复杂但颜色相近的图像区。

在工具选项栏的容差框中可输入 0~255 的数值,该值代表所要选择的色彩范围。输入的值越小,与所单击的点的颜色越近似的颜色范围将被选择;值越大,与所单击的点的颜色差别较大的颜色范围也会被选择。

3) 选择制作选区的工作模式

所有选择工具都有工作模式选择按钮如图 7-8 所示,默认模式是新选区模式,每个模式的特点如下。

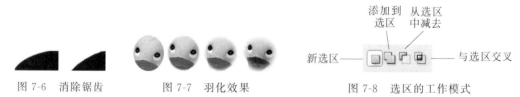

图 7-6 消除锯齿　　　图 7-7 羽化效果　　　图 7-8 选区的工作模式

(1) 新选区。该模式下使用选择工具制作出的选择区为新选区,原有选区消失。

(2) 添加到选区。选择该模式(或按住 Shift 键)后,再用选择工具制作另一个选区,结果选区为原有选区与新制作的选区的合并区。用这种相加模式可使我们使用任一种选择工具将其他未选择的区域添加到当前选区中。

(3) 从选区中减去。选择该模式(或按 Alt 键)后,再用选择工具制作另一个选区,结果为原有选区减去新制作选区。

(4) 与选区交叉。选择该模式(或按"Shift+Alt"键)后,再用选择工具创建另一个选区,结果为原选区与新选区的相交区。

4) 调整选择区的位置

(1) 使用移动工具。

移动工具主要用来将选区图像移动到目标文件的新位置上,目标文件既可以是当前文件,也可以是另一个文件。

使用移动工具的方法是,将移动工具移动到选区内部,当光标下出现剪刀形状后按住鼠标左键并拖动到目标位置后松手。如果在当前文件中按"Alt+拖动选区",则在移动的同时复制选区图像。

(2) 调整选择区的位置。

在制作完复杂形状的选区后,如需要调整选区的位置,只要确保当前工具为选择工具,然后将鼠标指针移到选区浮动虚线框内,当鼠标指针变成空心箭头时,按下鼠标拖动选区,就会改变选区的位置。"Ctrl+拖动选区"可移动选区,"Ctrl+Alt+拖动选区"可复制并移动选区。

5) 使用选择菜单调整选区

"选择"菜单中的一些命令可在已有选区的基础上羽化、调整、修改、保存选区。

- "选择"→"全选"命令,或使用热键"Ctrl+A",可将整个图像选择。
- "选择"→"取消选择"命令,或使用热键"Ctrl+D",可取消选区。
- "选择"→"重新选择"命令,或按热键"Ctrl+Shift+D",重新选择上一次的选区。
- "选择"→"反选"命令,或按热键"Ctrl+Shift+I",可反选选择区以外的区域。
- "选择"→"羽化"命令,在已有选区的前提下,执行"选择"→"羽化"命令,或使用热键"Ctrl+Alt+D",在弹出的对话框中输入羽化值,会将已有选区进行羽化。
- "选择"→"修改"→"扩展(收缩)"命令,在弹出的扩展或收缩对话框中输入1~16的像素值,会使选择边框按指定的像素数整体扩大或缩小。
- "选择"→"修改"→"扩边"命令,在弹出的对话框的宽度栏中输入1~64的像素值,则新选区会在原来选择区的基础上,向两边扩伸产生指定的像素宽的选择框。
- "选择"→"修改"→"平滑"命令,在弹出的对话框的取样半径框中输入1~16的像素值,该命令会自动检查每个选择的像素,查找指定范围内任何未选择的像素,如果范围内的多数像素被选择,则所有未选择的像素会被添加到选区;如果多数像素未被选择,则所有已选择的像素会从选区中去除。结果将使选区趋于平滑。
- "选择"→"扩大选取"命令,可将已选择的区域扩大,扩大的原则是将魔棒选项栏中指定容差值范围内的相邻像素包含进来。
- "选择"→"选取近似"命令也可将已选择的区域扩大,与扩大选取不同之处是不仅将魔棒选项栏中指定的容差范围内的相邻像素包含进来,而且还包含整个图像中容差范围内的其他像素。此方式也是基于颜色的选区修改方式。
- "选择"→"变换选区"命令,如需要一个倾斜的椭圆形选区,可以先在文件中制作一个正常的椭圆形,然后执行"选择"→"变换选区"命令,或使用热键"Ctrl+T",此时选区四周会出现带控制手柄的控制框,如果要旋转选区,则将鼠标指针指向四角控制柄外,变成弯的双向箭头时拖拉鼠标来旋转选区;如果要缩放选区,则将鼠标指针指向控制柄,变成双向箭头后拖动来放大或缩小选区;最后按 Enter 键确认(或按 Esc 键取消),结果使当前选区的大小、方向、角度等发生了变化。

很多情况下，当制作的选区尤其是复杂选区的大小、角度需要整体进一步调整时，使用该命令可使我们得到更精确的选区。

3. 裁切图像

裁切工具可以用来裁切图像。裁切工具是一种特殊的选择工具，使用其裁切图像的步骤如下。

（1）先单击要裁切的图像文件窗口使其为当前文件，然后选择裁切工具。

（2）单击"前面的图像"按钮，在宽度、高度、分辨率文本框中会显示当前图像的实际宽度、高度和分辨率。

（3）用裁切工具在图像区拖曳，松手后起点与终点之间会创建出矩形裁切区（如果在选项栏输入宽高比例值则会以该比例创建矩形区），四周会出现控制手柄。

（4）此时裁切区被灰色区屏蔽。如果需要调整裁切矩形区大小，可将指针指向四边的控制手柄，变成双向箭头后拖动，调整其宽度或高度。

（5）按 Enter 键确认裁切操作（按 Esc 键撤销），则图像其余部分被裁切，只剩下选出的区域。如果对裁切区进行旋转、透视变形，则矩形裁切结果区内为变形后的图像。用此方法可以将图像多余的部分裁切掉。

4. 通道和蒙版

在 Photoshop 中，通道存放的是图像颜色信息，如图 7-9 所示。另外，通道和蒙版技术相结合还可以存放选区，可以用复杂的方式操纵和控制图像的特定部分，以便进行下一步的图像处理操作。

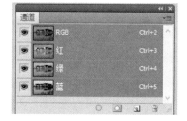

图 7-9 "通道"面板

1）蒙版

当在暗室中放大照片时，为了使指定的区域曝光，摄影师往往要将硬纸片中间部分按希望的形状挖空，将硬纸片作为蒙版遮挡在镜头与相纸之间，这样将只在未遮挡区对相纸曝光，而遮挡区则被保护。

Photoshop CS 中的蒙版也是借用了同样的原理，在选区上创建了一个蒙版后，未被选择的区域会被遮盖，可以把蒙版看作一个带孔的遮罩。利用快速蒙版，可以根据图像选区的特点快速制作出这个遮罩的孔的形状，这个孔就是我们所要的选择区。

用选择工具制作出选区，然后单击工具箱中的快速蒙版按钮就可从正常编辑模式进入快速蒙版编辑模式。在快速蒙版模式下，红色作为蒙版遮住了刚制作的选区以外的区域。该红色区域受保护，如果此时执行一些编辑操作命令，将只对未保护的区域也就是可见的选区起作用，受保护的红色蒙版区域将不受影响。我们可以使用绘画工具用黑白色来编辑快速蒙版。

2）通道

对形状复杂的选区的制作可以采用快速蒙版模式的方法来制作选区，但是快速蒙版是暂时的，当取消选择后它就消失了。因此在制作完复杂的选区后，可将选区存储在通道控制面板中，作为 Alpha 通道的一个蒙版。这个蒙版是永久的，即使取消选择后，也可以在需要时从 Alpha 通道中取出蒙版作为选区。

（1）将选区存储为一个蒙版。

Photoshop 提供了"选择"→"存储选区"命令用来保存选区，此时弹出"存储选区"对话框,如图7-10所示。在"文档"下拉列选表中可选择将选区保存在当前通道还是新通道中,默认为当前通道,也可选择新建选项将选区保存在新的通道中。

将选区保存在通道中的好处是避免反复选择复杂的选区,当文件保存成支持通道的PSD、TIF等格式时,可在"存储选区"对话框中选择保存通道的信息,今后在打开文件时,取出通道中的选区,可继续对选区进行编辑操作,如图7-10所示。

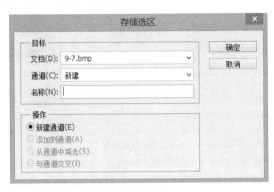

图7-10　"存储选区"对话框

(2) 编辑通道中的蒙版。

由于在快速蒙版方式下用绘画工具拖动来制作选区时很容易遗漏小的区域,虽然你觉得图像完全选择了,但只要将选区存储在通道中并观看 Alpha 通道的内容时,会发现选区中还会有一些黑色或灰色的小区域,这表明选区中还存在一些未选择或部分未选择的像素。

与快速蒙版的编辑相同,在通道中也可以使用绘画工具用黑、白、灰来编辑通道中的蒙版,使蒙版中的选区完全为白色、非选区完全为黑色,或者根据特殊需要用灰色来制作部分选择区。

3) 将蒙版作为选区载入

将不同的选区存储到通道后,在任何时候都可执行"选择"→"载入选区"命令,将存储到通道的选区载入图像,此时弹出"载入选区"对话框,如图7-11所示。

在文档下拉选框中选择要载入哪个文件中的通道;在通道下拉选框中选择载入哪个通道的选区;如果载入时选择了"反相"复选框,则将选区反选后载入。

在操作选项中,不同的选择会有不同的载入效果。

- 新建选区。新载入的选区将替换图像中已有选区。
- 添加到选区。得到的选区为载入的选区与图像中已有的选区相加的区域。
- 从选区中减去。得到的选区为图像中已有的选区减去载入的选区。
- 与选区交叉。得到的选区为图像中已有选区与载入的选区的重叠区。

5. 图层蒙版

图层蒙版可以用来遮盖不要的图像部分。在图像中建立了一个图层蒙版的同时,在通道控制面板中也将增加一个额外通道,用户可以对它进行编辑和修改。当选中图层蒙版时,编辑操作只对图层蒙版内的图像起作用。

【例7-1】　利用染发效果:打开"素材"文件夹下"P01.jpg"文件。利用蒙版技术和图像色彩和色调的调整方法,将该图中女孩头发的颜色由黑色染成红褐色,如图7-12所示。

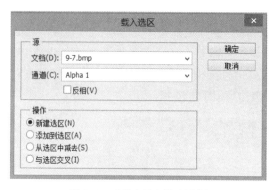
图 7-11 "载入选区"对话框

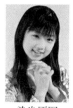 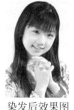
染发原图　　染发后效果图
图 7-12　染发效果对比图

操作步骤如下。

(1) 选择"文件"→"打开"命令,打开 P01.jpg 图片。

(2) 单击工具栏上"以快速蒙版模式编辑"按钮,选择画笔工具,在女孩头发上涂抹。直至覆盖全部头发。

(3) 单击工具栏上"以标准模式编辑"按钮,得到选区,按热键"Ctrl+Shift+I"进行反选操作,得到头发选区。

(4) 选择"图像"→"调整"→"色彩平衡"命令。

(5) 在"色彩平衡"对话框中,设置暗调的色阶为 19,-18,-42,中间调的色阶为 13,-20,-64,高光的色阶为 20,-13,-26。

(6) 按热键"Ctrl+D"取消选区,并将制作好的效果保存。

7.3　图层的应用

Photoshop 提供了观察、操作图层的窗口——"图层"控制面板,其中图层的内容、设置和叠放顺序一目了然。选择"窗口"→"显示图层"命令就可打开"图层"控制面板,如图 7-13 所示。

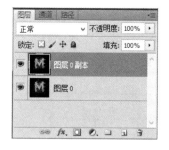
图 7-13　图层控制面板

对于某一层的图像,我们可以单独对它进行各种编辑操作,也可为其添加效果层、色彩调整层等,而这些操作丝毫不影响其他的图层。

最下面是背景层,多数图层菜单命令对背景层不起作用,除非将背景层转换为普通图层。新建文件时如果选择背景为透明,就相当于使图像的背景成为普通图层。

由于图层会增加文件大小,因此在分层处理完成后,一般要将多层图像拼合成一个背景图层,既减少了文件大小,又可将其存储为不支持图层的其他图像格式。

1. 图层控制面板和菜单

在"图层"控制面板中,图层从上到下顺序显示,可以为每个图层命名,可以控制显示与否,图层内容缩览图会随时记录所做的修改并帮助我们快速查找图层。

高亮显示的为当前图层,工具箱中的工具和大多数操作命令只对当前层起作用。因此在编辑图层时,首先要选择某个图层使其成为当前图层。如果多个图层要做相同的操作,可将它们与当前图层链接起来。

1) 隐藏图层

(1) 鼠标指针指向其中一个图层,单击左侧眼睛栏的眼睛图标使其不可见,该层被隐藏。

(2) 再次单击眼睛图标又会使其显示。

(3) 如果希望只有某个图层显示,其他图层全部隐藏,只要在该图层的眼睛图标上按Alt键并单击。

2) 选择当前图层

操作命令和工具只对当前图层起作用(除非其他图层与当前图层链接)。所以在操作执行前要养成选择当前图层的习惯。当前图层的眼睛图标旁边会显示一支笔,表示可以对该图层进行编辑操作。

3) 删除图层

用以下几种方法都能将当前图层删除:

- 单击"图层"控制面板右下角的删除图标。
- 将该图层拖放到删除图标上。
- 在"图层"控制面板菜单中选择"删除图层"命令。
- 选择"图层"→"删除图层"命令。

4) 命名图层

图层按创建的顺序以图层1、图层2、图层3等命名,最后创建的图层排列在所有图层的上方,为了查找方便,我们可以根据图层的特点将其重新命名。

(1) 在当前图层缩览图上右击,在关联菜单中选择"图层属性"命令(或在控制面板弹出菜单中选择"图层属性"命令)。

(2) 在弹出图层属性设置窗的名称栏中输入新的图层名称,还可在颜色栏中指定该图层在控制面板中所显示的颜色(便于在多个图层中根据颜色来快速查找图层),单击"确定"按钮完成图层名称的修改。

5) 调整图层叠放顺序

(1) 在"图层"控制面板中,选择想要调整的图层。

(2) 按住鼠标左键,将图层向上或向下拖动,移至某一图层的下方出现一条粗线时释放鼠标,结果会将两层的叠放顺序改变,图像叠加效果也变了。

(3) 用图层菜单命令来调整图层顺序,只要选择要调整的图层,执行"图层"→"排列"命令进行调整。

6) 图层的合并

多图层的文件在分层编辑完成后,如图像内容和位置不再修改,可用合并图层命令将图层合并,合并后所有图层的图像会叠加在一起合为一层,而叠加后无图像的区域会保持透明。

(1) 向下合并图层。

要将两个图层合为一层时,可先选择上面的一层为当前层,并保证这两层可见,选择"图层"→"向下合并"命令,或使用热键"Ctrl+E",就会使两层合为一层。

(2) 合并可见图层。

如果要合并多个图层,可先使这些图层可见,然后选择"图层"→"合并可见图层"命令,或按热键"Ctrl+Shift+E",使这些可见的图层合为一层,隐藏的图层仍然隐藏,不会合并。

(3) 合并链接图层。

要合并多个图层,也可用链接图层的方法,首先选择当前层,然后在要合并的其他图层的链接栏位置单击使链接图标出现,将当前层与多个图层链接起来。最后选择"图层"→"合并链接图层"命令,就会将链接的图层合为一层。

2. 创建图层

1) 创建新的透明图层

选择"图层"→"新建"→"图层"命令,会在当前层之上创建一个新的没有图像的图层,此时可用绘画填充工具在图层中绘制新的对象,将不同的对象绘制在不同的层上有利于单独对它们进行编辑。该命令执行时会弹出"新图层"对话框。

创建新图层还有一种快捷方法,就是单击"创建新的图层"按钮,结果会将创建的图层依次序自动命名为图层 n。

2) 从背景创建图层

选择"图层"→"新建"→"图层背景"命令,会把当前文件的背景图层转换为普通图层。这样就可对其执行例如添加图层效果、蒙版、调节层等背景层不能执行的操作。相反,透明背景文件在执行"图层"→"新建"→"图层背景"命令后,又会将当前图层转换为背景图层。

3) 从选区中创建图层

选择"图层"→"新建"→"通过拷贝的图层"命令,或使用热键"Ctrl+J",可将当前文件的某个图层中的一部分选区图像从原图层中拷贝,然后放置到新的图层中。如果执行的是"图层"→"新建"→"通过剪切的图层"命令,或使用热键"Ctrl+Shift+J",则会将选区图像从原图层中剪切,同样放置到新的图层中。

4) 用复制命令创建图层

上面两个创建图层的命令结果是,新图层中的图像是当前图层的选区图像。如果选择"图层"→"复制图层"命令,则新图层中的图像是当前图层的全部图像,即图层的完全复制。

5) 创建填充图层

Photoshop 新增了一种特殊的图层,称为填充图层。该图层与普通图层的区别就是可以在创建之初就选择为图层填充的是纯色、渐变色还是图案,创建后的图层会被选择的颜色填充,但是这种填充色不是固定不变的,而是可随时修改的,这就使编辑工作更加灵活方便。通常我们用这种方法来创建图像文件的背景色。

6) 创建文字图层

Photoshop CS 改进了文字处理功能,允许在图像区域直接输入并编辑文字,能随时对自动创建的文字进行字体格式、大小、段落格式和环绕等属性设置。

文字层的创建步骤如下。

(1) 选择工具箱中的文字工具。

(2) 指定当前前景色,该颜色将作为文字的颜色。

(3) 在文字工具选项栏中,默认选项是文字工具将以水平方向创建文字图层,如果选择文字蒙版工具,则表示要在当前层上制作文字选区。

(4) 选择工具栏上更改文字方向按钮可以创建水平或垂直方向的文字。

(5) 在工具选项栏中选择文字的字体、尺寸、边界的平滑程度、段落的对齐方式等属性，如图 7-14 所示。

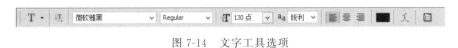

图 7-14　文字工具选项

(6) 在文件窗口要输入文字的地方单击鼠标，出现 I 字形插入点光标后输入文字，文字会以指定的颜色、字体、大小等显示在窗口中，如果需要换行时可按 Enter 键。用这种方法创建的文字称为点文字，当单击文字工具选项栏中的"确认"按钮后，就会创建以当前前景色填充的单色文字。此时在控制面板中就会自动创建文字图层。

(7) 如果要输入多行文字，可以从文件窗口中拖曳出一个矩形区，然后在该指定区域内输入文字，当输入到达区域边界时会自动换行，此种方法创建的是段落框文字。段落框文字的特点是，可将鼠标移到段落四周的手柄上，拖曳双向箭头来改变段落框的大小，也可将鼠标移到四周手柄外，拖动弯向箭头来旋转整个段落文本框。同样，当单击文字工具选项栏中的"确认"按钮后，就会创建以当前前景色填充的单色段落框文字。此时在控制面板中也会自动创建文字图层。

(8) 如果文字处理软件创建的文件中有大段的文字需要在 Photoshop 图像中出现，只需将文本选择并复制后，用文字工具创建段落框，选择"编辑"→"粘贴"命令粘贴在段落框的插入点位置即可快速创建段落框文字。

用以上创建两种文字的方法都会自动创建文字图层，在"图层"控制面板中会显示"T"标志。文字的字体、尺寸等属性使用的是当前工具选项栏中的设置值，而使用文字蒙版工具输入文字确认后，会在当前图层创建文字选区，如果对选区选择"编辑"→"填充"操作，就会在当前图层产生含有实际像素的文字。

7) 创建样式层

Photoshop 可以为图层添加多达 10 种样式，如图 7-15 所示。

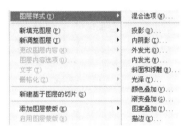

设置图层样式后，"图层"控制面板中该图层的右侧会显示"f"图标，单击旁边的三角形按钮可将图层样式展开，再次单击又可将其折叠。如要对某个样式进行修改，只需双击样式名称处，会弹出"图层样式"对话框。

图 7-15　图层样式

当图层应用了多个样式后，样式对话框的左侧会在应用了样式的名称前显示"√"，只要取消"√"标记，该样式就会被取消。要重新设置某个样式参数，只要双击对话框中的样式名称，窗口中就会显示该样式的参数，此时可重新设置新的样式参数。

7.4　绘画和编辑

在 Photoshop 中，可以使用丰富多彩的颜色绘制各种具有创意的图像，也可以对已有的图像进行进一步的修饰与调整。本节将介绍选择绘画颜色的方法、绘画的各种工具与使用方法、图像色彩和色调控制、修饰图像的各种方法与常用技巧。

1. 选择绘画颜色

1）设置前/背景色

单击工具箱的前景色块,会弹出"拾色器"对话框,如图 7-16 所示。

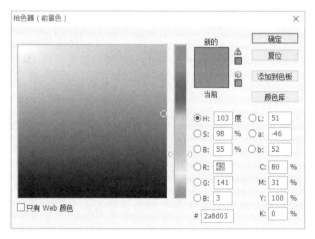

图 7-16 "拾色器"对话框

单击工具箱默认色块可使颜色设置为前黑后白,而单击前/背景切换按钮可使前景色与背景色互换。

2）用"颜色"控制面板选择颜色

执行"窗口"→"显示颜色"命令,显示"颜色"控制面板,将指针放到颜色条上变成吸管工具单击,就可将单击点的颜色设置为前景色。

3）用"色板"控制面板选择颜色

执行"窗口"→"显示色板"命令显示"色板"控制面板,只要在某一色板上单击,就会将该颜色指定为当前前景色,如图 7-17 所示。

4）用吸管工具在当前图像中选择颜色

如果需要将素材图像中某一种颜色设置为前景色,可选择工具箱中的吸管工具,将工具移到图像中单击,可将图像中单击点的颜色选择为前景色。

5）为选择区填充前景色

执行"编辑"→"填充"命令,会弹出"填充"对话框。在"内容"选项下拉框中,选择前景色,表示用当前的前景色填充选区。"内容"其他选项的说明如下。

- 背景色:指定用当前的背景色填充。
- 黑色:指定黑色填充。
- 白色:指定用白色填充。
- 50%灰色:指定用 50%灰色填充。
- 历史记录:将所选区域恢复到图像的某个状态。
- 图案:用定义好的图案填充选区。当选择该选项后,在自定义图案下拉框中可选择已定义的某个图案。

填充选项设置完毕后,单击"好"按钮,则选定的颜色填充到选区中。

此外，使用热键"Alt＋Delete"可用当前前景色填充选区；"Ctrl＋Delete"可用当前背景色填充选区。

6）为选区描边

执行"编辑"→"描边"命令可以为选区的边框描边上色，但必须在弹出的"描边"对话框中输入描边的宽度值，并单击颜色色块选择描边的颜色（默认色为当前前景色），以及选择是在选区边框的内部、居中还是外部描边上色。确认后就会以指定的颜色、指定像素的宽度为选区边框描边上色，如图 7-18 所示。

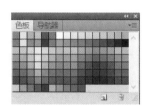
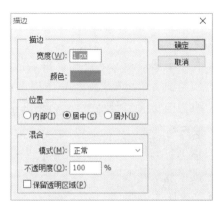

图 7-17　"色板"控制面板　　　　图 7-18　"描边"对话框

2. 设置工具选项

选择绘画工具后，通常在工具选项栏设置以下工具选项（除非使用工具默认值绘图）。

1）选择画笔

在画笔下拉框中显示的是系统默认的可用画笔，它们的大小、软硬、形状都不同，在一些画笔下还显示该画笔的直径值。当单击某个画笔后，就会将该画笔指定为当前画笔，当前绘画工具会使用当前画笔工作。如图 7-19 所示为使用不同的画笔绘制的图案。

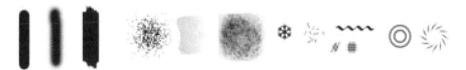

图 7-19　选择不同画笔形状

2）设置绘画模式

通常绘画采用正常模式，表示当前绘画工具用前景色在图像区绘制时，与底色不会互相混合，而选择其他绘画模式绘制时，会与底色以不同的方式混合，结果为混合后的颜色。

3）设置动态画笔效果

在绘画工具选项栏的最右侧的按钮上单击，可弹出动态画笔效果参数设置窗。默认的笔画起笔与落笔的形状是一致的。

4）恢复默认选项值

当对工具设置了选项参数后，Photoshop CS 会自动保留该选项值，该工具会一直使用该值来绘画，除非重新设置新的选项。

3. 绘画工具的使用

1）画笔、铅笔工具
- 画笔工具：绘制的线条边缘比较柔和，类似于传统的毛笔。
- 铅笔工具：绘制的线条边缘强硬，类似于铅笔。

2）橡皮擦工具

在以上绘制过程中，出现错误除了用"历史记录"控制面板来将操作完全撤销外，也可用橡皮擦类工具来擦除局部。

橡皮擦类工具都是用来擦除图像中具有颜色色值的像素，它们的擦除特点如下。

（1）橡皮擦工具。

橡皮擦工具主要通过拖动来擦除颜色，首先要确定所使用的画笔。当在背景上擦除时，擦过的区域会用当前背景色替代；当在图层上擦除时，擦过的区域会用透明色替代，只有选择工具选项栏中擦除模式为"块"时，才会是真正意义上的橡皮擦。

（2）魔术橡皮擦工具。

魔术橡皮擦工具的特点是，当在图层中单击某一点，会自动擦除图层中所有与取样点颜色相近的图像像素并使其透明。

（3）背景色橡皮擦工具。

背景色橡皮擦工具用来在图层中拖动擦除图像像素使其透明，在确定了所使用的画笔后，还要指定擦除模式和容差值，这些选项用来控制图像中要擦成透明的范围和边界的锐化程度。

3）历史画笔工具

历史画笔工具与"历史记录"控制面板相结合，可以部分恢复修改图像。

（1）历史记录画笔工具。

在指定历史记录画笔工具的色彩混合模式、不透明度和画笔选项后，通过在图像区拖动来将图像恢复到历史记录中的某一状态，或者部分地恢复这个状态。

（2）历史记录艺术画笔。

历史记录艺术画笔工具在指定不同的绘画方式、逼真度和容差值等参数后，通过在图像区拖动来用不同的色彩和艺术形式模仿绘画纹理恢复图像。

4）填充工具

（1）使用油漆桶填充工具。

油漆桶填充工具通过在图像中单击来填充图像中与所选取样点颜色相近的区域，填充方式有两种，用前景色填充或用图案填充，使用前需要在工具选项栏的填充选项中设定，当选择图案时，可在其后的图案下拉框中选择一种图案，而选择前景时，则表示要用当前前景色填充。

（2）使用渐变填充工具。

渐变填充工具的特点是可在选区内填充在多种颜色间逐渐过渡的混合渐变色。

在选择了某种渐变工具后，可在工具箱的前景/背景色块上定义当前的前景色和背景色，此时工具选项栏的渐变样式色条框中显示的就是这两种颜色的渐变色，当然，也可单击渐变样式色条右侧的三角形按钮,在弹出的渐变样式预置窗中选择其他渐变过渡色样式,如图 7-20 所示。

将以上设置完成后,可在当前图层的选择区中,将鼠标在起点按下,拖动到终点松手,渐变的起始色就会在起点开始填充,逐渐过渡到终点的终止色。过渡的方向是由选择的工具决定的,图 7-21 显示了在一个圆形选区中,用相同渐变色样式(白到黑),选择几种不同的渐变工具,起点在圆心,终点在圆周,拖动绘制不同的填充效果。

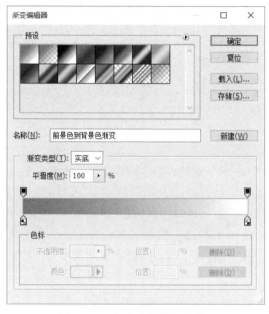

图 7-20 "渐变编辑器"对话框

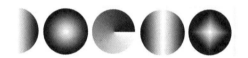

图 7-21 渐变填充工具

4. 图像色彩和色调控制

1) 图像色调控制

(1) 色阶。选择"图像"→"调整"→"色阶"命令,如图 7-22 所示。

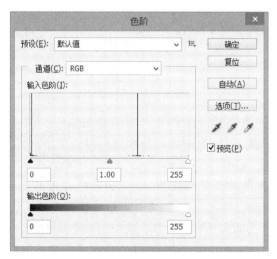

图 7-22 调整色阶

观察图像的色调分布直方图,横轴方向代表像素的色调,从左到右显示为暗色值(0)到亮色值(255)之间的所有色阶值,纵轴方向代表像素的数量,即图像中同一色值下的像素总数,如果图像没有包含从最暗到最亮的颜色,图像的色阶会少于 256 层次,这时就需要拖动下方的黑、灰、白 3 个滑块来分别调整暗调、中间调和高调使对比度增加。调整时可预览图像的效果。

(2) 直方图。显示色调值分布的范围。

(3) 自动色阶。自动将图像中的最亮的像素变成白色,最暗的像素变成黑色。该命令对灰度图像的调整效果尤其明显。

(4) 自动对比度。使图像的亮区更亮,暗区更暗,中间区层次加大,自动调整图像对比度。

(5) 曲线。除了可以调整图像的亮度外,还可以调整图像的对比度、色彩。

(6) 亮度/对比度。粗略地调整图像的亮度和对比度,使用这个命令能更直观地预览亮度、对比度的调整结果。

2) 消除偏色

由于原始照片本身的问题,或者也许是扫描中出现了偏色,我们要使用色彩平衡命令来消除。例如:

(1) 单击"图层"→"新调整图层"→"色彩平衡"命令,会弹出"新图层"对话框。

(2) 在名称栏中输入调整图层的名称;如果选择了与前一图层编组选项,则表示该调整图层只对其下的一层起作用。否则将对其下所有图层起作用;同创建新图层一样,调整图层也有颜色、不透明度与模式设置。

(3) 设置完毕后,单击"好"按钮,紧接着弹出"色彩平衡"对话框,如图 7-23 所示。

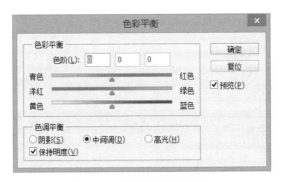

图 7-23 "色彩平衡"对话框

(4) 首先在色调平衡单选框中选择重点要调整图像的暗调、中间调还是高光。对于 RGB 图像,应选取保持亮度选项,以防止在更改颜色时更改了图像中的光度值。此选项可保持图像的整体亮度不变,如图 7-23 所示。

(5) 三个颜色条上的值分别显示红色、绿色和蓝色通道的颜色变化,范围为 -100~100。如果需要增加某种颜色的饱和度,就将三角形滑块拖近该颜色;如果需要降低某种颜色的饱和度,就将三角形滑块拖离要在图像中减少的颜色。例如,为了降低图像中的红色,我们可以将红色条的滑块向左边拖动远离红色。观察图像色彩随参数改变的预览效果,直到满意后确认,完成调整图层的创建。

3) 替换图像中的颜色

选择"图像"→"调整"→"替换颜色"命令,默认情况下,对话框的选择区域显示一个黑色矩形,代表当前选区的蒙版。

4) 调整局部颜色和色调

上面介绍的是对图像选区整体色调、颜色的一些调整命令,而对图像的局部色调、颜色、柔化等处理就需要下面介绍的图像修饰工具。

(1) 减淡工具。

减淡工具与暗室中摄影师用来遮挡镜头与相纸之间的挡板所起的作用是一样的,都是为了降低曝光量,提高图像局部亮度。当选择减淡工具后,先在工具选项栏的色调范围选框中选择主要是调整图像的暗调、中间调还是高光区,然后在曝光度框中输入数据,值越大,一次调整的效果就越明显。

(2) 加深工具。

加深工具更像摄影师在镜头与相纸之间用手形成的孔形挡板,孔中区域图像的曝光量会增加,降低了图像局部的亮度。

(3) 海绵工具。

海绵工具也是模仿摄影师用海绵擦拭相纸局部区域使饱和度增加这一特点,用来对图像局部区增加或降低饱和度(黑白照片则是增加或降低对比度)。当选择海绵工具后,在工具选项栏可选择工具的工作模式是加色还是去色,在压力选项中输入工具的压力值,值越大,一次调整的效果就越明显。

5. 路径的使用

路径是由一些点连接起来组成的一段或多段有方向的线段或曲线,是由钢笔工具或几何形状工具创建的。路径的用途基本分为三大类:通过路径进行绘画、通过路径得到复杂选区及剪贴路径的应用。

与其他制作选区的工具相比,路径工具可以使路径与要选择的区域边缘很好地吻合,产生更为精确、平滑流畅的路径曲线。路径可以转换为选区,选区也可转换为路径。

6. 修饰图像

1) 用仿制图章工具修饰图像

仿制图章工具,像它的名字那样,可以在图像的任意位置单击取样,还可以对多图层图像取样,取样后在目标图像中拖动鼠标时,可在鼠标指针经过的区域仿制出一个以取样点为中心的部分或全部源图像。而图案图章工具则只能仿制已定义的图案。

(1) 选择仿制图章工具,在工具控制面板上选择合适的笔刷。

(2) 将鼠标指针移到图像中,按住 Alt 键在某一点单击来定义取样点。要确保取样点的图像与要擦除的图像会很好地融合在一起。

(3) 将鼠标指针移到不需要的图像区域位置,拖动鼠标,则取样点的图像将替代被擦除的图像区域。

(4) 用以上方法,选择较小的笔刷,重复多次可将图像中任何不想要的污点、斑点和景物用取样点附近的图像替换掉。

2) 锐化模糊及涂抹工具

模糊工具可将明显的过渡区域模糊柔化,选择模糊工具,在工具选项栏选择合适的笔刷,设置合适的压力值(笔刷尺寸越大,模糊的范围就越大,压力值越大,工具作用的效果越明显),将鼠标移到要模糊的区域,单击或拖动鼠标,则鼠标经过的区域就变得模糊了。

锐化工具与模糊工具作用相反。

涂抹工具也可以模糊图像,它与模糊工具的区别就是不仅可模糊涂抹处的图像,还可以使涂抹处颜色均匀。用涂抹工具可以消除图像中细小的斑点和划痕,也可轻微地修改图像。

7. 自动操作

在图像编辑过程中,对于大量重复性的工作,可以利用 Photoshop 提供的自动操作功能来完成。也就是将重复性的操作命令录制成一个动作,以后就不用手工一步一步地操作,而是按所录制的动作自动对图像进行处理,可以提高工作效率。

1) 创建动作

(1) 显示"动作"控制面板。Photoshop 的自动操作是在"动作"控制面板中完成的,执行"窗口"→"动作"命令来显示"动作"控制面板,如图 7-24 所示。

"动作"控制面板显示的是系统默认的动作集,如果"动作"控制面板已经改动,也可执行控制面板弹出菜单的复位动作命令恢复默认动作集的显示。

所谓动作集就是一些动作的集合,在"动作"控制面板中,将功能类似的动作归类放置在一个动作集中,单击三角

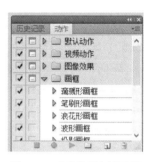

图 7-24 "动作"控制面板

形按钮,可将动作集展开,可显示出该动作集中所含的所有动作,默认动作集中是系统提供的一些常用动作。单击三角形按钮还可将每个动作展开,可显示出该动作所含的所有操作命令,再次单击三角形按钮可折叠显示动作或动作集。

(2) 创建新动作集。单击默认动作前的三角形按钮将其折叠。现在执行"动作"控制面板弹出菜单中的新序列命令或单击控制面板下方的新建动作集按钮,在对话框中输入新动作集的名称,确认后就会在"动作"控制面板中显示所建的动作集。

(3) 创建新动作。执行"动作"控制面板弹出菜单的新动作命令或单击建立新动作按钮,在弹出的对话框的名称栏中输入动作的名称并在序列下拉框中选择新动作属于哪个动作集。当单击"记录"按钮后,就会进入动作录制状态,此时"动作"控制面板中的录制动作按钮变为红色,以后的操作都将会录制下来。

(4) 停止录制。单击"动作"控制面板下方的停止按钮,结束动作的录制。

当对大量的不同文件进行相同的操作但命令参数不同时,使用插入菜单项目命令可将这些操作及命令录制到动作中,当动作执行时命令才被执行,如果命令具有对话框,执行会暂停在对话框状态,直到输入确认后才继续执行动作。

2) 编辑动作

执行弹出菜单中的复制或删除命令,可将选择的动作集、动作或命令复制或删除。如果动作中需要添加新命令,只需单击"录制"按钮,执行一遍新命令,最后"单击停止"录制按钮即可。

【例 7-2】 制作文字特效:使用动作面板,创作木纹效果作为背景;使用文字工具,输

入"奋斗"二字,并做修饰;利用图层和图层混合选项制作木刻字效果;添加合适相框。制作效果见图7-25。

操作步骤:

(1)"文件"菜单→"新建"命令,在新建对话框中,设置图片宽度为 600 像素,高度为 400 像素。

(2)打开"动作"面板,载入纹理类动作,如图 7-26 所示。

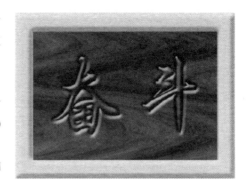

图 7-25　文字特效效果图

(3)在"纹理"中,找到"花纹红木",单击播放选区按钮,并设置切变效果,产生木纹效果。并生成"图层1",如图 7-27 所示。

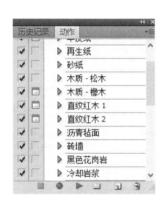

图 7-26　动作设置示意图

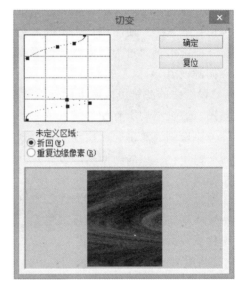

图 7-27　切变效果设置示意图

(4)鼠标拖曳"图层1"至"创建新的图层"按钮上,创建新图层"图层1副本"。

(5)使用"横排文字工具"输入"奋斗",并使用文字工具栏设置字体为"华文行楷",字号为"110 点"。

(6)右击文字图层,在弹出的快捷菜单中,选择"栅格化图层"。

(7)Ctrl+鼠标单击文字图层,选中文字部分,按"Ctrl+E",向下合并"图层1副本"图层。

(8)使用"Ctrl+Shift+I"反选,按 Delete 键,删除多余的木纹部分,再使用"Ctrl+Shift+I"反选,得到木纹文字。

(9)单击鼠标右键,在图层快捷菜单中选择"混合选项"命令,在"图层样式"对话框中,选择"斜面和浮雕"命令,设置浮雕样式为"枕状浮雕",方法为"雕刻清晰",深度为 100%,大小为 7,软化为 3。

(10)打开"动作"面板,使用"铝制画框动作",将制作结果保存。

7.5 常用滤镜

Photoshop 图像处理软件为用户提供了众多有特色效果的图像处理滤镜。还支持许多第三方提供的滤镜。常用的滤镜组及功能如下。

- 像素化滤镜组。使图像产生各种纹理材质效果。
- 扭曲变形滤镜组。使图像产生三维、波浪、旋涡等不同的几何变形效果。
- 杂色滤镜组。通过为图像添加像素点或去除杂色像素点来改善图像的质量。
- 艺术效果滤镜组。使图像产生精美绘画式艺术效果。
- 模糊或锐化滤镜组。使图像产生各种模糊效果或清晰效果。
- 画笔描边滤镜组。使图像产生艺术效果的同时,强调图像轮廓与笔画的线条特征。
- 素描滤镜组。使图像产生不同风格的手绘素描效果。
- 风格化滤镜组。使图像产生不同的色块效果。
- 渲染滤镜组。通过为图像添加像素点或去除杂色像素点改善图像的质量。

1. 模糊滤镜组

模糊滤镜组中的滤镜可以降低图像像素间的对比度,使图像变得柔和模糊。

- 模糊。通过平均所有相邻像素值来使图像产生模糊柔化效果。
- 进一步模糊。效果要比模糊滤镜的模糊柔化强 3~4 倍。
- 高斯模糊。通过高斯曲线的分布,选择性地模糊图像。
- 动感模糊。对图像像素沿特定方向进行线形位移来模仿运动模糊效果。
- 径向模糊。该滤镜可以使图像的画面具有强烈的动感模糊效果。
- 特殊模糊。只模糊颜色相近的像素,而边缘不受影响。

2. 锐化滤镜组

锐化滤镜组中滤镜与模糊滤镜相反,可以提高图像相邻像素间对比度来使图像更清晰。

- 锐化。通过提高图像中所有像素的对比度来使图像更清晰。
- 进一步锐化。清晰图像的效果要比锐化滤镜更明显。
- 锐化边缘。只对反差明显的图像轮廓区进行锐化,图像大部分区域的细节仍保留。
- USM 锐化。可以调整图像边缘的对比度,结果会在边缘的两侧产生更亮或更暗的线条,这种对图像边缘的强调结果,会使焦点模糊的图像更加清晰。

3. 扭曲变形滤镜

扭曲变形滤镜主要用来使图像产生各种扭曲变形,与普通的缩放、旋转、扭曲变形不同,该滤镜组中的滤镜会对选区图像沿各个不同方向变形,产生三维、波浪、旋涡等复杂的几何变形效果。

(1) 波纹。在图像上创建起伏的图案来产生水面的波纹效果。
(2) 挤压。使图像产生向内或向外挤压变形效果。
(3) 球面化。将图像扭曲变形,产生用透镜观看图像的效果。

4. 杂色滤镜

杂色滤镜组中的滤镜可以为图像添加粗糙的杂色颗粒或将细微的杂色斑点消除,从而使图像质量得到改善。

(1)添加杂色滤镜。可以为图像添加随机像素点,使图像产生粗糙颗粒效果。

(2)去斑。该滤镜在保持图像细节的前提下通过轻微模糊图像来使微小斑点消失,能消除图像中细小的斑点或划痕,适合去除扫描图像时产生的印刷网纹或蒙尘。

(3)蒙尘与划痕。能有选择地减少图像的杂色,消除图像中较大的斑点和划痕。

(4)中间值。用指定范围内的像素的亮度中间值替换中心像素来减少图像的杂色。

5. 渲染滤镜

渲染滤镜组中的滤镜可以用来渲染美化图像,有的可以模拟各种灯光效果,有的可为图像创建三维造型,还有的能模拟不同镜头拍摄的光晕效果。

光照效果滤镜的作用就是能提供不同光源,光照类型和光线属性来为图像添加不同的光线照射后的效果,在对话框的样式下拉列表框中,共有十几种不同的光源样式供用户选择。当选择某种样式后,可在预览窗中观察到当前光源的预览效果,如图 7-28 所示。

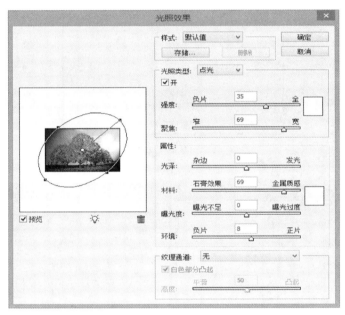

图 7-28 "光照效果"对话框

一般在当前光源的四周会出现椭圆形的边框,可以拖动边框上的控制手柄来改变光照的方向和范围,而拖动代表当前光源的小圆圈图标则会改变灯光的高光点位置。

6. 风格化滤镜

风格化滤镜组中的滤镜会在原图像基础上,重点强调图像的边缘或使图像像素移位,使图像产生不同风格的绘画或印象派艺术效果。

- 浮雕效果。使图像产生浮雕效果。
- 风。在图像中添加细小的水平线来模仿被风吹过后的效果。
- 云彩。在图像中产生当前前景色与背景色的随机色,模拟云彩效果。

【例 7-3】 医学图像锐化处理。图像经转换或传输后,质量可能下降,难免有些模糊。可以对图像进行锐化,加强图像轮廓,降低模糊度,使图像清晰。

操作步骤:

打开图像文件 T2.BMP,选择"滤镜"菜单,锐化/USM 锐化命令,打开 USM 锐化对话框,设置数量为 200%,半径为 10,阈值为 3,如图 7-29 所示。观察经过处理后的图片与原始图片,如图 7-30 所示。

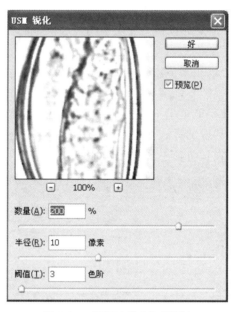

图 7-29 "USM 锐化"对话框

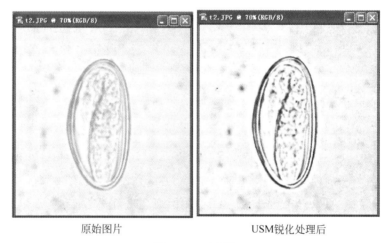

原始图片　　　　　　　　USM锐化处理后

图 7-30 对比图

本 章 小 结

在本章内容中,介绍了 Photoshop CS5 的使用方法,要求同学们通过对例题的学习,同时加强上机动手能力的训练,能够熟练掌握它们的使用技巧,制作出具有个人创意的优秀作品,使其表述的内容清晰、精练、具有表现力。

【注释】

CMYK：用于印刷的四分色(Cyan 青、Magenta 品红、Yellow 黄、blacK 黑)。

RGB：RGB 色彩模式是工业界的一种颜色标准，是通过对红(R)、绿(G)、蓝(B)三个颜色通道的变化以及它们相互之间的叠加来得到各式各样的颜色的，RGB 即是代表红、绿、蓝三个通道的颜色，这个标准几乎包括了人类视力所能感知的所有颜色。

灰度：使用黑色调表示物体，即用黑色为基准色，不同的饱和度的黑色来显示图像。

蒙版：蒙版就是选框的外部(选框的内部就是选区)。

羽化：Photoshop 是一种处理图片的工具，羽化能让尖锐的刻板的图片将其棱角模糊化处理。

魔棒：在 Photoshop 中的工具面板中选中魔棒工具，围绕被选物画闭合的回路就可以选中物体。

通道：在 Photoshop 中，在不同的图像模式下，通道是不一样的。通道层中的像素颜色是由一组原色的亮度值组成的，通道实际上可以理解为选择区域的映射。

Alpha 通道：Alpha 通道是一个 8 位的灰度通道，该通道用 256 级灰度来记录图像中的透明度信息，定义透明、不透明和半透明区域，其中黑表示透明，白表示不透明，灰表示半透明。

图层：图层就像是含有文字或图形等元素的胶片，一张张按顺序叠放在一起，组合起来形成页面的最终效果。图层可以将页面上的元素精确定位。

色阶：色阶是表示图像亮度强弱的指数标准，也就是我们说的色彩指数，图像的色彩丰满度和精细度是由色阶决定的。

滤镜：Photoshop 滤镜主要用来实现图像的各种特殊效果。

PSD：PSD 是 Adobe 公司的图形设计软件 Photoshop 的专用格式。PSD 文件可以存储成 RGB 或 CMYK 模式，还能够自定义颜色数并加以存储，还可以保存 Photoshop 的图层、通道、路径等信息。

路径：路径是使用绘图工具创建的任意形状的曲线，用它可勾勒出物体的轮廓，所以也称为轮廓线。

套索：在图像处理中起着很重要的作用，是最基本的选区工具，在 Photoshop 中用来对于图像中的某一部分进行选择。

图层蒙版：图层蒙版可以理解为在当前图层上面覆盖一层玻璃片，这种玻璃片有透明的、半透明的、完全不透明的。

色彩平衡：通过对图像的色彩平衡处理，可以校正图像色偏，过饱和或饱和度不足的情况，也可以根据制作需要，调制需要的色彩，以便更好地完成画面效果。

栅格化图层：栅格化图层可以将文字图层、形状图层、矢量蒙版和填充图层的内容转换为平面光栅图像。

容差：在选取颜色时所设置的选取范围，容差越大，选取的范围也越大，其数值为在 0～255。

色调：色调指的是一幅画中画面色彩的总体倾向。

第 8 章 网站开发技术

导学

内容及要求

随着 Internet 的发展,网站在人们生活、工作中起到了越来越重要的作用。在飞速发展的信息社会,人们不但要具备在网络上寻找信息的能力,而且也要具备开发制作网站的能力。随着网站开发工具的不断完善,开发网站已不是难事,人们有能力并且也应该具备网站设计与制作的能力。

本章首先介绍网站的构成与分类,并讲解网站设计与规划的流程,要求掌握网站的基本概念和制作流程。

然后利用 Dreamweaver 开发工具,学习并制作静态网页的基本框架。案例从基础网页着手,由浅入深地介绍网站元素制作的相关知识与典型案例,使读者能够制作出更加美观和实用的网站。

最后介绍动态网站的概念和常用技术,以 ASP+Access 框架为例,讲解动态网站的基本制作流程。

重点、难点

本章重点是了解网站技术的发展现状、网站分类及功能,熟悉利用 Dreamweaver 建立网页的基本元素、会使用网页模板以及在网页中加入简单的代码。难点是在网页中加入代码实现指定功能。

随着互联网的飞速发展,网站建设技术也日新月异,包括 ASP.NET、HTML5、XML 以及移动端 App 等新技术不断丰富我们的生活。本章将对网站技术由浅入深地加以介绍。

8.1 网站开发技术概述

本节将对网站进行初步介绍,并开始学习网站的规划与设计。

8.1.1 网站开发技术简介

网站(Website)是指在互联网上,根据一定的规则,使用 HTML 等语言制作的用于展示特定内容的相关网页的集合。简单地说,网站是一种通信工具,就像布告栏一样,人们可以通过网站来发布自己想要公开的信息,或者利用网站来提供相关的网上服务。人们可以通过网页浏览器来访问网站,获取自己需要的信息或者享受网上服务。许多公司都拥有自己的网站,他们利用网站来进行宣传、产品资讯发布、招聘等。随着网页开发技术的流行,很多个人也开始制作个人主页,这些通常是制作者用来自我介绍、展现个性的地方。也有提供专业企业网站制作的公司,通常这些公司的网站上提供人们生活各个方面的资讯、服务、新闻、旅游、娱乐、经济等。

1. 网站构成

网站是由网页集合而成的,而大家通过浏览器所看到的画面就是网页,网页可以看成一个 HTML 文件,浏览器是用来解读这份文件的。也可以说,网页是由许多 HTML 文件集合而成。至于要多少网页集合在一起才能称作网站,没有具体规定,即使只有一个网页也能被称为网站。

在 Internet 的早期,网站还只能保存单纯的文本。经过几年的发展,当万维网出现之后,图像、声音、动画、视频,甚至 3D 技术开始在 Internet 上流行起来,网站也慢慢地发展成现在看到的图文并茂的样子。通过动态网站技术,网站还可以实现如信息管理系统等更加复杂的功能。

2. 网站分类

网站有多种分类,笼统意义上的分类是动态和静态的页面,原则上讲静态页面多通过网站设计软件来进行重新设计和更改,相对来说比较滞后,当然现在有些网站管理系统,也可以生成静态页面,称这种静态页面为伪静态。动态页面通过网页脚本与语言自动处理自动更新的页面,比如论坛,就是通过网站服务器运行程序,自动处理信息,按照流程更新网页。根据动态网站所用编程语言网站可分为 ASP 网站、PHP 网站、JSP 网站和 ASP.NET 网站等。

根据网站的用途,网站还可以分为门户网站(综合网站)、行业网站、娱乐网站等。门户网站,是指通向某类综合性互联网信息资源并提供有关信息服务的应用系统。门户网站最初提供搜索服务、目录服务,后来由于市场竞争日益激烈,目前门户网站的业务包罗万象,成为网络世界的"百货商场"或"网络超市"。

根据网站的持有者网站还可以分为个人网站、商业网站、政府网站等。个人网站通常包括主页和其他具有超链接文件的页面。这种网站是指个人或团体因某种兴趣、拥有某种专业技术、提供某种服务或把自己的作品、商品展示销售而制作的具有独立空间域名的网站。

根据网站的商业目的可分为营利型网站(行业网站、论坛等)和非营利性型网站(政府网站、教育网站等),如图 8-1 所示为教育网站。

8.1.2 网站设计与制作流程

由于目前所见即所得类型的工具越来越多,使用也越来越方便,所以制作网页已经变成了一件轻松的工作,不像以前要手工编写一行行的源代码那样。一般初学者经过短暂的学习就可以学会制作网页,于是有人认为网页制作非常简单,就匆匆忙忙制作自己的网站,可是做出来之后与别人一比,才发现自己的网站非常粗糙。建立一个网站就像盖一幢大楼一样,它是一个系统工程,有自己特定的工作流程,只有遵循这个步骤,按部就班地一步步来,才能设计出一个满意的网站。

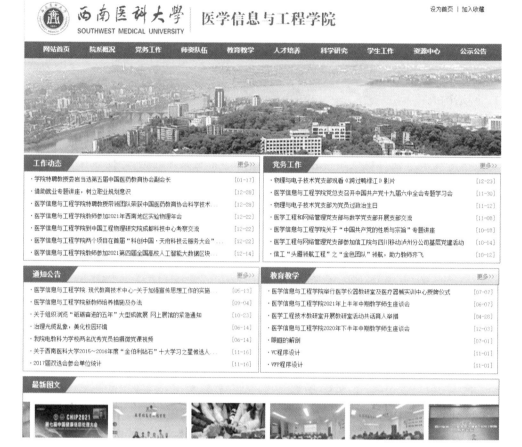

图 8-1 教育网站：西南医科大学医学信息与工程学院网站

1. 确定网站主题

网站主题就是建立的网站所要包含的主要内容，一个网站必须要有一个明确的主题。特别是对于个人网站，不必像门户网站那样做得内容大而全，包罗万象。所以个人网站的制作需要找准一个自己最感兴趣内容，做深、做透，办出自己的特色，这样才能给用户留下深刻的印象。网站的主题无定则，只要是感兴趣的和合法的，任何内容都可以，但主题要鲜明，在主题范围内将内容做到大而全、精而深。

2. 搜集材料

明确了网站的主题以后，则要围绕主题开始搜集材料。想让网站吸引用户，就要尽量搜集材料，搜集的材料越多，以后制作网站就越容易。材料既可以从图书、报纸、光盘、多媒体上得来，也可以从互联网上搜集，然后把搜集的材料去粗取精，去伪存真，作为自己制作网页的素材。

3. 规划网站

一个网站设计得成功与否，很大程度上取决于设计者的规划水平，规划网站就像设计大楼一样，图纸设计好了，才能建成一座漂亮的楼房。网站规划包含的内容很多，如网站的结构、栏目的设置、网站的风格、颜色搭配、版面布局、文字图片的运用等，只有在制作网页之前把这些方面都考虑到了,才能在制作时驾轻就熟,胸有成竹。也只有如此制作出来的网页才能有个性、有特色,具有吸引力。

4. 选择合适的制作工具

尽管选择什么样的工具并不会影响设计网页的好坏,但是一款功能强大、使用简单的软件往往可以起到事半功倍的效果。网页制作涉及的工具比较多,首先就是网页制作工具了,目前大多数人选用的都是所见即所得的编辑工具,这其中的优秀者是 Dreamweaver。除此之外,还有图片编辑工具,如 Photoshop;动画制作工具,如 Flash;视频处理工具,如 Windows Movie Maker;还有网页特效工具,如有声有色等,有许多这方面的软件,可以根据需要灵活运用。

5. 制作网页

材料有了,工具也选好了,然后就需要按照规划想法变成现实,这是一个复杂而细致的过程,一定要按照先大后小、先简单后复杂的步骤来进行制作。所谓先大后小,就是说在制作网页时,先把大的结构设计好,然后再逐步完善小的结构设计。所谓先简单后复杂,就是先设计出简单的内容,然后再设计复杂的内容,以便出现问题时好修改。在制作网页时要多灵活运用模板,这样可以大大提高制作效率。

6. 上传测试

网页制作完成后,要发布到 Web 服务器上,才能通过 Internet 浏览。目前上传的工具有很多,有些网页制作工具本身就带有 FTP 功能,利用这些 FTP 工具,可以很方便地把网站发布到自己申请的主页存放服务器上。网站上传以后,要在浏览器中打开自己的网站,逐页逐个链接进行测试,发现问题,及时修改,然后再上传测试。全部测试完毕就可以把网址告诉给朋友并浏览。

7. 维护更新

网站要注意经常维护更新内容,保持内容的新鲜,不要一成不变,只有不断地给它补充新的内容,不断进行维护更新,才能够吸引住浏览者。

以上便是网站建设的基本步骤,读者需按照确定网站主题、搜集材料、规划网站、选择工具、制作网页、上传测试、维护更新这一系列步骤,按部就班地做,才能设计出一个美观并实用的网站。

8.2 网站的基本元素与开发

通过 8.1 节的学习,相信读者对网站有了一个宏观的了解。从本节开始,将由简入难地对网站的建立和制作进行学习,首先将介绍网站开发工具 Dreamweaver。

8.2.1 网站开发工具 Dreamweaver

Dreamweaver 是集网页制作和管理网站于一身的所见即所得网页编辑器,它是第一套针对专业网页设计师特别发展的视觉化网页开发工具,利用它可以轻而易举地制作出跨越平台限制和跨越浏览器限制的充满动感的网页。本节将简要介绍 Dreamweaver 的版本、安装、启动、窗口布局和网页编辑视图。

1. 历史版本介绍

Dreamweaver 1.0(发布于 1997 年 12 月);
Dreamweaver 2.0(发布于 1998 年 12 月);
Dreamweaver 3.0(发布于 1999 年 12 月);
Dreamweaver 4.0(发布于 2000 年 12 月);
Dreamweaver MX(发布于 2002 年 5 月),如图 8-2 所示;
Dreamweaver MX 2004(发布于 2003 年 9 月);
Dreamweaver 8(发布于 2005 年 8 月),如图 8-3 所示;
Dreamweaver CS3(发布于 2007 年 7 月);
Dreamweaver CS4(BETA 发布于 2008 年 5 月 17 日);
Dreamweaver CS4(正式版发布于 2008 年 9 月 23 日)。

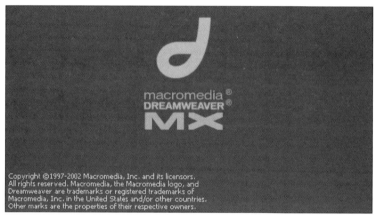

图 8-2 Dreamweaver MX

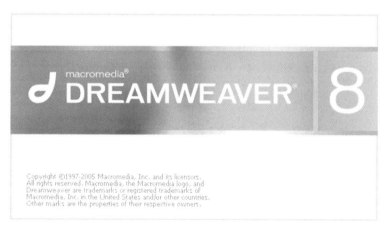

图 8-3 Dreamweaver 8

2. 安装启动 Dreamweaver

本节将以 Dreamweaver CS5 版本为例进行讲解,如图 8-4 所示。当然图中所介绍的其他版本都包含基本的网站建设功能,读者可以自行选择相应版本。Dreamweaver CS5 的安

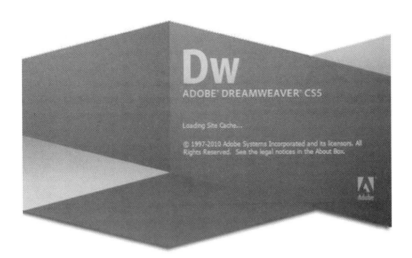

图 8-4　Dreamweaver CS5

装界面是标准的 Windows 程序安装界面,用户通过安装程序向导就可以顺利地完成安装。当安装完毕,在"开始"→"程序"菜单中将会增加"Macromedia"一项,选中其后的"Macromedia Dreamweaver CS5"就可以启动,如图 8-5 所示。

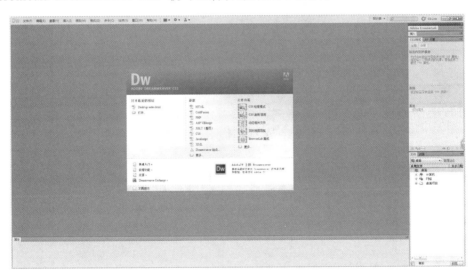

图 8-5　Dreamweaver CS5 初始界面

另一种常用的打开 Dreamweaver CS5 的方法是在 Windows 资源管理器中右击需要编辑的 HTML 文件,在弹出的菜单中选择"使用 Dreamweaver CS5 编辑",即可启动 Dreamweaver CS5,并将所需编辑的 HTML 文件打开。

3. Dreamweaver 布局

启动 Dreamweaver CS5,新建或打开一个网页文档后,可打开 Dreamweaver CS5 文档编辑窗口,如图 8-6 所示。

在工具栏上可进行"工作区设置",分别为代码、拆分和设计,目的是让用户从中选择一种工作区

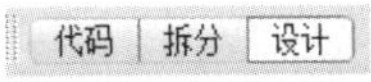

图 8-6　Dreamweaver CS5 布局选择

布局。

(1) 选择"设计"工作区。在这种视图下,看到的网页外观和浏览器中看到的基本是一样的。通常 Dreamweaver CS5 默认是可视化视图,如图 8-7 所示。这种布局方式留出了很大的屏幕空间用来显示网页内容,让网页设计者工作起来更加方便。该工作区中的全部"文档"窗口和各种面板被集成在一个更大的应用程序窗口中,并将面板组设计放在右侧。这种方式适合用户在 Dreamweaver 中使用可视化工具制作网页。

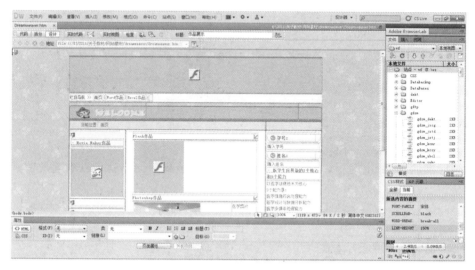

图 8-7　Dreamweaver CS5 设计视图

(2) 选择"代码"。如果想查看或编辑源代码,可以单击工具栏上的"代码"按钮进入源代码视图;这种布局方式是针对代码编写者的习惯进行设计的,将大量的屏幕空间用来显示网页中的代码,极大地方便了程序员的工作。这种方式适合用户编写网页代码,如HTML、CSS、ASP、JSP 和 PHP 等,如图 8-8 所示。

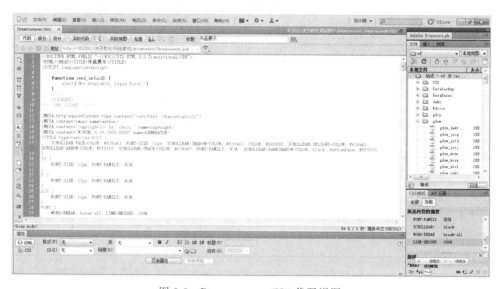

图 8-8　Dreamweaver CS5 代码视图

(3)拆分视图。单击工具栏上的"拆分"按钮可以进入"拆分"视图,在这种视图下编辑窗口被分割成了两部分,一部分是源代码,另一部分是可视化编辑窗口,这样在编辑代码时可以同时查看编辑区中的效果,如图 8-9 所示。

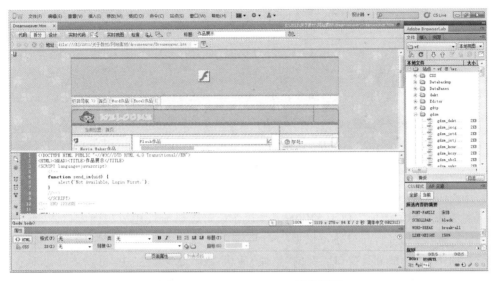

图 8-9　Dreamweaver CS5 拆分视图

用户可根据自己的习惯来选择工作区布局视图,在编辑的过程中也可以很方便地进行切换。

4. Dreamweaver 工具栏

在"窗口"→"工作区布局"中可以选择布局方式,选择"经典"进入经典编辑视图。在经典视图下,工具栏会增加常用的网页元素编辑工具栏,如图 8-10 所示。

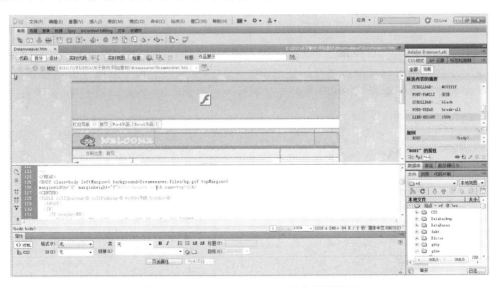

图 8-10　Dreamweaver CS5 经典编辑视图

网页的内容虽然多种多样,但是它们都可以称为对象。简单的对象如文字、图像、表格等,复杂的对象包括导航条、程序等。大部分的对象都可以通过"插入"工具栏插入到文档中,如图 8-11 所示。

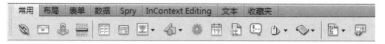

图 8-11　Dreamweaver CS5 工具栏

工具栏有"常用""布局""表单""数据""文本"等选项,单击相应的选项,就会切换到其他的子工具栏,如图 8-12 所示,即切换并显示"表单"工具栏。

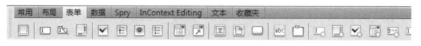

图 8-12　Dreamweaver CS5 表单工具栏

5．Dreamweaver 属性面板

利用面板能很方便地完成大多数的属性设定。可以将面板摆放到任何位置,也可以在不需要的时候关闭它们,甚至还可以根据习惯随意组合常用的面板。在 Dreamweaver 中,根据位置的不同,一部分是窗口底部的"属性"面板,在底部"属性"中,可以方便地对各种网页对象进行如超链接、高、宽等操作,如图 8-13 所示。

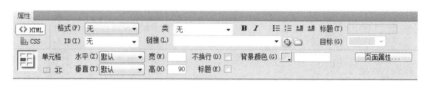

图 8-13　Dreamweaver CS5 属性面板

另一部分是窗口右侧的"设计""应用程序""标签检查器""文件"等面板组,如图 8-14 所示。

6．Dreamweaver 文件面板

在文件面板中可以对站点进行新建、编辑等操作,也可以一目了然地看到并打开整个站点所包含的文件夹及文件,方便用户在站点中各个文件之间进行切换,如图 8-15 所示。

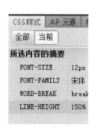

图 8-14　属性面板组

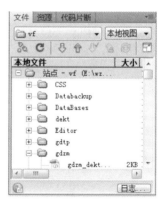

图 8-15　文件面板

8.2.2 创建网站

通过前面的学习，相信读者对网站有了一个宏观的了解，从本节开始，将由简入难地对网站的建立和网页的制作进行学习，本节首先学习网站的建立和最基础的静态网页的制作。

网站是由一个或多个网页构成的，从文件的角度也可以这样理解，整个网站是一个文件夹，而这个文件夹中包含着构成这个网站的 HTML 网页文件；一个完整美观的网站，整个网站文件夹中通常还包含多媒体文件，如 Flash 文件、图像文件、视频文件等；也就是说通常见到的网页都是依托在网站中，这个网站也叫 Web 站点。在设计网页之前首先要创建一个 Web 站点，然后才能制作基于 Web 站点的网页。

1. 准备工作

在网站建设之初，要建立一个文件夹来存放网站，假设把网站的内容存放到硬盘 D 盘文件夹名字为 My_website 中，首先在硬盘 D 盘上创建文件夹 My_website。

2. 定义站点

新建站点可以通过"文件"面板来完成。展开"文件"面板组，单击"文件"面板中的"管理站点"命令，如图 8-16 所示。

此时将打开"管理站点"对话框，在其中单击"新建"按钮，如图 8-17 所示。

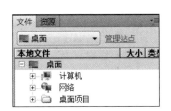

图 8-16 管理站点

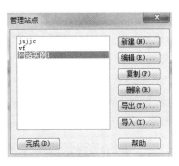

图 8-17 新建站点

在打开的对话框中左侧有"站点""服务器""版本控制""高级设置"4 个选项卡，如图 8-18 所示。本节制作网站都为静态网页，不涉及动态网站数据库问题，只需要定义"站点"选项卡即可。它是一个创建站点的向导，可以带领用户逐步完成站点的创建，在站点名称上输入自己定义的网站名称，如"个人作品展示"；在本地站点文件夹中选择网站所在的文件夹，也就是刚刚建立的"D:\My_website"，设置完毕后，单击"保存"即可。

这样就完成了站点的定义，在文件面板中，可以看到刚刚建立的站点，如图 8-19 所示。如果要修改站点信息，可在管理站点面板中（图 8-17）单击"编辑"对站点信息进行修改。在后面的学习中，要在这个站点（文件夹中）建立网页，增加多媒体文件，使网站内容不断丰满，达到美观实用的目的。

3. 新建网页

在站点文件夹中还可以建立其他文件夹分别存放各种资料素材及网页文件，以便把相关的文件分类，放到一起。首先要添加的是首页，首页是浏览者在浏览器中键入网址时，服务器默认发送给浏览者的该网站的第一个网页。Dreamweaver 中默认的首页文件名为 Index.html。

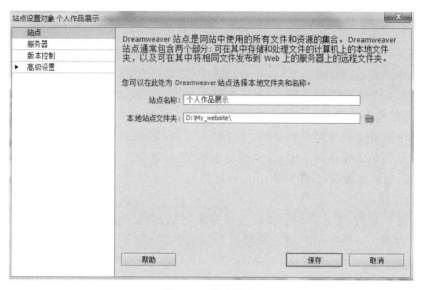

图 8-18　定义站点

添加网页的具体过程,只要在文件面板中选择建立的站点,在站点位置单击右键,在弹出的快捷菜单(图 8-20)中选择"新建文件",就会在站点文件夹下生成一个新的 HTML 文件,命名后即建立了一个 HTML 网页文件;如果要建立文件夹,则选择"新建文件夹",即会在站点文件夹下生成文件夹,命名后即建立了一个文件夹。而站点即网站,其实就是一个大文件夹,打开站点对应的文件夹,本例中为"D:\My_website",就会看到刚才建立的文件和文件夹,同样地,如果在文件夹中直接添加文件或文件夹,在 Dreamweaver 的文件面板中也会显示出来。

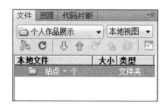

图 8-19　定义站点

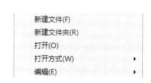

图 8-20　快捷菜单

注:关于一个网站的所有文件及文件夹,都应存于建立的文件夹内(本例中为 D:\My_website)。

8.2.3　文本与图像

本节将学习插入和编辑网页文件的文本和图像。

1. 文本基本操作

文本在网页设计中具有非常重要的作用。在网页的各种元素中,文本元素都是最简单且最基本的元素。任何网页都需要通过文本介绍网页的基本内容以及显示各种标题、导航信息,并显示各种内容。

1) 插入普通文本

在"设计"视图下,可以通过以下两种方法在文档中添加文本。一种是在文档窗口中输入文本。也就是先选择要插入文本的位置,然后直接输入文本。另一种是复制在其他编辑器中已经生成的文本并拷贝文本,切换到 Dreamweaver 文档窗口,将插入点设置到要放置文本的地方,然后选择"编辑"→"粘贴"命令。

2) 插入符号

这里所说的特殊字符除了键盘不能直接输入的字符外,还包括 HTML 本身具有的转义字符。比如在 HTML 中,引号采用"""表示,大于号采用">"表示,小于号采用"<"表示,"&"符号采用"&"表示。但是记住这些转义符号比较困难。Dreamweaver 在这方面提供了一种输入字符(包括特殊字符)的简单方法。可以按照如下方法进行操作:

(1) 在文档中,将插入点放置在需要插入特殊字符的位置。

(2) 选择"窗口"→"插入"命令,打开"插入"工具栏,单击工具栏上"文本"选项卡,如图 8-21 所示,从中选择某一标记按钮,或者选择"插入"→"HTML"→"特殊字符"命令,然后从子菜单中选中要插入字符的名称。

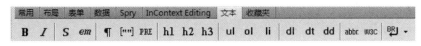

图 8-21　文本操作工具栏

如果"插入"工具栏上没有需要的字符,可以单击面板最后的"插入其他字符"按钮,或者选择"插入"→"HTML"→"特殊字符"或其他字符命令,打开"插入其他字符"对话框。

3) 插入换行符

在 Dreamweaver 文档窗口中输入文字时,文本超过一行就会自动换行以多行显示。如果在文本中按 Enter 键强制文本换行,这时会注意到分成两行的文字的间距比较大。这样的换行称为段落换行。如果在段落的某处进行强制换行,但又不希望间距过大,就可以使用换行符来完成换行,这样的换行称为段内换行。按热键"Shift+Enter"可以实现段内换行,即插入换行符。在 HTML 代码中,段落换行对应的标签是〈p〉和〈/p〉,而插入的换行符对应的标签是〈BR〉。

4) 文本"属性"面板

在使用 Dreamweaver 为网页文本进行排版时,需要使用到 Dreamweaver 的"属性"检查器工具,通过"属性"检查器的各种功能,实现丰富的文本样式定义。"属性"面板是 Dreamweaver 默认的属性面板,默认情况下是打开的,如果没有打开,可以通过以下两种方式之一打开它,一种是按热键"Ctrl+F3",另一种是选择"窗口"→"属性"命令。"文本属性"面板如图 8-22 所示。

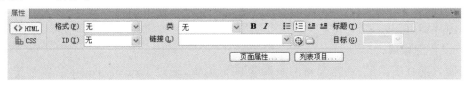

图 8-22　文本"属性"面板

在选中文本时,"属性"面板会显示文本"属性",下面介绍"文本属性"面板中的各项功能。

- 格式:在"格式"下拉列表框中选择段落的格式。
- 样式:单击"样式"下拉列表框,可以选择要应用到所选文本中的 CSS 样式。如果文档中没有定义或链接 CSS 样式表,则列表中没有 CSS 样式。
- 大小:单击"大小"下拉列表框,选择字号。
- 设置字体的颜色:可以单击文本颜色按钮弹出的颜色选择器中选择字体颜色,也可在该按钮的右边的文本框中直接输入颜色编号。
- 加粗/倾斜按钮:设置字体的加粗和倾斜。
- 设置字体的对齐方式:单击属性面板上的对齐方式按钮可以分别设置段落左对齐、居中对齐、右对齐或者两端对齐方式。
- 项目列表/编号列表按钮:单击属性面板上的列表按钮可以把段落设置为项目列表或编号列表。
- 文本凸出/缩进按钮:单击属性面板上的文本凸出和缩进按钮可以把段落设置为凸出和缩进方式。
- 链接:在"链接"下拉列表框中可以设置所选择文本的链接。
- 目标:选择链接文件打开的窗口名称。

2. 图像基本操作

图像是网页中最直观的元素,也是最容易表明某种内容的元素。生动的图像可以跨越语言、编码标准、人种、地域和年龄的差异,清楚地表明网页设计师的意愿。随着宽带技术的发展,几乎所有的网页都通过大量图像来使网页的内容更加丰富多彩。

1)插入图像

在 Dreamweaver CS5 中,允许用户插入多种类型的网页图像,实现丰富的应用,包括插入网页背景图像、普通图像、图像占位符、鼠标指针经过图像、导航条以及 Fireworks HTML 等。

在网页中插入图像可以按照如下步骤操作。

(1) 将光标置入要插入图像的位置。

(2) 选择"插入"→"图像"命令;或者单击"插入"工具栏上的"常用"面板,选择"插入图像"按钮;也可以用鼠标把该图像按钮拖到需要插入图像的位置。

以上 3 种插入操作方法都会出现一个插入图像对话框,如图 8-23 所示。选择所需的文件后单击"确定"按钮,即可将图像插入到文档中。如果选中"预览图像"复选框,则可以在对话框中预览图像。

无论采用上述哪种方法插入图像,相应的图像文件必须位于当前站点之内。如果不在,Dreamweaver 会询问是否要把该文件复制到当前站点内的文件夹中,如果选择"是"按钮,还会出现一个复制文件对话框,在站点选择一个所复制文件的目前位置。当然,也可以直接在站点文件夹(D:\My_website)中加入图像,这样,在选择图像文件时,直接选择站点文件夹内的图片即可。

2)设置图像属性

在插入网页图像后,还需要对网页图像进行编辑,通过 Dreamweaver 的各种工具设置图像的属性和样式,以使图像与网页结合得更加紧密,丰富网页的内容。在属性面板中可以

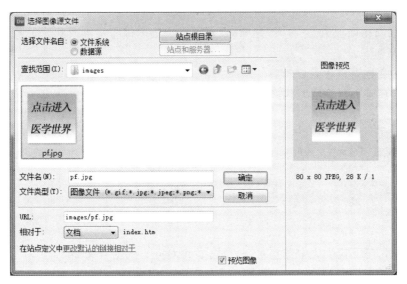

图 8-23 "选择图像文件"对话框

查看和修改图像的属性。单击属性面板右下角的扩展箭头,可以查看所有图像的图像属性,如图 8-24 所示。

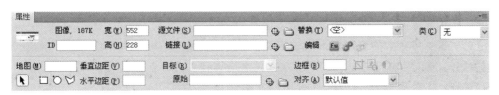

图 8-24 "属性"控制面板

选中图像对象时,图像"属性"面板对应的各项具体功能介绍如下。

名称:在属性面板的左上角,显示当前图像的缩略图,同时显示图像的大小。

宽和高:指定图像被装进浏览器时所需空间(宽度和高度)。如果设置的宽和高与图像的实际宽度和高度不符,在浏览器中图像可能不能正确显示。如果希望恢复图像的真实显示大小,可以单击属性面板"宽"和"高"文本框右侧的"恢复图像大小"按钮。

源文件:指定图像的源文件。单击文件夹图标,找到想要的源文件,或在文本框中直接输入文件的路径。

链接:为图像指定的超链接。

目标:指定链接页面应该载入的目标框架或窗口。

对齐:在同一行上设置图像与文本的对齐方式。

替代:指定显示在图像位置上的可选文字,当浏览器无法显示图像时显示这些文字,同时当鼠标移动到图像上面时,也会显示这些文字。

垂直边距和水平边距:在图像的上下左右添加以像素为单位的空间。

低解析度源:指定应在主图像之前载入的图像。

边框:设置围绕图像的链接边框的宽度。输入 0,则表示无边框。

3）图像与文本的对齐方式

用户通过属性面板中的"对齐"选项，设置页面中的图像与文本或其他元素的对齐方式，具体操作步骤如下。

（1）选中文档窗口中需要对齐的图像。

（2）打开属性面板上的"对齐"下拉列表，如图 8-25 所示。

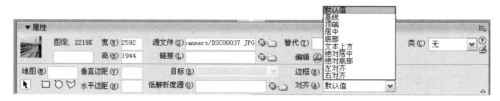

图 8-25　"对齐"下拉列表

（3）从"对齐"下拉列表中选择对齐方式，各个对齐方式的含义如下。

默认值：通常指定基线对齐（默认对齐方式可能因浏览器不同而不同）。

基线和底部：将文本基线与选定对象底部对齐。

顶端：将文本行中最高字符的上部与选定对象的上部对齐。

居中：将文本基线与选定对象的中部对齐。

文本上方：将文本行中最高字符与选定对象的上部对齐。

绝对居中：将选定对象的中部与文本中部对齐。

绝对底部：将文本的绝对底部与选定对象的底部对齐。

左对齐：将对象置于左边缘，其旁边的文本绕排到右边。

右对齐：将对象置于右边缘，其旁边的文本绕排到左边。

4）鼠标经过图像

很多网站图片有鼠标经过变换的功能，这样的功能通过在 Dreamweaver 中插入鼠标经过图像可以很轻松实现，具体操作步骤如下。

（1）单击"常用"插入面板中的"图像"下拉按钮，在弹出的下拉菜单中选择"鼠标经过图像"选项，打开"插入鼠标经过图像"对话框，如图 8-26 所示。

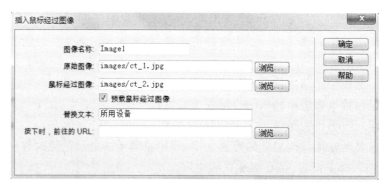

图 8-26　"插入鼠标经过图像"对话框

（2）在"图像名称"文本框中输入图像的名称。

（3）在"原始图像"文本框中输入初始图像的路径及文件名。

（4）在"鼠标经过图像"文本框中输入另一张图像的路径及文件名。也就是说页面载入的时候先显示原始图像，当鼠标经过此图像时，将变成另一张图片。

（5）单击"确定"按钮，完成操作。在 IE 中预览效果。

注：在预览网页效果时，网页会提示限制控件加载，单击允许加载控件，即可看到鼠标经过变换图片效果。

图像和文本是网页设计的最基本要素，本节重点介绍了这方面的内容。有了这两个基本要素，网页设计就有了支撑点。

8.2.4 超链接和锚点链接

网站中，各个网页之间，网页的各个元素之间是通过超链接互相链接的，网页作为一种超文本的文档，其最重要的特征就是拥有超链接。超链接可以为多个网页中的文档建立互相连接的桥梁，方便浏览者在文档间的跳转。

下面介绍如何创建超链接，同时还将介绍锚点链接和 E-mail 链接。

1. 创建超链接

在 Dreamweaver CS5 中创建超链接的方式很多，也很简便。

1）使用"属性"面板创建超链接

使用"属性"面板创建超链接在 Dreamweaver 中是最常用的操作。

（1）选择窗口中的文本或其他对象。

（2）单击"链接"下拉列表框右侧的文件夹图标，浏览并选择一个文件，URL 文本框中显示被链接文档的路径，如图 8-27 所示。使用"选择文件"对话框中的"相对于"下拉列表可以选择相对路径类型，选择"文档"使用相对路径，选择"站点根目录"则使用根相对路径，或者在"属性"面板的"链接"下拉文本框处，输入要链接文档的路径和文件名，如图 8-28 所示。

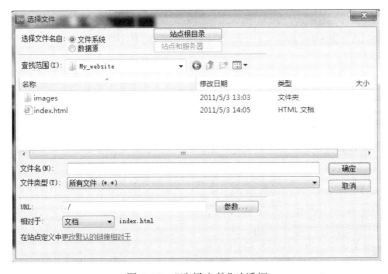

图 8-27 "选择文件"对话框

（3）选择被链接文档的载入位置。在默认情况下，被链接文档打开在当前窗口或框架中。要使被链接的文档显示在其他窗口或框架内，需要从"属性"面板的"目标"下拉列表上选择一个选项。

_blank：将被链接文档载入到新的未命名浏览器窗口中。

_parent：将被链接文档载入到父框架集或包含该链接的框架窗口中。

_self：将被链接文档载入到与该链接相同的框架或窗口中。

_top：将被链接文档载入到整个浏览器窗口并删除所有框架。

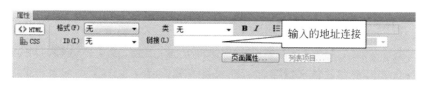

图 8-28　属性面板的链接示意图

2）使用"指向文件"图标创建超链接

通过使用"指向文件"图标可以创建指向另一个打开的文档的链接站点窗口内文件的链接，或者是一个打开着的文档内的可视锚点。当有文件被选取后可以在"属性"面板上和站点地图窗口中看到"指向文件"图标。另外，当按住 Shift 键同时用鼠标拖动选项时也会出现"指向文件"图标。

3）使用命令方式创建超链接

使用快捷菜单来创建图像的链接。首先在文档窗口，选中要创建链接的文字或图像。然后选择"修改"→"创建链接"命令，或者右击鼠标，在弹出的菜单中选择"创建链接"选项，这时 Dreamweaver 将弹出一个"选择文件"对话框，从中选择要链接的对象即可。

2. 创建锚点链接

创建锚点链接，首先要设置一个命名锚点，然后建立到命名锚点的链接。

创建命名锚点（简称锚点）就是在文档中设置位置标记，并给该位置一个名称，以便引用。锚点常常被用来跳转到特定的主题或文档的顶部，使访问者能够快速浏览到选定的位置，加快信息检索速度。

1）插入锚点

把光标置于文档窗口想要插入锚点的位置。

在"命名锚记"对话框的"锚记名称"文本框中输入锚点名称，如图 8-29 所示。注意命名锚点是区分大小写的。然后执行以下操作之一。选择"插入"→"命名锚点"命令，或者按"Ctrl＋Alt＋A"键，或者单击"插入"工具栏"常用"面板上的锚点按钮。

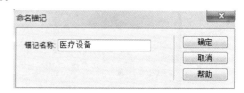

图 8-29　"命名锚记"对话框

2）链接到锚点

在文档窗口中选择要建立锚点链接的文本或图像。

在"属性"面板的"链接"下拉列表框中输入号码符号"＃"和锚点名。例如，要链接到当前文档中称为 top 的锚点,输入:♯top。要链接到同一文件夹的不同文档中称为 a1 的锚点,输入的样式例如为 index.htm♯a1。

8.2.5 表格

在网页中,表格不仅可以实现 Excel 那样的数据表格,更重要的,表格还可以用来规划整个页面,使页面看起来整齐、美观。如图 8-30 所示网站布局就可由表格来实现。下面将介绍如何插入表格、设置表格属性、表格的常规操作等。

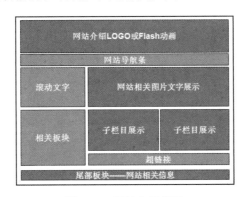

图 8-30　网站布局模型

1. 插入表格

在 Dreamweaver CS5 准视图下创建表格有多种方式,可通过下面介绍的方法之一进行创建。

(1) 单击"插入"工具栏上的"常用"面板上的"表格"按钮。

(2) 选择"插入"菜单中的"表格"命令。

(3) "插入"工具栏上的"常用"面板上的"表格"按钮从"常用"面板拖到页面上所需位置。

2. 设置表格属性

为了使所创建的表格更加美观、醒目,需要对表格的属性(如表格线的颜色、整个表格或某些单元格的背景图像、颜色等)进行设置。实际上,表格的许多效果大部分都是通过设置它的属性实现的。表格"属性"面板中列出了表格的最常用属性。选定整个表格,打开"属性"面板,单击右下角的扩展箭头展开更多的属性,如图 8-31 所示。

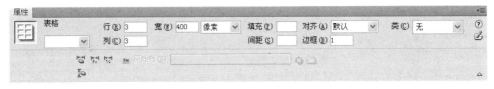

图 8-31　表格"属性"面板

1) 设置整个表格属性

使用表格"属性"面板可以很方便地设置以下属性。

表格 Id：在该下拉列表框中输入表格名称。

行和列：设置表格布局属性；在"行"和"列"文本框输入表格的行数和列数。

宽和高：在"宽"和"高"文本框中输入以像素数或浏览器窗口的百分数表示的表格宽度和高度(单击此文本框右边的下三角形按钮,可从打开的下拉列表中选择表示方式)。表格的高度一般不需要指定。

对齐：在"对齐"下拉列表中选择表格与同一段落中的其他元素对齐方式。选择"左对齐"使表格与其他元素左对齐,"右对齐"使表格与其他的右对齐,"居中"使表格相对于其他元素居中对齐。也可以选择浏览器的默认对齐方式。

填充："填充"文本框中设置单元格边距,即指定单元格内容与单元格边线之间的距离。

间距：在"间距"文本框中设置单元格间距。即指定每个表格单元之间的像素数。

2) 设置单元格属性

除了可以设置整个表格的属性外,还可以单独设置表格的行、列或某些单元格的属性。首先选择单个单元格或单元格的任意组合,然后使用属性面板设置单元格、行或列的属性。单击"属性"面板右下角的扩展箭头,查看"属性"面板提供的所有属性。在单元格属性面板中可以设置以下属性。

水平：设置单元格内容的水平对齐方式。

垂直：设置单元格内容的垂直对齐方式。单击右边的下拉列表框,从中选择对齐方式,可以设置单元格内容与顶部对齐、中部对齐、底部对齐和基线对齐,或选择浏览器 默认方式对齐(通常是与中部对齐)。

宽和高：设置单元格的宽和高。为选定单元格指定以像素为单位的宽度和高度。如果使用百分数,在输入值后面加上百分号(%)即可。

背景和背景颜色：上面的"背景"文本框用来设置单元格的背景图,下面的"背景颜色"文本框用来设置单元格的背景颜色。

边框：设置单元格的边框颜色。在这里可以为表格中的单元格边框单独设置颜色。

不换行：可以阻止换行,从而使给定单元格中的所有文本都在一行上。如果选择了"不换行",则当输入数据或将数据粘贴到单元格时单元格会加宽来容纳所有数据。通常,单元格在水平方向扩展以容纳单元格中最长的单词或最宽的图像,然后根据需要在垂直方向进行扩展以容纳其他内容。

标题：将所选的单元格格式设置为表格标题单元格。默认情况下,表格标题单元格的内容为粗体并且居中。

除此之外,单元格"属性"面板上其他属性是单元格中的文字的属性,与文本"属性"面板中的功能是一样的。

8.2.6 多媒体对象

网页作为一种多媒体的平台,可以在其中插入各种类型的媒体文件,包括动画、各种音频以及应用程序控件等。在 Dreamweaver 中,用户可以通过可视化的方式,方便地插入动画内容、音频以及一些特殊插件。

1. 插入动画内容

动画是网站中的重要元素,目前大多数网站都使用基于 Flash 技术的动画或视频等。

Dreamweaver 支持插入 3 种 Flash 类型的媒体,包括 Flash 动画、Flash Paper 文档以及 FLV 视频等。

1) 插入 Flash 动画

在 Dreamweaver 中,将光标置于相应的位置,然后用户即可执行"插入"→"媒体"→"SWF"命令,插入 Flash 动画。

2) 设置 Flash 动画属性

与文本、图像类似,在选中 Flash 动画后,"属性"检查器将会显示 Flash 动画的各种基本属性,如图 8-32 所示。

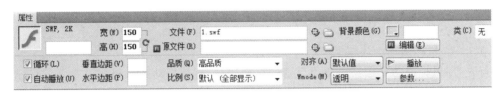

图 8-32　属性面板

3) 插入 Flash Paper

Flash Paper 是一种基于 Flash 动画技术的文档类型。其优点在于,用户不需要借助专用的客户端,只需要拥有安装了 Flash 播放器的浏览器,即可打开具有富文本特性的文档。

4) 插入 FLV

FLV 视频是一种基于 Flash 技术的高压缩比可调清晰度的视频格式。其以体积小,传输和加载速度快的特点,被很多在线视频网站使用,是目前最流行的网络视频格式之一。

2. 插入音频

音频也是一种重要的媒体内容。在网页设计中,经常需要为网页插入各种音频数据,并为用户提供播放服务。本节将介绍各种音频的格式,以及使用 Dreamweaver 插入音频数据的方式。

1) 插入音频文件

Dreamweaver 并不对插入各种音频文件提供直接的支持。使用 Dreamweaver 插入音频文件必须使用 Dreamweaver 的插件。

2) 设置背景音频

在 Dreamweaver CS5 中,如需要插入背景音频,则可以通过插件的方式,先插入音频,然后再定义音频插件的参数,隐藏音频播放器控件来实现。

8.2.7　框架

下面将介绍框架的使用,如何创建和删除框架,如何设置框架和框架集的属性等。有了框架,对网页的版面设计将更加得心应手。

1. 框架概述

登录网站浏览网页时,用户经常会遇到这样的情形,浏览器窗口被分割成了几个不同的浏览区域,每个区域中显示着不同的文档内容,这就是利用了框架。一般来说,框架技术主要通过框架集和框架这两种类型的元素来实现。框架是在框架集中用来组织和显示网页文档的页面元素。框架集是框架的集合。它用于定义在一个文档窗口中显示多个文档的框架结构。例如它可以决定浏览器窗口显示的文档数目、每个网页文档所占的浏览器窗口的大小,以及网页文档被载入框架集窗口中的方式等。一般来说,框架集文档中的内容不会显示在浏览器上。

2. 创建、删除框架

Dreamweaver 可以很容易地将普通文档分割为多个框架窗格,从而构建框架。

1) 创建框架

在创建框架集或使用框架前,通过选择"查看"→"可视化助理"→"框架边框"命令,使框架边框在文档窗口的设计视图中可见。

假设已经创建了一个新的空白文档,在该文档的基础上构建框架。可以按照如下方法进行操作。

方法一:鼠标拖动创建框架。

首先,用鼠标拖动文档窗口四周显示的框架边框,将其拖动到希望的位置上,释放鼠标,即可构建框架,如图 8-33 所示。然后,如果用鼠标拖动的是框架的边框角,则可以在左右和上下两个方向上同时分割框架,同样,拖动的边框和方向不同,原有的内容最后所位于的框架也不同。最后,继续拖动各框架边框(包括最初出现在文档窗口四周的边框,以及生成框架后各框架的边框),可以继续构建框架。

方法二:使用命令创建框架。

首先,单击要分割框架的窗口,将插入点放入窗口中。如果已经存在框架,则需要单击某个框架窗格,将插入点放入相应的窗格内。然后,选择"修改"→"框架集"命令下面的相应命令。最后,继续单击某个框架窗格,将插入点放入其中。重复上面的操作,继续分割窗口,即可构建嵌套框架。

2) 删除框架

如果希望删除创建的框架,只需用鼠标拖动框架边框,将之离开页面或拖动到父框架边框上即可。

3. 设置框架和框架集的属性

框架的属性用于确定框架的名称、框架源文件、框架的空白边距、框架的滚动特性、框架是否可以在浏览器中调整大小以及框架的边框特性等,利用框架的"属性"面板可以完成大多数的设置。

1) 认识"框架"面板

在设置框架属性时,"框架"面板是最有用的工具之一,打开"窗口"→"框架"命令,或是按"Shift+F2"键,即可显示"框架"面板,如图 8-34 所示。

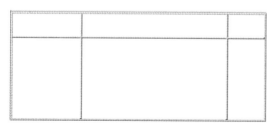

图 8-33 构建框架

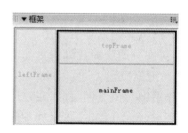

图 8-34 "框架"面板

在"框架"面板中,显示当前框架集文档窗口中已经出现的框架窗格结构,同时在不同的框架区域中,还显示相应框架的名称。如图中的 LeftFrame、TopFrame 和 MainFrame 等。

在框架集文档窗口中构建新框架、删除某个现有框架,或是修改框架的尺寸或名称时,"框架"面板上显示的框架结构也会相应地发生变化。

2) 设置框架属性

要设置框架属性,可以先选中框架,然后从"属性"面板中设置框架属性,选中框架的"属性"面板,如图 8-35 所示。

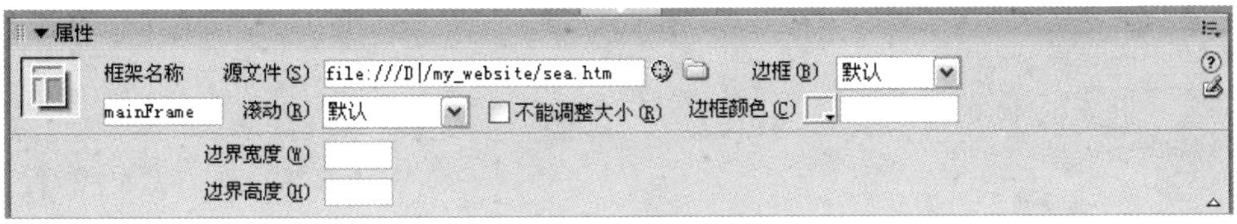

图 8-35　设置框架属性

框架名称:在该文本框中,可以输入框架的名称。

源文件:在该文本框中,可以设置该框架源文件的 URL,可以单击右侧的文件夹窗口,然后从磁盘中选择框架文件。

滚动:在该下拉列表中,允许设置该框架中出现滚动条的方式。

不能调整大小:选中该复选框,则设置无法通过拖动框架的边框来改变框架大小。

边框:在该下拉列表中,可以控制当前框架的边框是否被显示。

边框颜色:在该颜色井中,可以设置框架边框的颜色。

边界宽度:在该文本框中。可以设置当前框架左右侧的空白边距,即框架左右边框架内容之间的距离。

边界高度:在该文本框中要以设置当前框架上下方的空白边距,也即框架上下边框同框架内容之间的距离。

在使用框架技术的网页中,通常有很多超链接。在网页中之所以使用框架技术,是因为可以用框架实现站点链接和导航。

8.2.8　表单

本节将介绍如何创建表单、表单的属性以及如何添加表单对象。有了表单,可以帮助网站与用户进行信息交流。

1. 表单概述

表单是 Internet 上用户同服务器进行信息交流最主要的工具。通过登录 Web 页收发 E-mail 邮件时,首先需要输入用户的账号和地址,这就是表单的一种具体应用;很多网页提供留言簿,允许用户发表自己的意见,这也是表单的一种实际应用,如图 8-36 所示。这是在网上见到的一种网站交互模式。

表单中包含有多种对象。例如有用于输入文字的文本框,用于发送命令的按钮,用于选择多项的多选框,用于单选的单选按钮等,本节将一一进行介绍。另外,要完成从用户处收集信息的工作,仅

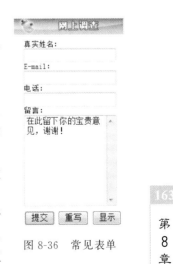

图 8-36　常见表单

使用表单是不够的,一个完整的表单应该包括两个组件。一个是表单对象,它在网页中进行描述收集,另一个是服务器端应用程序,通过这些应用程序来实现对用户信息的处理。

2. 创建表单

执行以下操作之一都可以创建一个表单。

(1) 把光标置于要插入表单的位置,然后选择"插入"→"表单"命令。

(2) 把光标置于要插入表单的位置,然后选择"窗口"→"插入",接下来在调出的"插入"工具栏上选择"表单"面板,最后单击"表单"按钮,如图 8-37 所示。

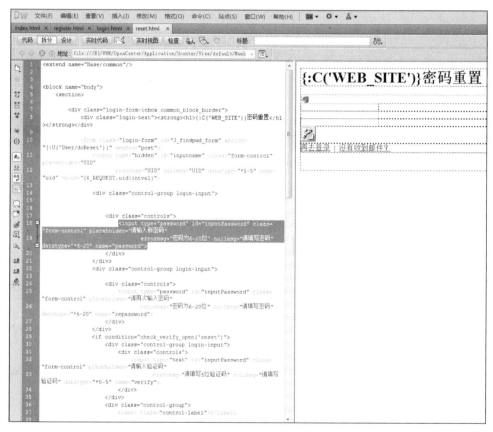

图 8-37 创建表单

(3) 把"表单"按钮拖到页面上需要插入表单的位置。

创建表单的时候,表单的区域是以虚线区域表示的。它的大小随着包含内容的多少自动调整,虚线不会在浏览器中显示出来。

3. 表单的属性

选中表单,打开"属性"面板,在"属性"面板中可以设置表单的属性,如图 8-38 所示。

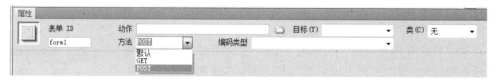

图 8-38 表单属性

表单(名称)：在该文本框中,可以输入表单的名称。

动作：在该文本框中输入一个 URL 地址,可以是 HTTP 类型的地址,也可以是 MAILT0 类型的地址。用户还可以单击右方的"文件夹"按钮,从磁盘中选取 URL。

方法：从该下拉列表中,用户可以设置表单数据发送的方法。默认：选择该项使用默认的方法发送。GET 是选择该项表明将表单数据发往服务器时,进行 GET 请求。POST 是选择该项表明将表单数据发往服务器时,进行 POST 请求。

目标：该下拉列表指定一个窗口,在该窗口中显示调用程序所返回的数据。

4. 添加表单对象

只在页面添加表单,还无法实现构建同服务器交互的界面,还需要向表单中添加需要的表单对象。类似于表单的插入,使用 Dreamweaver CS5 给表单添加对象也可以使用以下三种方法。

(1) 将插入点放入表单中要放置控件的位置,选择"插入"→"表单对象"命令中的命令来插入表单对象,如图 8-39 所示。

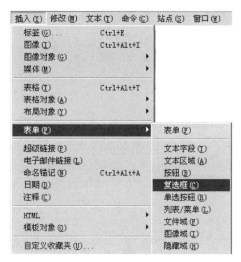

图 8-39　插入表单对象

(2) 将插入点放入表单中要放置控件的位置,打开"插入"工具栏,激活"表单"选项卡,从该选项卡中选择对应的表单对象按钮,如图 8-40 所示。

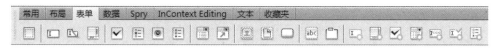

图 8-40　表单工具栏

各个对象按钮说明如下。

文本字段：文本字段可接受任何类型的文本、字母或数字,输入的文本可以显示为单行、多行和密码,默认为单行。

隐藏域：设计者利用它存储信息(如表单主题),这些信息与用户无关,但却是应用程序在处理表单时所必需的。

复选框：在工具栏中对应的图标按钮。复选框允许用户在一组选项中选择多项。

单选按钮：在一组选项中一次只能选择一项。选择一组中的某个按钮，就会禁止选择该组中的所有其他按钮。

单选按钮组：插入共享同一名称的单选按钮的集合。

列表/菜单：提供一组选项，让用户从中选择一项或多项。该对象可以是弹出菜单，这种菜单仅在用户单击时才显示出来，且仅能从中选择一项。或者是列表框，选项在可滚动列表中，选择一项或选择多项。

跳转菜单：这种菜单上的每一选项链接到一个文件。从中选择一项，将跳转到被链接的网页。

图像域：在表单中插入图像。可以使用图像域替换"提交"按钮，以生成图形化按钮。

文件域：文件域由一个文本框和一个显示"浏览"字样的按钮组成，主要用于从磁盘上选取文件，并将这些文件作为表单数据上传。

按钮：在表单中插入文本按钮。按钮在单击时执行任务，如提交或重置表单。

如图8-41所示，是一个表单的应用。这里设计了一个比较复杂的用户注册页面，它包含文本域、单选按钮、列表/菜单、复选框和按钮等几个常见表单应用对象。

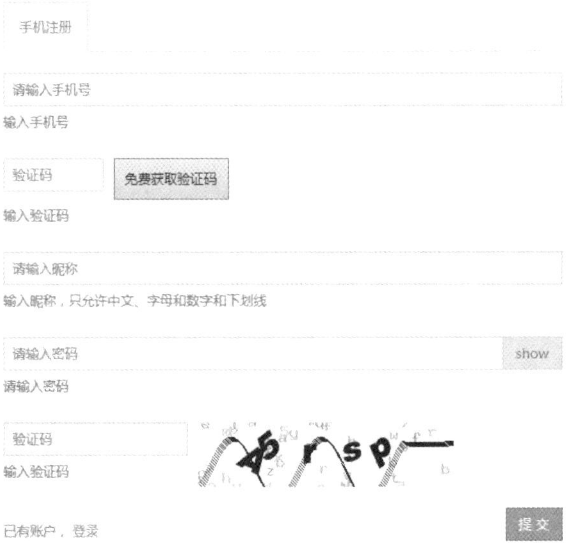

图 8-41 表单应用

8.2.9 函数

前面介绍了在 Dreamweaver 中，设计视图下，通过直观的方式在网页中插入对象，元素；但是有时为了满足用户的特殊需要，则必须在网页中加入特定代码，这样可以实现更加复杂，实用的功能。这里以插入当前日期，星期为例对函数进行简单介绍。

在网页的显著位置中，会看到当前日期等数据(图8-42)，这些都是通过在网页中加入函数实现的。本例中以 JavaScript 为例，实现在网页中插入当前日期的方法。

把光标放到在想加入日期，星期的位置，视图切换到代码视图，加入如下代码：

```
< script language = "JavaScript">
<!--
```

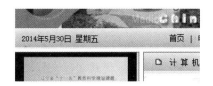

图 8-42 显示当前日期、星期

```
var enabled = 0; today = new Date(); '定义变量
var day; var date; var data1
if(today.getDay() == 0) day = "星期日" '判断星期
if(today.getDay() == 1) day = "星期一"
if(today.getDay() == 2) day = "星期二"
if(today.getDay() == 3) day = "星期三"
if(today.getDay() == 4) day = "星期四"
if(today.getDay() == 5) day = "星期五"
if(today.getDay() == 6) day = "星期六"
date = (today.getUTCFullYear()) + "年" + (today.getMonth() + 1 ) + "月" + today.getDate() + "日 " + day +"";
document.write("今天是" + date); '输出日期
// -->
</script>
```

通过加入上列函数代码,即可在相应位置显示当前的日期及星期。

HTML 支持多种代码嵌套,可以实现非常丰富的功能,这些需要读者在开发的过程中不断学习和积累。

8.3 动态网站开发技术

动态网站并不是指具有动画功能的网站,而是指通过数据库进行架构的网站。动态网站除了要设计网页外,还要通过数据库和编程序来使网站具有更多自动的和高级的功能。本节将学习动态网站的搭建和简单应用。

8.3.1 动态网页开发技术概述

这里说的动态网页,与网页上的各种动画、滚动字幕等视觉上的"动态效果"没有直接关系,动态网页可以是纯文字内容的,也可以是包含各种动画的内容,这些只是网页具体内容的表现形式,无论网页是否具有动态效果,采用动态网站技术生成的网页都称为动态网页。

从网站浏览者的角度来看,无论是动态网页还是静态网页,都可以展示基本的文字和图片信息,但从网站开发、管理、维护的角度来看就有很大的差别。

将动态网页的特点简要归纳如下。

(1) 动态网页以数据库技术为基础,可以大大降低网站维护的工作量;

(2) 采用动态网页技术的网站可以实现更多的功能,如用户注册、用户登录、在线调查、用户管理、订单管理等;

（3）动态网页实际上并不是独立存在于服务器上的网页文件，只有当用户请求时服务器才返回一个完整的网页。

相比于传统的静态网页，动态网页技术的优点在于，将网站的内容存储到各种数据库中，通过编程语言来调用数据库内的数据，不需要重新修改网页即可动态而便捷地对网页进行更新。静态网页一般以 html 结尾，而动态网站网页一般以 asp、jsp、php、aspx 等结尾，不同文件后缀，也表示了不同的动态网站开发语言，应用较多的动态网站开发语言有 ASP、JSP 和 PHP 三种，但随着.NET 的飞速发展，基于 C#语言的功能更加强大的 asp.net 动态网站逐渐增多。本节会着重介绍较为成熟的 ASP 简单应用。

要构建动态网站，数据库也是必不可少。数据库是相互关联数据的集合，对数据进行处理的软件系统称为数据库管理系统。数据库管理系统功能强大，不仅能对数据进行收集、存储、加工和传播等处理，还能对数据进行分类、检索、筛选、提取、存储和维护等管理。数据库和数据库管理系统的结合称为数据库系统。目前主流的数据库管理系统包括 ORACLE、SQLServer、MySQL、Access 等。

8.3.2 动态网站简单应用

如前介绍，动态网站技术有很多种，其中 Asp＋Access 是比较成熟的动态网站技术，很多动态网站基于这种技术开发。本节将依次介绍 ASP 和 Access 的安装，并以连接数据库为例，介绍简单应用。

1. ASP 构架安装

要在本地运行 ASP 网站，需要配置 IIS，IIS 是 Internet Information Services（互联网信息服务）的缩写，是一个 World Wide Web server。Gopher server 和 FTP server 全部包容在里面。IIS 意味着能发布网页，并且由 ASP（Active Server Pages）、Java、VBScript 产生页面，并有一些扩展功能。图 8-43 为 IIS7 欢迎界面。

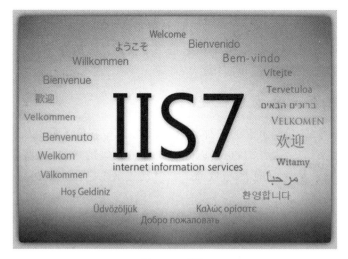

图 8-43　IIS7

在 Windows 7 操作系统下，旗舰版可以安装 IIS，下面介绍在 Windows 7 旗舰版下，配置 IIS 的具体方法。

（1）进入 Windows 7 的控制面板，在地址栏选择所有控制面板项，选择程序和功能，选择左侧的打开或关闭 Windows 功能，如图 8-44 所示。

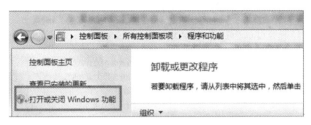

图 8-44　打开或关闭 Windows 功能

（2）现在出现了安装 Windows 功能的选项菜单，注意选择的项目，需要手动选择需要的功能，下面这张图片把需要安装的服务都已经选择了，读者可以按照图 8-45 勾选功能。

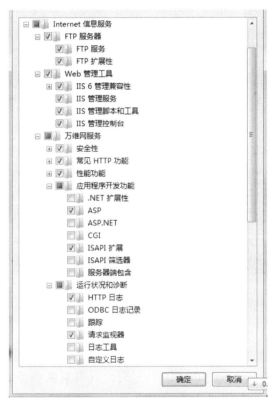

图 8-45　Windows 功能

（3）安装完成后，再次进入控制面板，选择管理工具，双击 Internet(IIS)管理器选项，进入 IIS 设置，如图 8-46 所示。

（4）现在进入到 IIS7 控制面板，如图 8-47 所示。

（5）选择 DefaultWebSite，并双击 ASP 的选项。

（6）IIS7 中 ASP 父路径是没有启用的，要开启父路径，应选择 True，如图 8-48 所示。

至此，Windows 7 的 IIS7 设置已经基本完成了，ASP＋Access 程序可以调试成功。

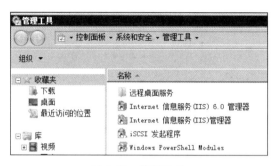

图 8-46　管理工具

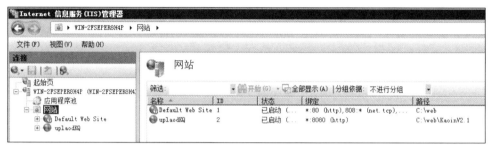

图 8-47　IIS 管理器

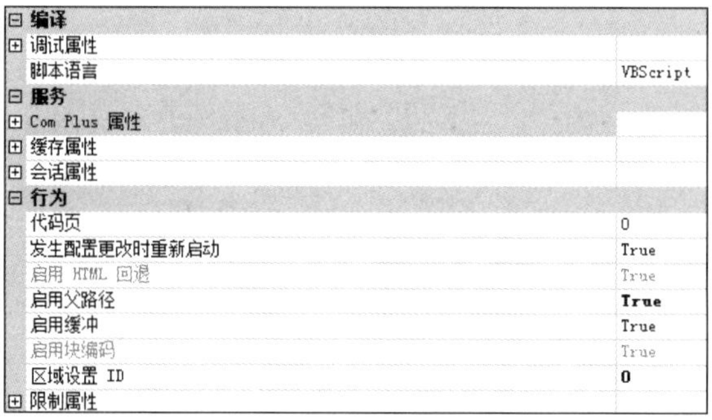

图 8-48　IIS 管理器

2. Access 数据库安装

Access 数据库是 Microsoft Office 中的一部分，只需安装典型版的 Microsoft Office 即可，建立 Access 数据库的方法可以在桌面单击右键，新建 Microsoft Access 数据库，如图 8-49 所示，或者在"开始"菜单中单击 Microsoft Office 文件中的 Microsoft Access 数据库，如图 8-50 所示。

3. ASP＋Access 简单应用

Microsoft Active Server Pages，即 ASP，是一套微软开发的服务器端脚本环境，通过 ASP 可以结合 HTML 网页、ASP 指令和 ActiveX 元件建立动态、交互且高效的 Web 服务器应用程序。有了 ASP 就不必担心浏览器是否能运行所编写的代码，因为所有的程序都将在服务器端执行，包括所有嵌在普通 HTML 中的脚本程序。当程序执行完毕后，服务器仅将执行的结果返回给客户浏览器，这样也就减轻了客户端浏览器的负担，大大提高了交互的速度。

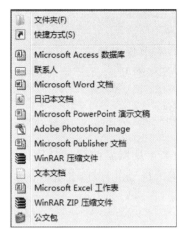
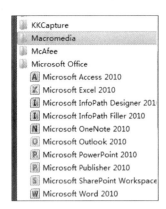

图 8-49　快捷菜单　　　　　　　图 8-50　开始菜单

利用 ASP 可以实现与 Access 数据库的连接,这里首先在站点目录下建立 data 文件夹,在文件夹内建立 Access 数据库 zygx.mdb。

在站点文件夹内建立 conn.asp 文件,conn.asp 文件是专门用来连接数据库的连接文件,其代码如下:

```
<%@ LANGUAGE = VBScript CodePage = 936 %>
<%
Option Explicit                '强制声明模块中的所有变量
Response.Buffer = True         '指明输出页面是否被缓冲
Dim Conn,Startime              '定义 Conn,Startime 变量
Startime = Timer()             '把当前时间赋给 Startime 变量
Sub ConnectionDatabase()       '定义 ConnectionDatabase()函数
Dim ConnStr,Db                 '定义 ConnStr,Db 变量
Db = "Data/cmucc.mdb"          '数据库路径
ConnStr = "Provider = Microsoft.Jet.OLEDB.4.0;Data Source = " & Server.MapPath(Db)
On Error Resume Next
Set Conn = Server.CreateObject("ADODB.Connection")
Conn.open ConnStr
If Err Then
    err.Clear
    Set Conn = Nothing
    Response.Write "数据库连接出错,请检查连接字串。"
    Response.End
End If
End Sub
Sub CloseDatabase()
If IsObject(Conn) then
Conn.close
Set Conn = Nothing
End If
End Sub
%>
```

这样就建立了数据库连接文件,其他网页如果要连接数据库文件,只需在文件头部加入<!--＃include file="Conn.asp"-->语句即可。

ASP＋Access可以实现网页与数据库交互功能,本节仅引导读者了解动态网站的基本语法和构架,若想实现更多功能,需要读者不断地学习和练习。

本 章 小 结

随着互联网的发展,网站的功能也越来越丰富,本章从网站的规划与设计开始,由简入难地对静态网站的开发、动态网站的构建和基础应用进行了讲解,读者可以在掌握基础网页构建的基础上,应用网站模板,做出自己满意的作品。

【注释】

ASP:动态服务器页面(Active Server Page)的英文缩写。是微软公司开发的代替CGI脚本程序的一种应用,它可以与数据库和其他程序进行交互,是一种简单、方便的编程工具。ASP的网页文件的格式是.asp。

PHP:超文本预处理器(Hypertext Preprocessor)是一种通用开源脚本语言。语法吸收了C语言、Java和Perl的特点,利于学习,使用广泛,主要适用于Web开发领域。PHP独特的语法混合了C、Java、Perl以及PHP自创的语法。它可以比CGI或者Perl更快速地执行动态网页。用PHP做出的动态页面与其他的编程语言相比,PHP是将程序嵌入到HTML(标准通用标记语言下的一个应用)文档中去执行,执行效率比完全生成HTML标记的CGI要高许多;PHP还可以执行编译后代码,编译可以达到加密和优化代码运行,使代码运行更快。

JSP:JSP全名为Java Server Pages,中文名叫Java服务器页面,其根本是一个简化的Servlet设计,它是由Sun Microsystems公司倡导、许多公司参与一起建立的一种动态网页技术标准。JSP技术有点类似ASP技术,它是在传统的网页HTML(标准通用标记语言的子集)文件(＊.htm,＊.html)中插入Java程序段(Scriptlet)和JSP标记(Tag),从而形成JSP文件,后缀名为(＊.jsp)。用JSP开发的Web应用是跨平台的,既能在Linux下运行,也能在其他操作系统上运行。

ASP.NET:.NET FrameWork的一部分,是一项微软公司的技术,是一种使嵌入网页中的脚本可由因特网服务器执行的服务器端脚本技术,它可以在通过HTTP请求文档时再在Web服务器上动态创建它们。指Active Server Pages(动态服务器页面),运行于IIS(Internet Information Server服务,是Windows开发的Web服务器)之中的程序。

CSS:层叠样式表是一种用来表现HTML(标准通用标记语言的一个应用)或XML(标准通用标记语言的一个子集)等文件样式的计算机语言。

第9章 移动应用概论

导学

内容及要求

移动应用简介中,介绍 App 应用程序开发的代码编写方式以及 HTML5 的特点。

App 开发实例中,通过介绍 HBuilder 软件的使用,引领读者开发简单的 App,了解 App 开发的流程。

移动医疗简介中,介绍移动医疗带给人们的便利性。

重点、难点

本章重点在于 App 的开发方法及 HTML5 的特点。本章难点在于 HTML5 的代码编写和 HBuilder 软件熟练使用。

互联网的发展已经逐渐从 PC 端转移到手机移动终端,移动应用不仅可以帮助企业转型升级,还可以创造出更贴近生活的产品,能够从不同方面满足用户的需求,为用户的生活提供极大的便利。

9.1 移动应用简介

移动应用也称为移动互联网应用,是指能够在无线上网的模式下,运行在智能手机、平板计算机等便携终端上的程序集合。

随着云计算时代的到来,在云端的移动应用越来越多。以手机、平板计算机介质为代表的移动终端应用将为企业信息化带来巨大变革。移动应用的主角是手机,但并不是说只有手机上的应用才是移动应用。不同的场景下需要不同的移动终端。平板计算机、PDA、IC 卡读取设备、条码阅读器等都可作为特殊场景下的移动应用设备。移动应用要想引人注目,其界面就必须注重可用性,使用时保持应用流畅也是非常重要的。

9.1.1 App 概述

App(Application)是应用程序的简称,App 软件开发指的是手机应用软件的开发与服务。App 技术的产生是对软件进行加速运算或进行大型科学运算的技术。同时,App 技术还可以应用于移动互联网中。在移动时代的大背景下,个人应用率先走进云时代,基于云平台的企业 App 在移动互联网领域迎来了发展良机。

随着移动设备的快速崛起,随之而来的是 App 应用呈现爆炸式增长。在新的一轮技术变革下,移动 App 成了人们的新宠儿,App 正在对游戏、艺术品、零售、新闻媒介、旅游等行业产生深刻变革。而手机客户端软件,对于企业来说将会带来更大更强的潜能作用,企业在手机客户端里不仅可以发布该企业的产品、资讯活动和企业动态等信息,同时通过消息、评论、分享等消费者与商家的互动功能,加强商户与消费者的联系,拉近企业与个人用户的距离,从而扩大企业品牌的影响力。

App 开发主要有 3 种形式,分别是 Web App、Native App 和 Hybrid App。

(1) Web App 是针对 iOS/Android 优化后的 Web 站点,用户不需要下载就可访问。Web App 开发费用低,维护更新较为方便简单,但是用户体验较差,页面跳转迟缓,页面交互动态效果不灵活。

(2) Native App 是在智能手机的操作系统基础上用原生程序编写的 App,兼容能力和访问能力更好,拥有最佳的用户体验和友好的交互界面,但是开发难度较大,开发成本和维护成本相对较高。

(3) Hybrid App 是指混合类 App,同时采用网页语言和程序语言进行开发,通过不同的应用商店进行打包分发,用户需要下载安装使用。Hybrid App 兼具 Native App 良好的用户交互体验和 Web App 跨平台开发的优势,在开发过程中使用网页语言,所以开发成本和难度大大降低。

Hybrid App 已经成为目前广泛流行的一种 App 开发模式,Hybrid App 兼具着 Native 和 Web 的开发模式,给企业移动应用带来了极大的方便,从成本投入和用户体验考虑,Hybrid App 都是首选。

9.1.2 HTML5 介绍

HTML5 是万维网的核心语言,是标准通用标记语言下的一个应用超文本标记语言(HTML)的第五次重大修改。HTML5 是 W3C(World Wide Web Consortium,万维网联盟)与 WHATWG(Web Hypertext Application Technology Working Group)合作推出的语言。WHATWG 致力于 web 表单和应用程序,而 W3C 专注于 XHTML 2.0。在 2006 年,双方决定进行合作,来创建一个新版本的 HTML。2014 年 10 月 29 日,万维网联盟宣布,经过接近 8 年的艰苦努力,该标准规范终于制定完成。HTML5 的标志如图 9-1 所示。

以下从 HTML5 的设计目的及编码特点两方面进行介绍。

1. HTML5 设计目的

HTML5 的设计目的是为了在移动设备上支持多媒体,它最大的优势就是可以在网页上直接调试和修改。早期应用的开发人员可能需要不断地重复编码、调试和运行才能达到 HTML5 的效果。目前有许多手机杂志客户端是基于 HTML5 标准,开发

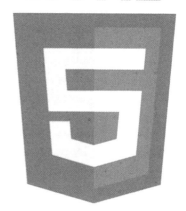

图 9-1 HTML5 的标志

人员可以轻松调试修改。HTML 的上一个版本诞生于 1999 年,随后 Web 世界已经发生了翻天覆地的变化,现在 HTML5 仍处于完善之中。目前大部分现代浏览器都支持 HTML5,如支持 HTML5 的国外浏览器包括 Firefox(火狐浏览器)、IE9 及其更高版本、Chrome(谷歌浏览器)、Safari、Opera 等;国内浏览器包括遨游浏览器(Maxthon)、360 浏览器、搜狗浏览器、QQ 浏览器、猎豹浏览器等。

期待 HTML5 标准能在互联网应用迅速发展的时候,使网络标准符合当代的网络需求,为桌面和移动平台带来无缝衔接的丰富内容。

2. HTML5 编码特点

(1) 用于媒介回放的视频(video)和音频(audio)元素。

HTML5 中提供了<audio>标签,解决了以往必须依靠第三方插件才能播放音频文件的问题,代码如下:

```
< audio controls = "controls" autoplay = "autoplay">
< source src = "file.ogg" />
< source src = "file.mp3" />
< a href = "file.mp3"> Download this file.</a>
</audio>
```

(2) 新的特殊内容元素,如 article、footer、header、nav、section 等。以往编写代码时,我们都会给 header 和 footer 定义一个 div,然后再添加一个 id,代码如下:

```
< div id = header >
…
< /div >
< div id = footer >
…
< /div >
```

但是在 HTML5 中可以直接使用<header>和<footer>标签,所以可以将上面的代码改写成:

```
< header >
…
< /header >
< footer >
…
< /footer >
```

(3) 简洁的语义化标记,比如新的 Doctype 声明。

早期版本 XHTML 的声明如下:

```
<! DOCTYPE html PUBLIC " -//W3C//DTD XHTML 1.0 Transitional//EN"" http://www.w3.org/TR/xhtml1/DTD/xhtml1 - transitional.dtd">
```

而 HTML5 的 Doctype 声明很短:

```
<! DOCTYPE html >
```

<!DOCTYPE>声明必须位于 HTML5 文档中的第一行,也就是位于<html>标签之前。

它告诉浏览器网页所使用的 HTML 规范是什么。另一方面，HTML5 对头部信息< meta >的相关内容也有很大优化，比如定义文档的字符编码，在 HTML4.01 中定义的方法很长：

< meta http - equiv = "content - type" content = "text/html; charset = utf - 8">

在 HTML5 中，有这样一小段就够了：

< meta charset = "utf - 8">

优化后的这些代码非常简洁、短小精悍并且言简意赅，开发者可以随时将它的写法记在心中，方便手写代码。HTML5 与以往的超文本标记语言相比能够实现更多功能，更加标准化，更适用于移动互联网。

9.1.3 HTML5 实例

本节将引入实例来了解 HTML5 的操作流程，学习 HTML5 要讲究循序渐进，先把基础打牢，然后进阶与项目相结合，积累经验，才能做出满意的作品。

HTML5 开发工具其实质就是用来制作网页的软件应用，专业的 HTML5 开发工具可以为开发者提供很大的方便，很多的 HTML5 开发工具不仅仅服务于 HTML5，同时也服务于一些相关语言如 CSS、JavaScript 和 XML 等。下面介绍几款目前常见的 HTML5 开发工具。

1. Aptana

Aptana 是一个开源的开发工具，支持开放的 Web 开发。开发者可以使用单一的设置来测试他们的 Web 应用程序。Aptana 支持大多数现代浏览器技术。

2. BlueGriffon

BlueGriffon 提供所见即所得的内容编辑，可以免费下载使用，它同持多平台操作。用户可以很容易地制作网页和工艺精细的 UI 用户界面。

3. Maqetta

Maqetta 作为一个开源项目同时也是一个 HTML5 的编辑器。它的功能强大，包括开发和设计工作流、网页可视编辑、拖曳式移动 UI 设计、设计或源码浏览同步编辑等。

4. Webstorm 10

Webstorm 10 具有强大的智能提示功能，还可以进行代码检测、快速修改和代码的智能重构。

5. Dreamweaver CS5

新一代的 Dreamweaver CS5 作为一个功能全面的编辑器，提供多屏幕预览功能，通过拆分窗口同时看到代码和设计页面，轻松实现所见即所得功能。

本书介绍实例应用时，选择 Dreamweaver CS5 作为开发工具。下面我们来学习编写简单的 Web 页面。

【例 9-1】 检测浏览器。

在进行 Web 页面编写前，首先要检测浏览器是否支持 HTML5。

操作步骤如下：

(1) 首先打开 Dreamweaver CS5，在新建页面的代码窗口输入如下代码：

<! DOCTYPE html PUBLIC " - //W3C//DTD XHTML 1.0 Transitional//EN" "http://www.w3.org/TR/xhtml1/DTD/xhtml1 - transitional.dtd">

```
< html xmlns = "http://www.w3.org/1999/xhtml">
<!-- 声明 -->
< head >
< meta http - equiv = "Content - Type" content = "text/html; charset = utf - 8" />
< title >检测浏览器是否支持 HTML5 </title>
</head >
< body style = "font - size:13px">
< canvas id = "mycanvas" width = "200" height = "100"
style = "border:2px solid♯ccc;background - color:♯eee">
该浏览器不支持
</canvas >
<!-- 加入画布 -->
</body >
</html >
```

(2) 然后保存网页,分别在机器里不同的浏览器打开,在浏览器中显示出画布即可验证该浏览器支持 HTML5。如图 9-2 所示,使用 360 浏览器可以看到画布范围。

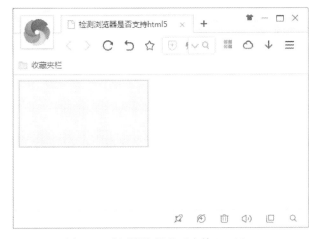

图 9-2　验证浏览器是否支持 HTML5

【例 9-2】　编写简单的 Web 页面。

操作步骤如下:

(1) 新建页面,切换到代码窗口,输入如下代码:

```
<!DOCTYPE html >
<!-- 声明 -->
< metacharset = "utf - 8"/>
<!-- 编码格式为 utf - 8 -->
< title >第一次 HTML5 测试</title>
<!-- 标题 -->
< p >我的第一个 html5 页面.</p>
<!-- 段落 -->
```

(2) 在设计页面时即可看到效果。如图 9-3 所示,由此代码可以看出 HTML5 的代码更加简洁易懂。

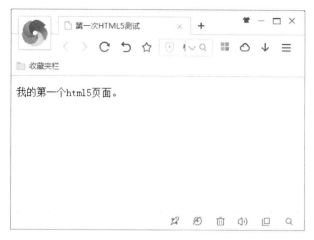

图 9-3　第一个 HTML5 页面

【例 9-3】　日期查看器。

操作步骤如下：

（1）新建页面，切换到代码窗口，输入如下代码：

```
<!DOCTYPE HTML>
<html>
<body>
<form action = "/example/html5/demo_form.asp" method = "get">
Date: <input type = "date" name = "user_date" />
<!-- 表单的应用 -->
<input type = "submit" />
</form>
</body>
</html>
```

（2）在设计页面时即可看到效果，如图 9-4 所示，可以查看日期或进行日期的选择。

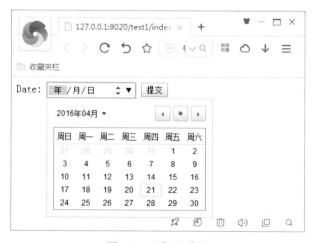

图 9-4　日期查看器

9.2 App 开发实例

9.2.1 App 开发工具的选择

目前国内外已经有很多基于 HTML5 的 Web App 开发工具,你只需要一些 HTML5 的相关知识,懂一些 CSS 和 JavaScript,运用工具中所提供的各种丰富的功能模块,便可在很短时间内完成 App 的开发。下面介绍几款目前常见的 Web App 开发工具。

1. Appcelerator

Appcelerator 的 Titanium 开发平台使开发者可以通过 HTML、PHP、JavaScript、Ruby、Python 等 Web 编程语言开发 App。App 的数据既可储存在云端,也可储存在设备上。

2. PhoneGap

PhoneGap 是一个免费且开源的开发环境,其使用的是 HTML 和 JavaScript 等标准的 Web 开发语言。开发者使用 PhoneGap 进行开发,可调用 GPS/定位、照相机、声音等功能。

3. HBuilder

HBuilder 是 DCloud 推出的一款支持 HTML5 的 Web 集成开发环境。

HBuilder 的最大优势是速度快,通过完整的语法提示和代码输入法、代码块等,大幅提升开发效率。具有最全的 HTML5 及浏览器扩展前缀语法库、强大的语法解析引擎,使得开发者可以准确、高效地编写 HTML5 代码。

合理地使用工具会让开发效率大大提升,甚至达到事半功倍的效果,我们可以根据自己的操作习惯进行工具的选择。本书介绍实例应用时,选择 HBuilder 作为开发工具。

9.2.2 制作简单的 App

随着移动互联网的不断发展,人们对于移动客户端的需求越来越多,进入这个新兴市场开发 App 的设计人员也越来越多,从而导致应用市场中 App 的竞争越发激烈。而对于如何将自己的 App 营销好,就成为众多开发者的难题。在本小节中,我们通过使用 HBuilder 软件制作一个简单的 App,了解制作及打包的过程。

【例 9-4】 制作简单的 App。

操作步骤如下:

(1) 打开 HBuilder,注册用户并登录。

(2) 新建项目,选择"新建移动 App"。修改对话框的设置,如图 9-5 所示。

(3) 更改新建项目中的 index.htm 页面的代码,如下所示:

```
<!DOCTYPE html>
<html>
<head>
<meta charset = "utf-8">
<meta name = "viewport" content = "width = device-width,initial-scale = 1,minimum-scale = 1,maximum-scale = 1,user-scalable = no" />
<title></title>
<scriptsrc = "js/mui.min.js"></script>
```

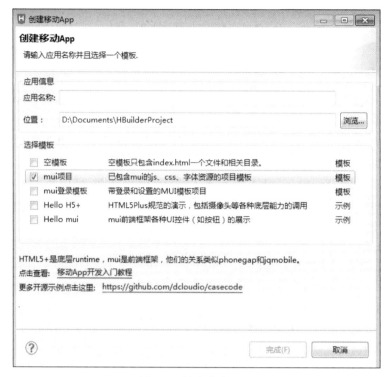

图 9-5　创建移动 App

```
< link href = "css/mui.min.css" rel = "stylesheet"/>
< script type = "text/javascript" charset = "utf - 8">
mui.init();
</script>
<!-- < script >标签用于定义客户端脚本,如 JavaScript;又可通过 src 属性指向外部脚本文件.
JavaScript 通常的用途是图像操作、表单验证以及内容动态更改。 -->
</head>
< body >
< div data - role = "page">
< div data - role = "header">
< h1 >我的第一个移动 App </h1 >
</div >
<!-- 为 HTML 文档内大块(block - level)的内容提供结构和背景的元素 -->
< div role = "main" class = "ui - content">
< p >我最喜欢的是</p >
< form >
< fieldset data - role = "controlgroup">
< label >
< input type = "radio" name = "radio - choice - v - 2" value = "one" checked = "checked">我的音乐
</label >
< label >
< input type = "radio" name = "radio - choice - v - 2" value = "two">我的相册
</label >
< label >
```

```
< input type = "radio" name = "radio - choice - v - 2" value = "three">我的感悟
</label>
</fieldset>
</form>
</div>
< div data - role = "footer">
< h4>欢迎使用</h4>
</div>
</div>
</body>
</html>
```

(4) 开始调试(以 Android 为例),首先连接手机(需要注意的是手机需要开启开发者模式),然后选择运行,手机运行,在自己的设备上运行,就可以在手机上看到效果了,如图 9-6 所示。

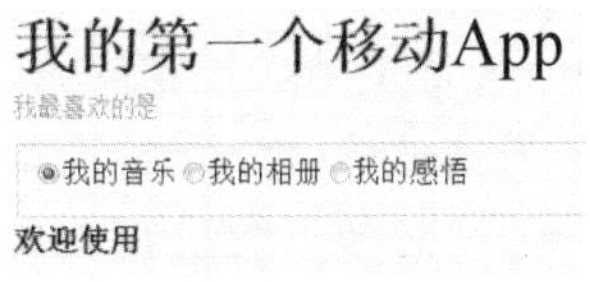

(5) 打包在 HBuilder 中发行,App 打包,然后交给云端去打包,打包好后会自动下载,保存为 test1.Apk。

图 9-6 App 范例运行界面

这样,我们第一个简单的 App 就制作完成了。在今后的学习过程中还要多实践多应用才能给用户一个更好的 App 体验。

9.3 移动医疗应用简介

移动医疗(Mobile Health)是通过使用移动通信技术,利用移动智能终端提供医疗服务和信息。具体到移动互联网领域,则以基于 Android 和 iOS 等移动终端系统的医疗健康类 App 应用为主。

移动医疗应用不仅能够解决医疗人力资源短缺的医疗问题,还改变了过去人们只能前往医院"看病"的传统生活方式。移动医疗应用大体上分为三种类型:在线医疗服务类,药品电商类和医疗知识检索类。

(1) 在线医疗服务类:包括了线上预约挂号,在线问诊,用药指导等方面。

(2) 药品电商类:包括了在线购买处方及非处方药品,药品 O2O 服务等方面。

(3) 医疗知识检索类:包括了医疗文献检索,线上学术交流、会诊等方面。

移动医疗应用能够为偏远地区或医疗资源有限地区的患者提供医疗保健服务,无论距离远近,移动医疗技术都能够使患者与医疗保健专业人士的互联成为可能。人们可以使用移动医疗应用,随时随地听取医生的建议,或者是获取与健康相关的资讯。我国的医疗水平正处于飞速发展时期,随着 5G 部署的进一步完善,移动应用技术必将在医学的各个领域发挥重要的作用。

本 章 小 结

本章主要介绍了移动应用相关的技术。移动应用技术已经与各行各业结合实现了广泛的应用和快速发展。我们了解移动应用相关技术的原理,更利于我们今后开发或选择使用更适合的移动 App。

【注释】

移动终端：移动终端或者叫移动通信终端是指可以在移动中使用的计算机设备，广义地讲包括手机、笔记本、平板计算机、POS 机甚至包括车载计算机。

PDA：PDA(Personal Digital Assistant)又称为掌上计算机，可以帮助我们完成在移动中工作、学习、娱乐等。按使用来分类，分为工业级 PDA 和消费品 PDA。

IC 卡：IC 卡(Integrated Circuit Card，集成电路卡)，也称智能卡(Smart Card)、智慧卡(Intelligent Card)、微电路卡(Microcircuit Card)或微芯片卡等。它是将一个微电子芯片嵌入符合 ISO 7816 标准的卡基中，做成卡片形式。IC 卡与读写器之间的通信方式可以是接触式，也可以是非接触式。根据通信接口把 IC 卡分成接触式 IC 卡、非接触式 IC 和双界面卡(同时具备接触式与非接触式通信接口)。

条码阅读器：它是用于读取条码所包含信息的阅读设备，利用光学原理，把条形码的内容解码后通过数据线或者无线的方式传输到计算机或者别的设备。广泛应用于超市、物流快递、图书馆等扫描商品、单据的条码。

第 10 章 人工智能基础

导学

内容及要求

本章涉及人工智能的概念、研究方法、研究内容、在医疗领域的应用和发展趋势等几方面,为深入研究智能医学的应用提供知识背景和基础理论。

人工智能的概念:包括智能与人工智能、人工智能发展简史。

人工智能研究方法:包括符号主义、连接主义、行为主义及三者的发展与争论。

人工智能主要研究内容:包括知识表示、逻辑推理、机器学习与深度学习、博弈、机器翻译、专家系统。

人工智能在医疗领域的应用:包括智能诊疗、医学影像智能识别、医疗机器人、药物智能研发、智能健康管理等。

最后介绍人工智能的发展趋势。

重点、难点

本章重点是人工智能的符号主义、连接主义、行为主义研究方法。难点是知识表示、逻辑推理、机器学习与深度学习的理解。

2016 年起,Google 的人工智能(Artificial Intelligence,AI)程序 AlphaGo 对弈全世界职业围棋顶尖选手,取得了 60 连胜的惊人战绩,一时间举世瞩目,全球热议,由此也掀起了新一轮人工智能领域的研究热潮。有人预言人工智能将引领一场比互联网影响更为深远的科技革命,有可能成为人类社会全新的一次大发现、大变革、大融合、大发展的开端。

10.1 人工智能的概念

人工智能,简单地说就是用人工的方法在机器上实现的智能,或者说是使机器具有类似于人的智能。

10.1.1 智能与人工智能

1. 智能的概念

智能是指人的知识和智力的总和。其中,知识是智能的基础,智力是获取和运用知识求

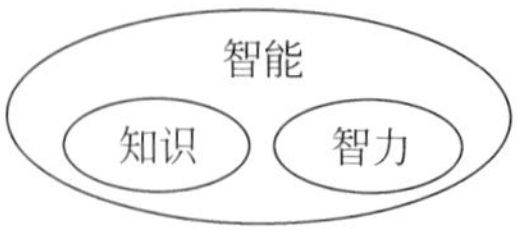

图 10-1　智能、知识和智力的关系

解的能力,三者的关系如图 10-1 所示。例如,主持人主持节目就是主持人表现出来的一种智能,主持人的语言思维、专业素养、文化背景就是知识,逻辑清晰、灵活运用语言表达话题就是智力。

2. 智能的特征

(1) 感知能力:人脑对感官刺激进行认知的水平。例如,驾驶员对汽车的"车感""路感",就是通过对身体周围环境的刺激做出反应。

(2) 记忆与思维能力:存储外部信息、知识以及对记忆的信息进行处理的能力,包括形象思维、抽象思维和顿悟思维等。

形象思维:以具体的形象或图像为思维内容的思维形态,是人类的一种本能思维。例如,画家创作一幅图画,要在头脑里先构思出这幅图画的画面,这就是形象思维。

抽象思维:根据逻辑规则对信息进行处理的理性思维方式。例如,面对五颜六色的苹果、香蕉、猕猴桃、西瓜……人们抽象总结出它们是"水果",这就是逻辑思维。

顿悟思维:长期思考的问题,受到某些事件的启发,忽然得到解决的心理过程。例如,牛顿偶然看到苹果从树上坠落,突发万有引力的想法,这就是顿悟思维。

(3) 学习能力:人类自我求知、做事、发展的能力,例如学习外语、参加培训等。

(4) 行为能力:人类在各种内外部刺激影响下产生的活动行为能力,例如遭受蚊虫叮咬,人们的拍打、驱赶动作等。

3. 人工智能的概念

人工智能是模拟、延伸和扩展人类智能活动的科学。人工智能涉及计算机科学、控制论、信息论、哲学、生物学、仿生学、心理学、语言学等多个学科。

10.1.2　人工智能发展简史

1. 人工智能的诞生(20 世纪 40—50 年代)

1942 年,美国科幻巨匠阿西莫夫提出"机器人三定律",后来成为学术界默认的人工智能研发原则。"机器人三定律"具体如下。

- 第一定律:机器人不得伤害人类,也不得见人类受到伤害而袖手旁观。
- 第二定律:机器人应服从人类的一切命令,但不得违反第一定律。
- 第三定律:机器人应保护自身的安全,但不得违反第一、第二定律。

1950 年,"人工智能之父"艾伦·图灵提出了著名的图灵测试:如果一台机器能够与人类展开对话(通过电传设备)而不能被辨别出其机器身份,那么称这台机器具有人一样的智能,如图 10-2 所示。同一年,图灵还预言会创造出具有真正智能的机器的可能性。

1956 年夏天,美国达特茅斯学院举行了历史上第一次人工智能研讨会,标志着人工智能的诞生。会上,麦卡锡首次提出了"人工智能"这个概念,纽厄尔和西蒙则展示了编写的逻辑理论机器。

1959 年,德沃尔与美国发明家约瑟夫·英格伯格联手制造出第一台工业机器人。随后,成立了世界上第一家机器人制造工厂——Unimation 公司。

2. 人工智能的黄金时代(20 世纪 60 年代)

1965 年,约翰·霍普金斯大学应用物理实验室研制出 Beast 机器人。Beast 能通过声

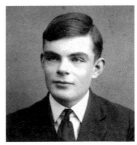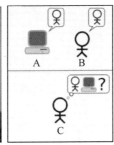

图 10-2　图灵和图灵测试

呐系统、光电管等装置，根据环境校正自己的位置。

1966年，美国麻省理工学院（MIT）的魏泽鲍姆发布了世界上第一个聊天机器人ELIZA。ELIZA的智能之处在于它能通过脚本理解简单的自然语言，并能产生类似人类的互动。

1968年，美国斯坦福研究所公布他们研发成功的机器人Shakey。它带有视觉传感器，能根据人的指令发现并抓取积木，不过控制它的计算机有一个房间那么大，可以算是世界第一台智能机器人。

3. 人工智能的第一次低潮期（20世纪70年代）

20世纪70年代，人工智能的发展遭遇瓶颈。当时的计算机有限的内存和处理速度不足以解决任何实际的人工智能问题，如专家系统和机器翻译等。由于缺乏进展，对人工智能提供资助的国家和机构对无方向的人工智能研究逐渐停止了资助。

4. 人工智能的繁荣期（1980—1987年）

1981年，日本经济产业省拨款8.5亿美元用以研发人工智能计算机。随后，英国、美国纷纷响应，开始向信息技术领域的研究提供大量资金。

1984年，在美国人道格拉斯·莱纳特的带领下，启动了Cyc项目，其目标是使人工智能的应用能够以类似人类推理的方式工作。

1986年，美国发明家查尔斯·赫尔制造出人类历史上首个3D打印机。

5. 人工智能的第二次低潮期（1987—1993年）

人工智能的发展遭遇瓶颈，其实用性仅仅局限于某些特定情景，人们纷纷由追捧转向失望。到了20世纪80年代晚期，美国国防部高级研究计划局（DARPA）的新任领导认为人工智能并非"下一个浪潮"，拨款倾向于那些看起来更容易出成果的项目。

6. 人工智能的大发展时期（1993年至今）

1997年5月11日，IBM公司的计算机"深蓝"战胜国际象棋世界冠军卡斯帕罗夫，成为首个在标准比赛时限内击败国际象棋世界冠军的计算机系统，如图10-3所示。

2002年，美国iRobot公司推出了吸尘器机器人Roomba，它能避开障碍，自动设计行进路线，还能在电量不足时，自动驶向充电座。Roomba是目前世界上销量较大的家用机器人。

2011年，Watson（沃森）作为IBM公司开发的使用自然语言回答问题的人工智能程序参加美国智力问答节目，打败两位人类冠军，赢得了100万美元的奖金。

2012年，加拿大神经学家团队创造了一个具备简单认知能力、有250万个模拟"神经元"的虚拟大脑，命名为"Spaun"，并通过了最基本的智商测试。

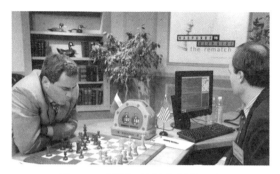

图 10-3 "深蓝"战胜卡斯帕罗夫

2013年,Facebook 人工智能实验室成立,探索深度学习领域,借此为 Facebook 用户提供更智能化的产品体验;Google 收购了语音和图像识别公司 DNNResearch,推广深度学习平台;百度创立了深度学习研究院等。

2014年,在英国皇家学会举行的"2014图灵测试"大会上,聊天程序"尤金·古斯特曼"(Eugene Goostman)首次通过了图灵测试,预示着人工智能进入全新时代。

2015年,Google 开源了利用大量数据直接就能训练计算机来完成任务的第二代机器学习平台 Tensor Flow;剑桥大学建立人工智能研究所等。

2016年3月15日,Google 人工智能 AlphaGo 程序与围棋世界冠军李世石的人机大战最后一场落下了帷幕。人机大战第五场经过长达5小时的搏杀,最终李世石与 AlphaGo 总比分定格在1∶4,以李世石认输结束,如图10-4所示。这一次的人机对弈让人工智能正式被世人所熟知,整个人工智能市场也像是被引燃了导火线,开始了新一轮爆发。

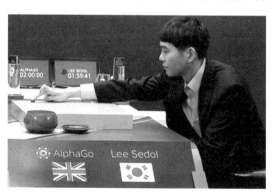

图 10-4 AlphaGo 战胜李世石

10.2 人工智能研究方法

人工智能概念诞生以来,学界逐渐形成了三大研究学派暨研究方法,即符号主义、连接主义和行为主义。三大学派从不同的侧面研究了人的自然智能与人脑的思维模型之间的对应关系。粗略地划分,可以认为符号主义研究抽象思维,连接主义研究形象思维,而行为主义研究感知思维。

10.2.1 符号主义

符号主义是一种基于逻辑推理的智能模拟方法,又称为逻辑主义、心理学派或计算机学派。其原理主要为物理符号系统假设和有限合理性。长期以来,符号主义一直在人工智能中处于主导地位,走过了一条"启发式算法"→"专家系统"→"知识工程"的发展道路。

符号主义学派认为人工智能源于数学逻辑。符号主义的实质就是模拟人的左脑抽象逻辑思维,通过研究人类认知系统的功能机理,用某种符号来描述人类的认知过程,并把这种符号输入到能处理符号的计算机中,从而模拟人类的认知过程,实现人工智能。

符号主义的代表性成果是1957年纽威尔和西蒙等人研制的称为"逻辑理论家"的数学定理证明程序LT。LT的成功,说明了可以用计算机来研究人的思维过程,模拟人的智能活动。

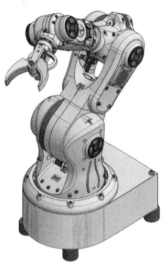

符号主义另一项代表性成果是20世纪70年代我国学者吴文俊开创的几何定理的机器证明,被称为"吴方法"。在机器人应用领域,机器人通过三维扫描获得物体的三维几何位置信息,从而得到最终机械手的位置和朝向,通过反解各个关节的旋转角度和机械臂的伸缩,使得机械手达到目标位置,从而可以实现抓取。这被称为机械臂逆向运动学问题,需要求解多项式方程组,而"吴方法"正是解决这个问题的有力武器,如图10-5所示。

图10-5 机械臂逆向运动

10.2.2 连接主义

连接主义又称为仿生学派或生理学派,是一种基于神经网络及网络间的连接机制与学习算法的智能模拟方法。其原理主要为神经网络和神经网络间的连接机制和学习算法。这一学派认为人工智能源于仿生学,特别是人脑模型的研究。

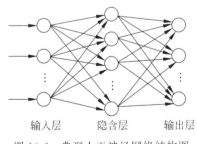

图10-6 典型人工神经网络结构图

连接主义学派从神经生理学和认知科学的研究成果出发,把人的智能归结为人脑的高层活动的结果,强调智能活动是由大量简单的单元通过复杂的相互连接后并行运行的结果。其中人工神经网络(典型结构图见图10-6)就是其典型代表性技术,该技术广泛应用于机器学习。

连接主义认为神经元不仅是大脑神经系统的基本单元,而且是行为反应的基本单元。思维过程是神经元的连接活动过程,而不是符号运算过程,对符号主义假设持反对意见。他们认为任何思维和认知功能都不是少数神经元决定的,而是通过大量突触相互动态联系着的众多神经元协同作用来完成的。

实质上,这种基于神经网络的智能模拟方法就是以工程技术手段模拟人脑神经系统的结构和功能为特征,通过大量的非线性并行处理器来模拟人脑中众多的神经元,用处理器的复杂连接关系来模拟人脑中众多神经元之间的突触行为。这种方法在一定程度上可能实现了人脑形象思维的功能,即实现了人的右脑形象抽象思维功能的模拟。

连接主义的代表性成果是1943年由麦克洛奇和皮兹提出的形式化神经元模型,即 M-P 模型。他们总结了神经元的一些基本生理特性,提出神经元形式化的数学描述和网络的结构方法,从此开创了神经计算的时代,为人工智能创造了一条用电子装置模仿人脑结构和功能的新方法。

1982年,美国物理学家霍普菲尔特提出了离散的人工神经网络模型,1984年他又提出了连续的人工神经网络模型,使神经网络可以用电子线路来仿真,开拓了人工神经网络用于计算机的新途径。

1986年,鲁梅尔哈特等人提出了多层网络中的反向传播算法,使多层感知机的理论模型有所突破。同时,由于许多科学家加入了人工神经网络的理论与技术研究,使这一技术在图像处理、模式识别等领域取得了重要的突破,为实现连接主义的智能模拟创造了条件。

图 10-7 显示的是在视觉艺术领域,人工神经网络能够自动学习梵高的画作艺术风格,并把该风格迁移到一张狮子的照片上,得到一个星空风格的狮子照片。

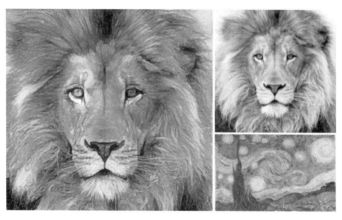

图 10-7 基于人工神经网络的艺术风格学习

10.2.3 行为主义

行为主义又称进化主义或控制论学派,是一种基于"感知—行动"的行为智能模拟方法。

行为主义认为智能取决于感知和行为,取决于对外界复杂环境的适应,而不是表示和推理,其目标在于预见和控制行为。行为主义把神经系统的工作原理与信息理论、控制理论、逻辑以及计算机联系起来。行为主义智能系统的构造原理如图 10-8 所示。

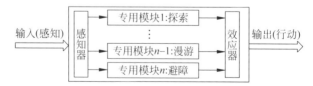

图 10-8 行为主义智能系统的构造原理

行为主义早期的研究重点是模拟人在控制过程中的智能行为和作用,对自寻优、自适应、自校正、自镇定、自组织和自学习等控制论系统的研究,并进行"控制动物"的研制。到 20 世纪六七十年代,上述这些控制论系统的研究取得一定进展,并在 80 年代诞生了智能控制和智能机器人系统。

行为主义学派的代表成果首推布鲁克斯的六足机器人。布鲁克斯认为要求机器人像人一样去思维太困难了,在做一个像样的机器人之前,不如先做一个像样的机器虫,由机器虫慢慢进化,或许可以做出机器人。于是他研制成功了一个像蝗虫一样能做六足行走的机器人试验系统。这个机器虫虽然不具有像人那样的推理、规划能力,但其应付复杂环境的能力却大大超过了原有的机器人,在自然环境下,具有灵活的防碰撞和漫游行为。六足行走机器人被看作是新一代的"控制论动物",是一个基于"感知—动作"模式模拟昆虫行为的控制系统,如图 10-9 所示。

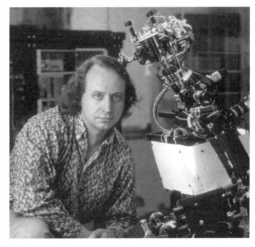

图 10-9　布鲁克斯和六足行走机器人

10.2.4　三种研究学派的发展与争论

三大学派从不同的侧面在不同的时空阶段推动着人工智能科学的发展。尽管他们在不同的发展时期有所"兴盛"或"衰竭",但他们都在实践中不断地进行着各自理论的修正和完善。在人工智能发展中出现的各种思想假设和理论选择并未出现全面归并或抛弃倾向,而是表现出理论、经验及实践能力不断累积,并且几乎是并行地、互为补充地发展着。

早在 20 世纪 50 年代,符号主义学派与连接主义学派就出现了激烈争论。符号主义学派认为计算机是处理思维符号的系统,坚信用计算机一定能达到模拟人类思维的基本操作,致力于用数理逻辑方法利用计算机形式化地表达世界。尽管按照这种方式来工作的专家系统已经在表达科学思维的某些方面达到了人类专家的水平,甚至超过了专家水平,如在矿物勘测、化学分析、规划和医学诊断方面,但这并没有说明人类制造了一个具有自我意识的"人工智能"系统。符号主义的致命缺陷是面对现实问题的多样性和复杂性,会遇到一个无限多的符号、无限多的规则而形成无限多的形式系统。因而,从根本上来说万能的逻辑推理体系是不可能存在的,要计算机或智能机器完全模拟人脑的活动几乎是不可能完成的工作。

认知神经学表明人脑并非以线性顺序进行思维，而是以复杂的并行操作来处理感觉信息。这一科学事实成了连接主义学派反对符号主义学派的理由。他们认为计算机是对大脑建模的媒介，主张从神经生物学的角度来模拟动物或人的大脑及各种感觉器官的结构和功能，力图寻找一种可以描述自然神经系统的方法，建立神经生理学模型。尽管目前有关脑的微观和宏观活动研究以及认知神经网络的研究取得了突破性的进展，以此为基础建立的人工神经网络模型在模式识别、故障检测、智能机器人、自适应控制、市场分析、决策优化、物资调运和认知科学等广泛的领域中得到发展，但人脑是一个异常复杂的组织，目前人类对人脑结构和活动机制的了解只是冰山一角，要建立一个与人类大脑神经网络相类似的计算机模拟的结构，仍然是一件相当困难的事情。

在符号主义和联结主义都暴露出不足的情况下，行为主义的理论变革在人工智能界发展起来。与前两者不同，行为主义从生物进化学的角度来研究人类的智能。他们发现人类的智能，甚至动物在对外界环境反应过程中表现出来的智能要比已有的机器人灵活和自然得多。所以，行为主义学派认为智能是生物体对外界复杂环境的动态适应，人工智能只有从复制动物的智能开始，才能最终复制人的智能。这一研究思路为人工智能或机器人研究提供了全新的思维方式，在机器人研究上取得的成就超过了传统的人工智能。但是基于行为主义研究范式，采取"感知—动作"模式模拟生物体只能获得特定目标的行为，意向性、创造性方面还有难以克服的困难。

人工智能是一个交融了诸多学科的特殊的领域，多学科相互交融带来了多元观点的争论和冲突、修正与提高。没有一种"假说"在经过选择后被全面地批判、推翻及取代，也没有一种"假说"或"范式"能够一统人工智能领域。可以说，人工智能从来就是一个未形成统一观点的学科。

10.3　人工智能主要研究内容

在信息技术迅速发展和人类社会不断进步的带动下，人工智能技术得到迅速传播和发展，其研究内容十分广泛，成果应用覆盖几乎所有领域。

10.3.1　知识表示

知识表示是知识的符号化和形式化的过程，是用机器表示知识的可行性、有效性的一般方法，是一种数据结构与控制结构的统一体，既考虑知识的存储又考虑知识的使用。知识表示可以看成一组描述事物的约定，以把人类知识表示成机器能处理的数据结构。常见的知识表示类型如下。

1. 逻辑表示法

逻辑表示法以谓词形式来表示动作的主体、客体，是一种叙述性知识表示方式。利用逻辑公式，人们能描述对象、性质、状况和关系。主要分为命题逻辑和谓词逻辑。

用逻辑表示法主要用于自动定理的证明，而其中谓词逻辑的表现方式与人类自然语言比较接近，适用于自然而精确地表达人类思维和推理的有关知识，是最基本的知识表达方法。

例：用逻辑表示法表示知识"所有老板都有自己的员工"。

首先定义谓词：BOSS(x)：表示 x 是老板。
STAFF(y)：表示 y 是员工。
BOSSES(x,y)：表示 x 是 y 的老板。
此时，该知识可用谓词表示为：
该谓词公式可读作：对所有 x，如果 x 是一个老板，那么一定存在一个个体 y，x 是 y 的老板，且 y 是一个员工。

2. 产生式表示法

产生式表示法又称规则表示法，表示一种条件-结果形式，是目前应用最多的一种知识表示方法，也是一种比较成熟的表示方法。

产生式表示法适用于表示具有因果关系的知识，其一般形式为 P→Q 或 IF P THEN Q，由逻辑运算符 AND、OR、NOT 组成表达式。如果设动物识别知识库中已包含识别狮子、老虎、斑马、河马、北极熊、眼镜蛇、翠鸟等七种动物，那么可以设计一条规则：

IF 某动物是哺乳动物 AND 是食草动物 AND 身上有黑白相间条纹 THEN 该动物是斑马

3. 语义网络表示法

语义网络表示法是通过概念及其语义关系来表达知识的一种网络图，利用结点和"带标记的有向图"，描述事件、概念、状况、动作以及客体之间的关系。语义网络表示法适用于描述客体之间的关系。

例：用语义网络表示下列知识：中国医科大学是一所大学，位于沈阳市，成立于 1931 年，结果如图 10-10 所示。

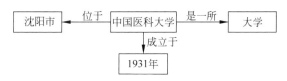

图 10-10　语义网络表示法示例

4. 框架表示法

框架表示法是以框架理论为基础发展起来的一种结构化的知识表示法。该理论认为人们对现实世界中各种事物的认识都是以一种类似于框架的结构存储在记忆当中的，当面临一个新事物时，就从记忆中找出一个适合的框架，并根据实际情况对其细节加以修改补充，从而形成对当前事物的认识。

框架由描述事物的各个方面的槽组成，每个槽可有若干侧面。一个槽用于描述所讨论对象的某一方面的属性，一个侧面用于描述相应属性的一个方面。槽和侧面所具有的值分别称为槽值和侧面值。槽值可以是逻辑的、数字的，可以是程序、条件、默认值或是一个子框架。槽值含有如何使用框架信息、下一步可能发生的信息、预计未实现该如何做的信息等。

一个框架通常由框架名、槽名、侧面和值这 4 部分组成，其一般结构如下：

<框架名>
　　槽名1：
　　　　侧面名11：值11
　　　　侧面名12：值12

　　　　　　　　　　…
　　　　　　　侧面名 1n:值 1n
　　　　　槽名 2:
　　　　　　　　　　…
　　　　　槽名 m:
　　　　　　　　　　…

例如,要用框架来描述"优秀科研课题"这一概念。首先分析课题所具有的属性,一个课题可能具有的属性有课题名称、获奖单位、获奖日期、获奖情况等,这里只考虑这四个属性。这四个属性可以定义为"优秀科研课题"框架的槽,而"获奖情况"这个属性还可以从获奖等级、颁奖部门和申报时间这三个侧面来加以描述。如果给各个槽和侧面赋予具体的值,就得到了"优秀科研课题"这一概念的一个实例框架,示例如下:

框架名:《优秀科研课题》
课题名称:肝纤维化无创性诊断标准的确立与临床应用
获奖单位:中国医科大学
获奖日期:2017 年 2 月 23 日
获奖情况:
　　　　获奖等级:省科学技术一等奖
　　　　颁奖部门:辽宁省人民政府
　　　　申报时间:2016 年 5 月

5. 本体表示法

本体是一个形式化的、共享的、明确化的、概念化规范。本体论能够以一种显式、形式化的方式来表示语义,提高异构系统之间的互操作性,促进知识共享。近些年来,本体论被广泛用于知识表示领域。本体层级体系由五个基本的建模元语组成,分别为:类、关系、函数、公理和实例。

(1) 类:表示领域知识元,包括类以及任务、功能、策略、行为、过程等。
(2) 关系:表示类之间的关联,如父子关系、相等关系等。
(3) 函数:表示一类特殊的关系,即由前 n−1 个要素来唯一决定第 n 个要素,如:圆的半径唯一决定其面积。
(4) 公理:对于关系、函数的关联和约束。公理一般用槽的侧面来定义。
(5) 实例:表示某个类的具体实体。

本体作为一种知识表示方法,与逻辑表示法、框架表示法等其他方法的区别在于它们属于不同层次的知识表示方法,本体表达了类的结构、类之间的关系等固有特征,即"共享概念化",而其他的知识表示方法如语义网络等,可以表达某个体对实体的认识,不一定是实体的固有特征。

10.3.2　逻辑推理

逻辑推理是指人们在逻辑思维过程中,根据现实材料按逻辑思维的规律、规则形成概念、作出判断和进行推理的方法。逻辑推理是人工智能研究中最持久的领域之一,主要包括以下几类。

1. 演绎推理

演绎推理是一种由一般到个别的推理方法,即从已知的一般性知识出发,推出蕴含在这些已知知识中的适合于某种个别情况的结论。最有名的演绎推理要数苏格拉底的三段论,即"只要确定某些论断,某些异于它们的事物便可以必然地从如此确定的论断中推出",通俗地说就是只要给定了确定的大前提和小前提,就能推出确切的结论。

例:

"人都会死。" …………………… 大前提

"苏格拉底是人。" ………………… 小前提

"所以苏格拉底会死。" …………… 结论

2. 归纳推理

归纳推理是一种由个别到一般的推理方法,即从足够多的事例中归纳出一般性结论的推理过程。著名的"哥德巴赫猜想"就是一种不完全法的归纳推理,即一些奇数分别等于3个素数之和。例如:

$$17=3+3+11$$
$$41=11+13+17$$
$$77=7+17+53$$
$$461=5+7+449$$
……

由此,提出一个一般性的猜想"所有大于5的奇数都可以分解为3个素数之和"。

3. 默认推理

默认推理又称为缺省推理,它是在知识不完全的情况下假设某些条件已经具备所进行的推理。例如,已知 A 条件"制造鸟笼",B 条件"鸟会飞?"(默认成立),则得出结论"鸟笼要有盖子"。

4. 确定性推理

确定性推理是指推理时所用的知识都是精确的,推出的结论也是确定的,其真值或者为真,或者为假,没有第三种情况出现,例如逻辑运算中的真值 AND 假值=假值。

5. 不确定性推理

不确定性推理是指推理时所用的知识不都是精确的,推出的结论也不完全是肯定的,其真值位于真与假之间。例如,咳嗽有可能是普通感冒引起的,也可能是冷空气刺激引起的,还有可能咽喉炎引起的,等等。

6. 单调推理

随着推理向前推进及新知识的加入,推出的结论越来越接近最终目标。例如,已知 A 条件"X 是一种哺乳动物",加入新知识 B 条件"X 也是一种鸟",得出结论 C"X 是鸭嘴兽"。

7. 非单调推理

由于新知识的加入,不仅没有加强已推出的结论,反而要否定它,使推理退回到前面的某一步,重新开始。例如,为三个人 X、Y、Z 安排会议时间,假设 A 条件"会议初步安排在周二举行",加入新知识 B 条件"X、Z 周二有时间,Y 周二没有时间",得出结论 C"会议不能安排在周二,考虑安排其他时间"。

10.3.3 机器学习与深度学习

1. 机器学习

机器学习是根据已有的数据或经验,自动优化计算机程序性能的人工智能方法。机器学习的处理过程如图 10-11 所示,其中 T(Tasks)表示任务,E(Experience)表示经验,P(Performance)表示性能。

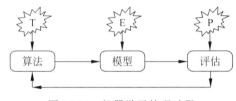

图 10-11　机器学习处理过程

图 10-11 表明机器学习是数据通过算法构建出模型并对模型进行评估,评估的性能如果达到要求就拿这个模型来测试其他的数据,如果达不到要求就要调整算法来重新建立模型,再次进行评估,如此循环往复,最终获得满意的经验来处理其他的数据。

机器学习通常可分为监督学习、无监督学习、半监督学习和强化学习 4 类。

1) 监督学习

监督是从给定的训练数据集中学习一个函数(模型),当新的数据到来时,可以根据这个函数(模型)预测结果。监督学习的训练集要求包括输入和输出,也可以说是特征和目标。训练集中的目标是由人标注(标量)的。在监督式学习下,输入数据被称为"训练数据",每组训练数据有一个明确的标识或结果,如对防垃圾邮件系统中"垃圾邮件""非垃圾邮件",对手写数字识别中的"1""2""3"等。在建立预测模型时,监督式学习建立一个学习过程,将预测结果与"训练数据"的实际结果进行比较,不断调整预测模型,直到模型的预测结果达到一个预期的准确率。

简单地说,监督学习是指在训练的时候就知道正确结果。比如教小孩子给水果分类,先给他一个苹果,然后告诉他,这是苹果,再给他一个苹果,接着告诉他,这是苹果,经过这样反复的训练学习,如果再给他苹果的时候,问他,这是什么? 他应该告诉你,这是苹果。如果给他一个梨,他应该告诉你,这不是苹果。监督学习常用的方法包括决策树、分类回归树、支持向量机、朴素贝叶斯等。

2) 无监督学习

与监督学习相比,无监督学习的训练集没有人为标注的结果。在非监督式学习中,数据并不被特别标识,学习模型是为了推断出数据的一些内在结构。

简单地说,无监督学习在训练的时候并不知道正确结果,继续上面的例子,给小孩子一堆水果,比如有苹果、橘子、梨 3 种,小孩子一开始不知道这些水果是什么,让小孩子对这堆水果进行分类。等小孩子分类完后,给他一个苹果,他应该把这个苹果放到刚刚分好的苹果堆中去。无监督学习常用的方法包括 K-Means 聚类、EM 算法、谱聚类等。

3) 半监督学习

半监督学习是介于监督学习与无监督学习之间一种机器学习方式,是模式识别和机器学习领域研究的重点问题。它主要考虑如何利用少量的标注样本和大量的未标注样本进行训练和分类的问题。半监督学习对于减少标注代价,提高学习机器性能具有非常重大的实际意义。半监督学习常用的方法是协同训练、转导支持向量机。

半监督学习从诞生以来,主要用于处理人工合成数据,无噪声干扰的样本数据是当前大多数半监督学习方法使用的数据,而在实际生活中用到的数据却大部分不是无干扰的,通常都比较难以得到纯样本数据。

4)强化学习

强化学习通过观察来学习动作的完成,每个动作都会对环境有所影响,学习对象根据观察到的周围环境的反馈来做出判断。在这种学习模式下,输入数据作为对模型的反馈,不像监督模型那样,输入数据仅仅是作为一个检查模型对错的方式,在强化学习下,输入数据直接反馈到模型,模型必须对此立刻做出调整。常见的应用场景包括动态系统以及机器人控制等。常见算法包括 Q-Learning 以及时间差分学习等。

机器学习最成功的应用是计算机视觉领域,包括图像分割、图像检索、人脸检测对焦和 Kinect 的人体运动捕捉等。图 10-12 就是基于机器学习的图像语义分割的实例,从左侧图片中识别出摩托车及车手等信息。

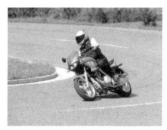
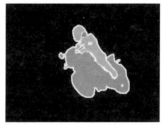

图 10-12 基于机器学习的图像语义分割

2. 深度学习

深度学习是一种源于神经网络理论,模拟人脑的机制进行分析学习、解释数据的机器学习技术。从本质上说,深度学习传统机器学习没有实质性差别,都是希望在高维空间中,根据对象特征,将不同类别的对象区分开来。但深度学习的表达能力远远强于传统的机器学习。

简单地说,深度学习就是把计算机要学习的目标看成一大堆数据,首先把这些数据放进进一个复杂的、包含多个层级的深度神经网络(如图 10-13 所示),然后检查经过这个网络处理得到的结果数据是不是符合要求。如果符合,就保留这个神经网络作为目标模型,如果不符合,就不断地调整神经网络的参数设置,直到输出满足要求为止。

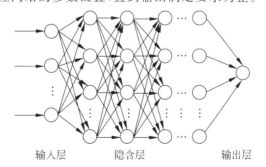

图 10-13 含多个隐含层的深度学习神经网络模型

深度学习的特征如下：
(1) 深度学习需要海量数据进行样本训练与学习，以提高性能。
(2) 深度学习依赖 GPU 硬件以进行大量高效的矩阵优化运算。
(3) 深度学习需要从数据中直接获取更高等级的特征，如像素值、形状、纹理、位置和方向等。例如，在人脸识别过程中，首先通过低等级机器学习提取到人脸的边界、线条等特征，然后利用卷积神经网络进一步学习部分人脸，最后是高级的人脸描述。
(4) 传统机器学习通常会将问题分解为多个子问题，结合所有子问题的结果获得最终结果。而深度学习提倡直接的端到端的解决问题。
(5) 因为深度学习算法中参数很多，因此训练算法需要消耗更长的时间。

3. 机器学习和深度学习的应用领域
(1) 计算机视觉：车牌识别、人脸识别、指纹识别、染色体字符识别、飞行器跟踪、精确制导等。
(2) 信息检索：文本搜索、图像搜索等。
(3) 市场营销：自动电子邮件营销、目标群体识别等。
(4) 医疗诊断：癌症识别、异常检测、脏器重建、医学图像分析等。
(5) 自然语言处理：情绪分析、照片标记等。

10.3.4 博弈

博弈是指具有竞争或对抗性质的行为。在这类行为中，参加斗争或竞争的各方各自具有不同的目标或利益。为了达到各自的目标和利益，各方必须考虑对手的各种可能的行动方案，并力图选取对自己最为有利或最为合理的方案。

博弈是人类社会和自然界中普遍存在的一种现象，博弈的双方可以是个人、群体，也可以是生物群或智能机器，各方都力图用自己的智力击败对方。

人工智能对博弈的研究多以下棋为对象，但其目的并不是为了让计算机与人下棋，而主要是为了给人工智能研究提供一个试验场地，对人工智能的有关技术进行检验，从而也促进这些技术的发展。

例如前文提到的 AlphaGo 就是一款围棋人工智能程序。AlphaGo 通过深度学习技术学习了大量的已有围棋对局，接着应用强化学习通过与自己对弈获得了更多的棋局，然后用深度学习技术评估每一个格局的输赢率（即价值网络），最后通过蒙特卡罗树搜索决定最优落子。

例如，图 10-14 中，所有没有落子的地方都是可能落子的，AlphaGo 在获胜的模拟对弈中，右下角箭头所示的地方落子率最高，达 79%，则此处为最优走法。模拟对弈中，落子率"最高"的走法就是优先选择的走法。

AlphaGo 的成功不仅会引爆人工智能研究的热潮，也会促进人工智能与博弈论的进一步交融与发展。

10.3.5 机器翻译

机器翻译是支持翻译大量文本的应用程序或在线服务，将文本从"源"语言译成另一种"目标"语言的过程。目前最重要的机器翻译方式分为规则法和统计法。

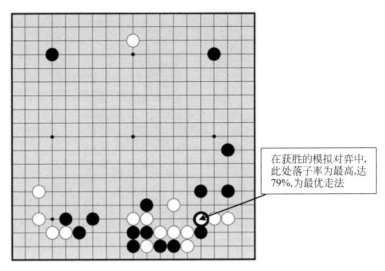

图 10-14 AlphaGo 最优走法的选择

1) 规则法

依据语言规则对文本进行分析,再借助计算机程序进行翻译。规则法机器翻译系统的运作通过 3 个连续的阶段实现:分析→转换→生成。根据 3 个阶段的复杂性规则法机器翻译可分为 3 级。

(1) 直接翻译:简单的词到词的翻译。

(2) 转换翻译:翻译过程要参考并兼顾到原文的词法、句法和语义信息。因为信息来源范围过于宽泛,语法规则过多且相互之间存在矛盾和冲突,转换翻译较为复杂且易出错。

(3) 国际语翻译:目前处于假想阶段,有待具体实现。

2) 统计法

通过对大量的平行语料进行统计分析,构建统计翻译模型(词汇、比对或是语言模式),进而使用此模型进行翻译,一般会选取统计中出现概率最高的词条作为翻译,概率算法依据贝叶斯定理。

假设要把一个英语句子 A 翻译成汉语,所有汉语句子 B 都是 A 的可能或是非可能的潜在翻译。$Pr(A)$ 是类似 A 表达出现的概率,$Pr(B|A)$ 是 A 翻译成 B 出现的概率。找到两个参数的最大值,就能缩小句子及其对应翻译检索的范围,从而找出最合适的翻译。

10.3.6 专家系统

专家系统是一种在特定领域内具有专家水平解决问题能力的程序系统。它能够有效地运用专家多年积累的有效经验和专门知识,通过模拟专家的思维过程,解决需要专家才能解决的问题。

专家系统的基本工作流程是:用户通过人机界面回答系统的提问,推理机将用户输入的信息与知识库中各个规则的条件进行匹配,并把被匹配规则的结论存放到综合数据库中。最后,专家系统将得出最终结论呈现给用户。

专家系统通常由知识库、推理机、知识获取、解释器、综合数据库和人机交互界面等 6 个部分构成,基本结构如图 10-15 所示,其中箭头方向为数据流动的方向。

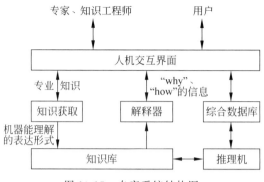

图 10-15 专家系统结构图

(1) 知识库用来存放专家提供的知识。专家系统的问题求解过程是通过知识库中的知识来模拟专家的思维方式的,因此,知识库是专家系统质量是否优越的关键所在,即知识库中知识的质量和数量决定着专家系统的质量水平。一般来说,专家系统中的知识库与专家系统程序是相互独立的,用户可以通过改变、完善知识库中的知识内容来提高专家系统的性能。

(2) 推理机针对当前问题的条件或已知信息,反复匹配知识库中的规则,获得新的结论,以得到问题求解结果。推理机就如同专家解决问题的思维方式,知识库就是通过推理机来实现其价值的。

(3) 知识获取是专家系统知识库是否优越的关键,也是专家系统设计的"瓶颈"问题,通过知识获取,可以扩充和修改知识库中的内容,也可以实现自动学习功能。

(4) 解释器能够根据用户的提问,对结论、求解过程做出说明,因而使专家系统更具有人文意味。

(5) 综合数据库专门用于存储推理过程中所需的原始数据、中间结果和最终结论,往往是作为暂时的存储区。

(6) 人机交互界面是系统与用户进行交流时的界面。通过该界面,用户输入基本信息、回答系统提出的相关问题,并输出推理结果及相关的解释等。

10.4 人工智能在医疗领域的应用

随着 AI+医疗的进一步融合、深入,政策和资金层面的大规模投入,人工智能技术也在多个医疗细分领域提供了帮助。未来,基于大数据的深度学习将改变医疗行业,对疾病提供更快速、准确的诊断和治疗,将变得不再可怕。

人工智能在医疗领域的应用,意味着全世界的人都能得到更为普惠的医疗救助,获得更好的诊断、更安全的微创手术、更短的等待时间和更低的感染率,并且还能提高每个人的长期存活率。从医疗行业发展状况和人工智能的特点优势来看,未来人工智能在医疗领域将在至少以下五方面影响我们的生活。

1. 智能诊疗

智能诊疗就是将人工智能技术应用于疾病诊疗中,计算机可以帮助医生进行病理,体检报告等的统计,通过大数据和深度挖掘等技术,对病人的医疗数据进行分析和挖掘,自动识别病人的临床变量和指标。计算机通过"学习"相关的专业知识，模拟医生的思维和诊断推理，从而给出可靠诊断和治疗方案。智能诊疗是人工智能在医疗领域最重要、也是最核心的应用场景。

2. 医学影像智能识别

传统医疗场景中，培养出优秀的医学影像专业医生，所用时间长，投入成本大。另外，人工读片时主观性太大，信息利用不足，在判断过程中容易出现误判。有研究统计，医疗数据中有超过 90% 的数据来自医学影像，但是影像诊断过于依赖人的主观意识，容易发生误判。人工智能通过大量学习医学影像，可以帮助医生进行病灶区域定位，减少漏诊误诊问题。

3. 医疗机器人

机器人在医疗领域的应用非常广泛，比如智能假肢、外骨骼和辅助设备等技术修复人类受损身体，医疗保健机器人辅助医护人员的工作等。目前，关于机器人在医疗界中的应用的研究主要集中在外科手术机器人、康复机器人、护理机器人和服务机器人方面。国内医疗机器人领域也经历了快速发展，进入了市场应用。

4. 药物智能研发

依托数百万患者的大数据信息，人工智能系统可以快速、准确的挖掘和筛选出适合的药物。通过计算机模拟，人工智能可以对药物活性、安全性和副作用进行预测，找出与疾病匹配的最佳药物。这一技术将会缩短药物研发周期、降低新药成本并且提高新药的研发成功率。

5. 智能健康管理

根据人工智能而建造的智能设备可以监测到人们的一些基本身体特征，如饮食、身体健康指数、睡眠等。对身体素质进行简单的评估，提供个性的健康管理方案，及时识别疾病发生的风险，提醒用户注意自己的身体健康安全。目前人工智能在健康管理方面的应用主要在风险识别、虚拟护士、精神健康、在线问诊、健康干预以及基于精准医学的健康管理。

6. 展望

现在的人工智能尚处于弱人工智能时代，并不具备沟通的功能，因此，人工智能更多地应用在类似图像识别辅助分析等不需要与患者进行深入沟通的领域，在其他医学领域的发展仍然需要人工智能技术的继续完善。未来，人工智能将在医疗领域发挥重要作用，将改变医疗手段甚至医疗模式，并将推动医学发展，重塑医疗产业，同时也必将对部分医生的未来产生影响。相信人工智能将给未来医疗技术带来深刻的变化，是未来医学创新和改革的强大动力。

10.5 人工智能的发展趋势

人类科学技术的迅猛发展总是超乎人们的想象，很难准确地预测到人工智能的未来发展趋势。但是，从目前的一些前瞻性研究可以预测未来人工智能可能会向以下几方面发展。

1. 人工智能在各行业领域应用具有巨大潜力

人工智能市场在零售、交通运输和自动化、制造业及农业等各行业领域具有巨大的潜力。驱动市场的主要因素是人工智能技术在各种终端用户领域的应用数量不断增加，提升了终端消费者的服务。

人工智能市场的繁荣也离不开信息基础设施完善、智能手机及智能穿戴式设备的普及。随着自然语言处理的技术不断精进,人工智能技术驱动消费服务领域不断发展,包括汽车信息通信娱乐系统、人工智能机器人及支持人工智能的智能手机等。

2. 人工智能导致医疗行业高速成长

医疗行业大量使用大数据及人工智能技术,提高了疾病诊疗水平、降低了医疗成本、改善了医患关系、促进了跨行业合作关系。此外,此外人工智能还广泛应用于临床试验、大型医疗计划、医疗咨询与宣传推广和销售开发。人工智能导致医疗行业从2016年到2022年高速成长,预计由于人工智能产生的医疗经济效益从2016年的6.671亿美元达到2022年的79.888亿美元,年均复合增长率为52.68%。

3. 人工智能导致芯片技术的整合

人工智能芯片的核心是半导体及算法。人工智能硬件要求更快的指令周期与更低的功耗,要求更先进的封装技术,且必须与深度学习算法相结合。例如,苹果公司的FaceID脸部辨识就是3D深度感测芯片加上神经引擎运算功能,整合了红外线镜头、泛光感应组件、距离传感器、环境光传感器、前端相机、点阵投影器、喇叭与麦克风共计8个组件。

4. 人工智能取代屏幕成为界面设计/用户体验新接口

从个人计算机到智能手机时代以来,用户接口都是通过屏幕或键盘来实现人机互动。随着智能喇叭、虚拟/增强现实与自动驾驶等技术的引入,人类在不需要屏幕的情况下,也能够很轻松自在地与系统进行沟通。这表示着人工智能技术通过自然语言处理与机器学习让系统变得更加形象直观,也变得更加容易操控,可以取代屏幕在用户接口与用户体验的地位。

5. 人工智能的终极目标是自主学习

人工智能的"大脑"变聪明是分阶段进行的,从机器学习进化到深度学习,再进化至自主学习。目前,仍处于机器学习及深度学习的阶段,若要达到自主学习需要解决四大关键问题。

首先,为自主机器打造一个人工智能平台;其次,还要提供一个能够让自主机器进行自主学习的虚拟环境,这个环境必须符合物理法则,如碰撞、压力、效果等都要与现实世界一样;然后再将人工智能的"大脑"放到自主机器的框架中;最后建立虚拟世界入口。目前,NVIDIA推出自主机器处理器Xavier,就在为自主学习机器的商用和普及做准备工作。

本 章 小 结

经历了移动互联网高速发展的阶段,当下信息技术领域正遭遇着创新乏力、竞争逐步激烈等困境,基于技术发展的商业模式创新红利日趋消退,全球产业发展正遭遇天花板,亟须新一轮技术变革驱动商业模式的全面升级。人工智能作为万物互联时代最前沿的基础技术,将能够渗透至各行各业,并助力传统行业实现跨越式升级,实现全行业的重塑,成为掀起互联网颠覆性浪潮的新引擎。

本章主要讲解了人工智能的基础理论知识,包括人工智能的概念、研究方法、主要研究内容、在医疗领域的应用和发展趋势,期待为智能医学领域的深入研究与应用提供理论支撑和技术支持,让我们憧憬智能医学美好明天的到来!

【注释】

数学定理证明程序 LT：又称逻辑理论机,即模拟人类用数理逻辑证明定理时的思维规律。

Q-Learning：强化学习的一种经典算法,目标是达到目标状态并获取最高收益,一旦到达目标状态,最终收益保持不变。

时间差分学习：强化学习理论中最核心的内容,其结合了蒙特卡罗方法和动态规划的优点,能够应用于无模型、持续进行的任务,并拥有优秀的性能。

参 考 文 献

[1] 娄岩.大学计算机基础[M].北京:科学出版社,2019.
[2] 娄岩.计算机与信息技术应用基础[M].北京:清华大学出版社,2016.
[3] 娄岩.医学计算机与信息技术应用基础[M].北京:清华大学出版社,2015.
[4] 娄岩.计算机应用基础[M].上海:上海科学技术出版社,2016.
[5] 石志国,王志良,丁大伟.物联网技术与应用[M].北京:清华大学出版社,2012.
[6] 娄岩,郑璐.Visual FoxPro 通用教程[M].北京:人民卫生出版社,2015.
[7] 王珊,萨师煊.数据库系统概论[M].北京:高等教育出版社,2014.
[8] 陈志泊.数据库原理及应用教程[M].北京:人民邮电出版社,2014.
[9] 施琦,王涌天,陈靖.一种基于视觉的增强现实三维注册算法[J].中国图象图形学报,2002,7(7).
[10] 李文霞,司占军,顾翀.浅谈增强现实技术[J].电脑知识与技术,2013(28):6411-6414.
[11] AZUMA R T. A survey of augmented reality,Presence[J]. Teleoperators and Virtual Environments,1997,6(4):355-385.
[12] 杜彪.分布式虚拟现实平台关键技术研究与实现[D].成都:电子科技大学,2014.
[13] 高汉松,肖凌,许德玮,等.基于云计算的医疗大数据挖掘平台[J].中国数字医学,2013,5:7-12.
[14] WEGSCHEIDER K,KOCH U. Health care research:potential beneficiary of big data[J]. Bundesgesundheitsblatt-Gesundheitsforschung-Gesundheitsschutz,2015,58(8):806-812.
[15] SIMPAO A F,AHUMADA L M,GALVEZ J A,et al. A Review of Analytics and Clinical Informatics in Health Care[J]. Journal of Medical Systems,2014,38(4):45.
[16] OZMINKOWSKI R J,WELLS T S,HAWKINS K,et al. Big Data,Little Data,and Care Coordination for Medicare Beneficiaries with Medigap Coverage[J]. Big Data,2015,3(2):114-125.
[17] 王庆荣.多媒体技术[M].北京:北京交通大学出版社,2012.
[18] 林福宗.多媒体技术基础[M].3版.北京:清华大学出版社,2009.
[19] 李泽年,等.多媒体技术教程[M].史元春,等,译.北京:机械工业出版社,2007.
[20] 张琰.探索多媒体技术发展[J].电脑编程技巧与维护,2015(1).
[21] 徐俊华.浅析多媒体技术的发展与应用[J].科技创新与应用,2014(26).
[22] 高艳艳.利用 Photoshop 为图片添加倒影和投影[J].农村青少年科学探究,2016(C1):82.
[23] 赵颖,张忠琼,李东翔.Photoshop 软件在图像处理中的技巧探析[J].数字技术与应用,2016(1):226.
[24] 张恣宽.Photoshop CC 数码色彩的变幻(1)制作的《巢湖夕照》[J].照相机,2016(1):74-76.
[25] 耿洪杰.Photoshop 创意摄影后期调色经典案例之 24 画笔妙用打造绝美如诗[J].照相机,2016(1):69-73.
[26] 张恣宽.Photoshop 的混合模式(6)亮光模式混合的《古生物化石博物馆》[J].摄影与摄像,2016(2):126-129.
[27] 耿洪杰.Photoshop 创意摄影后期调色经典案例之 25 光影重塑成就车展魅力[J].照相机,2016(2):75-77.
[28] 张恣宽.Photoshop 的混合模式(5)用"线性减淡"模式制作雪景效果的《茶园》[J].摄影与摄像,2016(1):114-117.
[29] 孙俊丽.Photoshop 画笔工具介绍[J].考试周刊,2016(5):103.
[30] 孙俊丽.Photoshop 图层操作技巧介绍[J].考试周刊,2016(6):112.

[31] 孙俊丽.浅谈 Photoshop 的图层混合模式[J].考试周刊,2016(7):115.
[32] 申冉,陈威,姜雪.Photoshop CS6 的色彩管理方案[J].广东印刷,2016(1):31-33.
[33] 隋春荣,等.Photoshop 平面图像处理基础教程[M].北京:清华大学出版社,2016.
[34] 何欣,郝建华,刘玉平.Adobe Dreamweaver CS5 网页设计与制作技能基础教程[M].北京:科学出版社,2013.
[35] 文杰书院.Dreamweaver CS5 网页设计与制作基础教程[M].北京:清华大学出版社,2012.
[36] 杨阳.Dreamweaver CS5.5 中文版完全自学手册[M].北京:机械工业出版社,2012.
[37] 九州书源.Dreamweaver CS5 网页制作[M].北京:清华大学出版社,2011.
[38] 唯美科技工作室.完全实例自学 Dreamweaver CS5+ASP+Access 动态网页制作[M].北京:机械工业出版社,2012.
[39] 陶国荣.HTML5 实战[M].北京:机械工业出版社,2011.
[40] 武佳佳,王建忠.基于 HTML5 实现智能手机跨平台应用开发[J].软件导刊,2013(2).
[41] 彭鑫,谭彰,黄文君.基于 Android 的工业控制监控软件设计[J].新型工业化,2012(5).
[42] 黄文雄.面向 Android 应用的用户行为分析方法[J].软件,2014(12).
[43] 张景安,张杰,卫泽丹.Android 移动端浏览器的设计与开发[J].软件,2014(8).
[44] 李超.HTML5 中视频和音频核心事件的相关研究[J].软件,2013(7).

图书资源支持

感谢您一直以来对清华版图书的支持和爱护。为了配合本书的使用,本书提供配套的资源,有需求的读者请扫描下方的"书圈"微信公众号二维码,在图书专区下载,也可以拨打电话或发送电子邮件咨询。

如果您在使用本书的过程中遇到了什么问题,或者有相关图书出版计划,也请您发邮件告诉我们,以便我们更好地为您服务。

我们的联系方式:

地　　址:北京市海淀区双清路学研大厦 A 座 714

邮　　编:100084

电　　话:010-83470236　010-83470237

客服邮箱:2301891038@qq.com

QQ:2301891038(请写明您的单位和姓名)

资源下载:关注公众号"书圈"下载配套资源。

书　圈

清华计算机学堂　　　观看课程直播

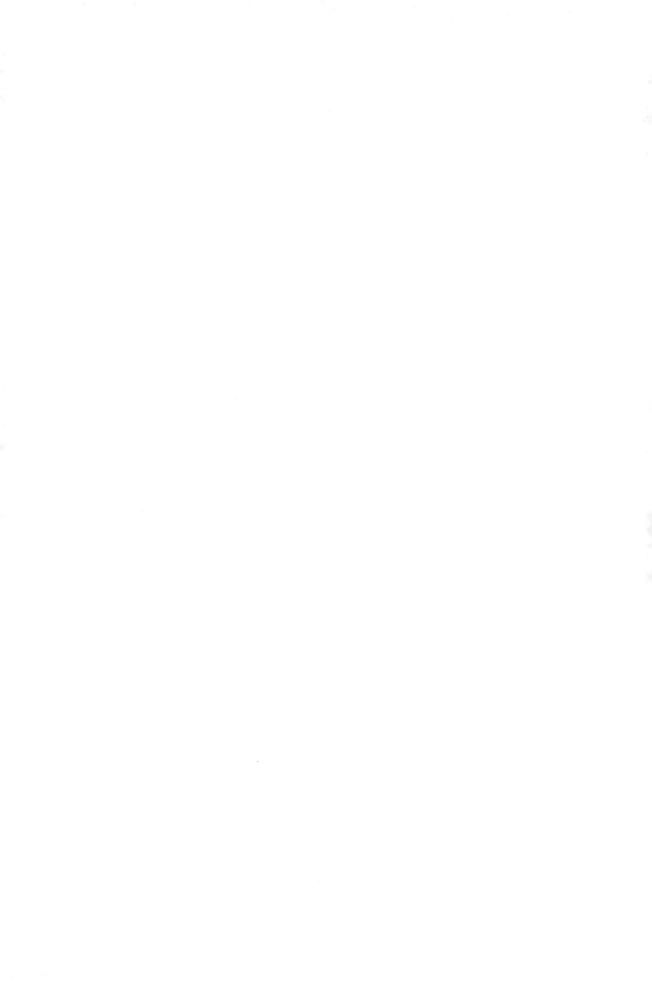